암을 고친 천재들

암을고친 천재들

펴 낸 날   2016년 5월 31일

지 은 이   차병희
펴 낸 이   최지숙
편집주간   이기성
편집팀장   이윤숙
기획편집   윤일란, 박경진
표지디자인   윤일란
책임마케팅   하철민, 장일규
펴 낸 곳   도서출판 생각나눔
출판등록   제 2008-000008호
주   소   서울 마포구 동교로 18길 41, 한경빌딩 2층
전   화   02-325-5100
팩   스   02-325-5101
홈페이지   www.생각나눔.kr
이 메 일   bookmain@think-book.com

·책값은 표지 뒷면에 표기되어 있습니다.
  ISBN 978-89-6489-598-6   03510

·이 도서의 국립중앙도서관 출판 시 도서목록(CIP)은 서지정보유통지원시스템 홈페이지
(http://seoji.nl.go.kr)와 국가자료공동목록시스템(http://www.nl.go.kr/kolisnet)에서
이용하실 수 있습니다(CIP제어번호: CIP2016011224).

암을 고친 천재들

차병희 지음

contents

면책조항

||||||||||||||||||||||||||

🖊 본 저서는 암에 대한 정보를 공유하고 저자의 견해와 필자가 알고 있는 암 치료 관련 정보들을 밝히는 것입니다. 본 저서의 내용에 대하여 치료법이나 치료제, 또는 치료기관을 대변하거나 보증하지는 않습니다.

또한, 본 저서에 나오는 내용에 대하여 특정한 상업적 목적이나 의료서비스를 권장하거나 일절 대변을 하는 것이 아님을 밝혀 둡니다. 본 저서에 언급된 제품과 서비스에 대하여 식약청이나 의료계를 통해 검증되지 않았습니다. 본 저서에서 추천이나 권장하는 사항에 대하여 담당 의사나 의료전문가와 상의하시기 바랍니다. 본 면책조항은 포괄적으로 책임을 제한하는 내용으로 본 저서로 얻는 정보에 대하여 피해보상, 직·간접 손실 및 이로 인해 발생하는 손실, 제3자의 재산과 권리에 대한 손실을 포함해서 모든 종류의 손실에 대해 본 저서의 내용은 담당 의사와 같은 면허를 가진 의료전문가와 상담을 대체하려고 하는 의도는 아니라는 것을 밝히는 바입니다. 본 저서에 있는 치유프로그램 또는 대체의학의 내용, 또는 대체의학 약제 및 식품의 사용 등은 담당 의사나 면허를 가진 의료전문가와 먼저 상의해야 합니다.

본 저서의 내용을 활용하는 경우에는 면책조항에 동의한 것으로 간주합니다. 따라서 환자의 건강진단 및 임의 처방자료로 사용하지 마시길 권합니다. 문제 발생 시 법적인 책임을 지지 않습니다.

프롤로그

　　　　　　　　🔖 세상에는 불치병을 치료한다는, 무수히 많은 돌팔이 또는 천재들이 있다. 그들이 한결같이 말하는 것이 자신들의 치료법을 대체의학이라 말한다. 대체의학은 현재의 공인된 의료의학을 대체할 수 있는 의학이라 하여 대체의학이라 칭한다. 그러나 어떤 의료인은 대체의학이란 "대체로 병이 낫지 않는 의학이다."란 말로 비아냥거리기도 한다. 누구의 말이 맞든, 틀리든 환자는 자신의 병을 어떤 방법으로든 치료받을 권리가 있다. 그러나 현재의 의료법은 그것을 묵시하지 않는다. 일단 허가를 받지 않은 자의 의료행위는 불법이며, 그 의료행위로 병이 치유되든, 치유되지 않든 그것은 그리 중요한 내용이 아니다. 그것은 굳이 한국뿐만이 아니라 외국도 마찬가지이다. 미국은 식품의약국인 FDA의 인증 없이 어떤 치료도 용인되지 않는다. 그러다 보니 미국의 많은 대체의학의 고수들은 미국과 가까운 멕시코에서 의료행위를 하는 경우도 있다. 한국도 식약청의 인증 없이 어떤 약도 치료 약으로 사용할 수 없다. 환자를 돌팔이로부터 보호하는 것 같지만, 어떤 면에서는 환자의 치료 권리를 빼앗는 것이기도 하다. 지금도 미국의 많은 불치병 환자들은 자신의 나라에서 치료를 받을 수 없어 이웃 나라인 멕시코에 가서 대체의학의 치료를 받는 경우가 허다하다. 우리나라도 이웃 나라인 중국과 일본이란 거대한 대체의학의 고수들에게 치료받기를 위해 떠나는 사람들이 있다. 그렇다면 우리나라에는 대체의학의 고수가 없을까?

필자는 17살의 나이로 침술학에 입문했다. 당시 서울역전에는 현대침술학회라는 침술을 가르쳐주는 곳이 있었다. 그곳은 많은 침술인을 양성하였고, 허가받지 않은 의료행위를 하는 많은 돌팔이를 양성하였다. 필자는 당시 침술뿐만 아니라 자석요법, 수지침요법, 최면술, 독심술, 카이노프라틱, 혈도술 등 요즘 말하는 대체의학의 고수들을 만나고 스승으로 모시며, 대체의학에 심취한 적이 있다. 그들에게 배운 방법으로 임상하여 많은 성과도 얻어, 일명 총각도사라는 별칭으로 유명세를 탄 적이 있다. 요즘 그런 행동을 했다면 바로 의료법 위반으로 감옥행이었을 것이다. 다행히도 필자가 더 이상 불법 의료행위를 하지 않게 된 것은, 필자가 치료하던 중풍 환자가 치료가 잘되었음에도 최소한 약속한 사례비마저 무면허의 어린 돌팔이 침구사란 이유로 억지를 부리며 주지 않았고, 약관의 나이인 필자는 더 이상 불법의료행위에 대하여 염증을 느끼게 되어 침술 임상을 접고 의료기 유통사업을 하게 되었다. 뜻밖에 유통사업이 잘되어 대체의학은 수년간의 공부로써 추억 속에 사라지게 되었다.

필자가 다시 대체의학에 관심을 가지게 된 것은 그로부터 8년 후 폐결핵으로 폐에 천공이 너무 커서 엄청난 각혈로 인해 치유될 수 없다는 통보를 받고 난 후부터였다. 이때부터 필자는 남을 고쳐주는 돌팔이가 아니라 내 자신을 고치는 돌팔이가 되었으며, 병원으로부터 치료 가능성이 없다던 폐결핵 치료는 대체의학 요법으로 완쾌되었다. 필자는 폐결핵이 완치되자 다시 생업으로 돌아와 사업을 시작하였다. 그러나 폐결핵이 나은 지 3년째 되던 해에 다시 필자에게는 척추암이라는 질병이 찾아왔다. 듣도 보지도 못한 척추암은 죽음의 공포가 되었고, 당시 의사는 척추 악성종양 제거 수술이라는 병명으로 집도를 하였다. 그러나 결과는 오진으로, 단순 양성종양이었으나 의료진은 악성 종양으로 판단, 너무 많이 척추의 신경을 도려

내어 하반신 마비가 되어 영구 지체장애인 2급이 되어버렸다. 이때부터 필자는 양방도 한방도, 어느 것도 믿을 수 없는 사람이 되었다. 그렇다고 대체의학을 믿는 것도 아니었다. 모든 의료행위 자체를 불신하게 되었다. 그래서 한의사인 아내가 주는 약도 먹지 않았으며, 몸이 아파도 병원 찾는 것을 가장 싫어했다.

이런 필자가 대체의학에 다시 관심을 가지게 된 것은 필자의 딸이 신장에 종양이 생긴 게 계기가 되었다. 이때부터 딸의 병을 고치기 위해 양방도, 한방도 믿을 수 없던 필자는 인터넷으로 관련 의학을 뒤지게 되었고, 거기서 동종요법이란 대체의학을 알게 되었다. 대체의학을 파고들수록 범람하는 각종 치료법들은 오히려 혼동만 줄 뿐이지 판단이 서질 않았다. 상업적인 대체의학부터 검증되지 않은 치료제까지 온통 자신들 것만이 최고라는, 대체의학 전문가들이라는 사람들의 사이트나 카페 또는 블로그를 보면 짜증이 날 정도였다. 필자는 다시 대체의학에 대하여 공부를 하면서 『암을 고친 천재들』이란 제목으로 집필을 하기로 결심했다. 필자가 태어나기 예전부터 암은 큰 질병이었고, 현대 의학으로 다른 많은 질병들은 정복하였음에도 현재까지 수백 년간 말기암을 정복하였다는 의학계 소식을 듣지 못하였고, 암을 고친다는 돌팔이들의 이야기만 무성할 뿐이었다.

암을 치유했는데 치료법을 과학적으로 증명하지 못하면 돌팔이가 되는 것인가? 허가받은 의사에게만 꼭 치료받아야 하는 것이 과연 환자 중심의 의료행정인가? 식약청에 허가받은 의약품으로만 치료를 받아야 하는가에 대하여 의문을 가지게 되었다. 현대의학으로 정복하지 못한 질병이기에 지금도 무수히 많은 검증되지 않은 암 치료법은 난무하고 있으며, 과학적으로 증명하지 못하였다는 이유로, 또는 허가받지 않은 약품이라는 이유로 암 치료에 있어서 환자의 치료권리까지 제약받는 현실이 매우 안타까울 뿐이다. 필자는 인터넷에 떠도는 많은 암 치유 관련 정보를 정리하여 많은 암 환우들에게 정보를 공유하여야 한다는 생각에 집필을 결심했다. 서두에 면책조항에서 밝힌 바와 같이 어떤 특정 업체나 특정 약재를 소개하는 것은 절대로 아니다. 판단은 독자들의 몫이다.

암은 분명 치유된다. 그것이 무엇이라 단정 지을 수는 없지만 말이다.

한 가지 분명한 것은 암은 언젠가 정복될 것이고, 그 정복의 길은 현대의 의학상식만으로는 기대하기 어렵다는 것이다. 암 치료의 기적이 일어나는 것은 "암을 극복하는 것은 오로지 자신의 치유하려는 의지와 노력이다."라고 필자는 말하고 싶다.

2016년 5월 31일

채영희

I

암이란

🔖 암(癌, 영어: cancer, 의학: carcinoma)은 세포주기가 조절되지 않아 세포분열을 계속하는 질병으로, 암은 어느 조직에서나 발생할 수 있지만, 머리카락이나 손발톱 등과 같이 성장이 없는 죽은 세포 조직에서는 발생이 안 된다. 또한, 조직별로 발생빈도가 다르다.

암이 발생하는 원인은 아직도 정확히 밝혀진 바 없다. 하지만 지금까지 알려진 바에 따르면 정상적인 세포의 유전자나 암 억제 유전자에 돌연변이가 생겨서 나타난다고 알려져 있다. 대표적인 암 유전자의 경우는 자연발생적인 원발성 종양의 약 50%에서 이 유전자의 돌연변이가 관찰되었다. 그러나 특정 유전자 몇 개의 변이로만 암이 일어나는 것이 아닌 것은 확실해 보인다. 유전자 치료를 통해 정상 유전자를 암세포에 주입했을 경우 환자의 상태가 호전되지 않는다는 연구가 발표된 것을 봐도 복잡한 원인에 의해서 발생하는 것으로 사료된다. 다만, 몇 가지 발암원들의 잠재적인 또는 직접적인 위험성에 대하여 연구함으로써 그것들의 사용을 금지하고 있다. 폐암은 지속적인 흡연(간접흡연 포함), 도시 공해 등이 발암원이라고 추정되며, 간암은 지나친 음주 등이 원인으로 추정된다. 또한, 벤젠과 같은 일부 방향족 탄화수소가 강력한 발암원임이 밝혀졌으며, 폴리염화비닐을 태울 때 나오는 다이옥신 또한 발암원이라고 의학계는 발표하고 있다.

암은 정상적인 세포가 갑자기 잘못되어 암세포가 되는 데서 비롯한다. 암 바이러스는 암을 일으키는 설계도 RNA를 가지고 있는데, 이 RNA가 정상 세포의 DNA에 파고들어 가 DNA와 결합해버리면 정상 세포는 암을 일으킨다. 그러므로 이 암을 일으킨 세포의 DNA에는 반드시 암 바이러스의 RNA가 들어 있다. 백혈병(白血病)을 일으킨 생쥐의 세포의 DNA를 조사한 결과에서도 틀림없이 백혈병 바이러스의 RNA가 들어가 있음이 확인되었다. 다음으로, 백혈병을 일으키지 않은 정상 세포의 DNA를 똑같이 조사해보았다. 정상 세포이므로 백혈병 바이러스의 RNA가 잠입해 있을 리가 없다. 그런데 이상한 결과가 나왔다. 몇 번 실험을 되풀이해도, 정상 세포의 DNA에 백혈병 바이러스와 똑같은 RNA가 발견되는 것이다. 암 바이러스에 감염되지 않은 정상 세포에 암 유전자가 남몰래 잠입해 있었다. 다시 말해서, 정상 세포도 선천적으로 암의 설계도를 유전자에 지니고 있다고밖에 설명할 수가 없다. 이 발견은 처음에 학계에서 제대로 받아들여지지 않았다. 그러나 현재는 암의 기초 의학에서 상식이 되었다.

정상 세포의 유전자에 태어나면서부터 암 유전자가 있다는 가설(假說)을 증명하기 위해서는, 'RNA로부터 DNA가 만들어지는 법은 없다'는 유전학의 센트럴 도그마의 일부를 뒤집어 놓을 필요가 있었다. 이 센트럴 도그마(central dogma)란 무엇인가? 모든 생명활동의 근원은 DNA상의 유전자에 기록된 유전 정보에 있다. 이것으로부터 RNA를 중개역으로 하여, 효소와 호르몬 등의 단백질이 합성되어 삶을 영위할 수가 있다. 유전 정보의 흐름은 'DNA → RNA → 단백질'이라는 일방통행이며, 역류(逆流)하지는 않는다. 이것은 1958년, DNA 2중 나선 구조의 발견자 중 한 사람인 영국의 크리크 박사가 생물학의 원리로서 '센트럴 도그마'라 표현한 내용이다. 또한, 이것은 획득 형질(성장 과정에서 학습 등에 의하여 얻은 성질과 능력)은 유전하지 않는다는 말이기도 하다. 그런데 1970년에 바이러스학자 볼티모어 등은 RNA로 DNA를 만든다는 현상을 증명하여 노벨 의학 생리학상을 받았다. 이리하여 암은 건강한 사람이 가지고 있는 암의 '종(種)'이 발아(發芽)해서 일어난다는 것이 명백히 밝혀졌다. 또 이 암 유전자가 지금으로부터 1,000만 년 전에 지중해 연안의 서아프리카 지방에서 침입하였다는 것이 밝혀졌다. 레트로바이러스라는 암을 일으키는 바이러스가 그 시대 그 지방에서 맹위(猛威)를 떨쳐 거의 대부분의 동물과 인류 조상의 유전자 속으로 들어가 그것이 맥맥이 유전되어 오늘날 우리의 몸에 전해져 왔다는 것이다.

암 유전자의 모습이 밝혀지고 나서, 발암 물질은 정상 세포의 유전자에 숨어 있는 암 유전자의 잠을 깨우는 작용을 하는 것이라고 생각하게 되었다. 그와 같은 발암 물질은 담배에 많이 함유되어 있으며, 이전에 두부의 방부제로 사용되고 있던 AF-2, 어묵 등에 쓰이던 과산화수소, 쓰레기 소각장에서 나오는 연기, 디젤 엔진의 배기가스 등 우리의 생활 환경에 매우 많다. 이와 같은 발암 물질이 어떻게 해서 암을 일으키는가에 대해서는 최근 발암의 2단계 설이 유력해지고 있다. 발암 물질은 2가지 타입이 있는데, 그 하나가 초발인자(初發因子: initiator)이다. 먼저 초발인자가 정상 세포의 유전자에 작용한다. 보통 이대로는 암이 되지 않지만, 이어서 촉진인자가 계속해서 작용하면 암이 된다는 것이다. 그러나 초발인자만으로도 그것이 강력하고 장기간에 걸치게 되면 단독으로 암을 일으킨다. 그러나 촉진인자만으로는 단독으로 암을 일으키는 법이 없다. 담배 연기에는 초발인자와 촉진인자, 양쪽이 모두 함유되어 있는 것으로 알려져 있다.

어디서나 증식하는 암세포는 인간은 태어나면서부터 암 유전자를 지니며, 게다가 생활 환경에는 암을 일으키는 물질이 적지 않다. 발암 물질뿐만 아니라 태양 광선에 포함되는 자외선, 갖가지 방사선, 물리적인 연속 자극, 암을 일으키는 바이러스, 체내의 호르몬 이상, 200종에 이르는 유전형 등이 암을 일으키는 원인이 된다. 암의 메커니즘이 속속들이 밝혀져도 암 정복이 간단하지 않은 이유가 여기에 있다. 암은 세포의 병이다. 인간의 몸에는 약 60조(兆) 개의 세포가 있는데, 모든 세포는 세포핵에 유전자라는 생명의 설계도를 지니고 있다. 60조 개의 세포 모두가 완전히 똑같은 유전자를 지니고 있는데, 코의 세포는 코밖에 만들지 않으며, 간장의 세포는 간장밖에 만들지 않는다. 상처가 생기고 피부에 결손부(缺損部)가 생기면 주위의 세포가 분열, 증식하여 그것을 메운다. 모두 메우고 나면 증식이 멈춘다. 그런데 암이 된 세포는 어디든 관계없이 한정 없이 분열, 증식하여 불어나고, 중요한 장기(臟器)에 침윤(浸潤)하여 죽음에 이르게 한다. 그리고 혈액이나 림프액을 타고 여기저기로 마구 옮겨 다닌다. 이것이 바로 '전이(轉移)'이다. 코의 세포가 발로 옮겨가 발에 코를 만드는 법은 없는 것으로도 알 수 있듯이 전이는 암의 특성이다. 이와 같은 암의 무서운 행패도 처음에는 겨우 1개의 정상 세포의 잘못으로부터 비롯된다. 1개라고는 하지만, 1개가 2개, 2개가 4개, 4개가 8개로 기하급수적으로 불어나는 것이 암세포이다. 치료는 마지막 1개까지 없애 버리지 않고는 재발할 염려가 크다. 여기에 암 치료의 가장 어려운 문제점이 있다.

1. 현대에 암이 정복되지 않는 이유

🖉 우리는 과거에 그리 많지 않았던 암이 왜 근대에는 4명 중 1명꼴로 많을까? 필자는 암을 연구하면서 많은 의학계가 주장하는 다음과 같은 원인을 찾을 수가 있었다.

첫째로 화학조미료가 원인이다. 우리 일상에는 화학조미료가 없는 음식이 먹기란 쉽지 않다. 어린 시절부터 노출된 화학조미료가 첨가된 과자류 및 음식들은 성인이 되어서도 끊임없이 먹게 된다. 맛을 내기 위해 첨가되는 화학조미료는 우리의 체질을 바꾸어 주고 비만을 양성하며 결국 암으로 발전된다.

두 번째는 의약품이다. 건강보조식품의 천국이라고 할 수 있을 정도로 건강보조식품의 홍수 속에 살고 있는 것이 우리의 현실이다. 그 결과 우리 몸에는 화학적으로 처리된 영양제를 주기적으로 과다섭취하고, 과다한 영양공급은 체내에서 독극물로 변형, 축적되어 노년에 걸리던 병이 젊은이들에게 일찍 찾아오고 있다. 결국 노년층은 축적된 독성으로 치매나 암에서 고통을 받고 있다.

셋째는 공업화로 사상 유례없는 대기환경오염이다. 대기 속에 있는 각종 중금속의 오염물질이 공기를 통하여 몸에 흡수되고, 물속에는 불소와 알루미늄을 비롯한 화학물질이 부글댄다. 깨끗한 환경을 고수하느라 우리는 많은 양의 세제 독극물들을 사용한다. 예를 들어, 청소를 한다며 환경을 오염시키는 것이 대표적 것이라 할 수 있다.

넷째는 원천적인 먹거리다. 동물들의 사료들은 방부제와 인공감미료, 그리고 유전자 변형이 된 사료들을 먹고 자란 가축들의 변경된 유전자를 섭취하고 있으며, 채소나 야채들은 생산성을 높인 변경된 유전자의 과일과 야채들 뿐인 것을 식탁에 올리고 있다.

다섯째는 우리가 사용하는 생활도구들이다. 알루미늄 조리도구부터 각종 프라스틱 병에는 프탈산과 다이옥신이 검출되는데, 이는 그대로 우리 몸에 흡수되어 축적되어 간다.

여섯 번째는 이런 독으로 생겨난 적, 즉 암을 치유한다는 이유로 독한 항암제를 사용하고 진단을 위해 방사선이 노출되는 CT, MRI 등 방사선에 환자를 노출시킨다. 독한 항암제는 기존의 세포조직의 질서를 파괴하고 방사선 노출의 피복은 결국 암을 고치는 것이 아니고, 더 증대시키는 결과는 낳고 있다고 본다. 이런 이유에서 암은 정복되지 않는 것이라 생각한다. 현대 사회에 살면서 우리는 암을 피한 환경에 산다는 것은 너무나 어려운 일이다. 이런저런 이유에서 우리는 암이 극복할 수 없는 질병이 되고, 암을 정복할 수 없는 의료시스템에서 살고 있는 것이다.

2. 암을 정복하려면 어떻게 해야 하는가

🔖 첫째는 화학조미료는 될 수 있으면 사용하지 않는 것이 아니라, 아예 사용하지 않는 것이 좋다. 그러기 위해서는 인스턴트 음식은 먹지 말아야 한다. 인스턴트 음식은 우리의 체질을 바꾸고 만다. 그것은 암을 유발하는 원인이다.

두 번째는 건강보조제를 남용하여서는 안 된다. 아프지도 않은데 굳이 건강보조제를 복용할 필요는 없다. 음식이 고치지 못하는 병은 약으로도 못 고친다는 말이 있다. 골고루 편식하지 않는 음식이 최고의 건강보조제라는 것을 알아야 한다.

셋째는 건강한 생활습관이다. 흡연 등 직접적인 원인뿐만 아니라 오염된 환경을 탈피하는 것이다. 그러기 위해서는 환경오염인 스프레이나 합성화학 제품의 화장품, 세제 사용을 자제하여야 한다. 그리고 맑은 공기와 유산소운동을 통해 몸의 면역력을 키워야 한다.

넷째는 유기농의 식품 선택을 하여야 한다. 변형된 유전자를 가지고 있는 육류는 피해야 한다. 야채나 과일 또한 마찬가지이다. 상품의 생산성과 보기 좋게 만든 과일과 야채들은 많은 농약과 유전자 변위로 생산된 제품임을 잊지 말아야 한다.

다섯째는 플라스틱이나 중금속의 오염물질에서 해방되는 것이다. 새것보다 헌것이 더 좋다는 생각을 가져야 한다. 새것에는 많은 화학물질이 내포되어 있음을 알아야 한다. 의류부터 생활도구까지 오래 사용하는 것이 좋다.

여섯 번째는 과잉진료다. 현대의학의 진료는 방사선에 노출될 수 있음을 알아야 한다. 진단을 위해 여러 병원을 찾아다닐수록 우리는 방사선에 노출되어 살 수밖에 없다. 대체의학을 의지하는 건 무식한 게 아니고 때론 현명한 것일 수도 있다.

3. 암을 진단받았을 때

        암 진단이 죽음을 의미하지는 않는다. 안타깝게도 아직까지 대부분의 사람들은 암을 사형선고로 받아들이고 있다. 그러나 예전보다 더 많은 사람들이 암을 진단받고 있지만, 많은 환자가 치료를 통해 암을 이겨내고 있다. 암을 치료하는 새로운 방법들도 계속 개발되고 있다. 현대의학에서 암은 난치병이긴 하지만, 더 이상 불치병이 아니다. 암 진단 후 가장 먼저 해야 할 일은 '절망이 아닌 희망을 선택하는 것'이다.

  말기암 환자라도 100% 사망하는 경우는 없다. 아무리 비관적인 경우라도 살아남는 사람이 있다. 이것은 매우 중요한 희망의 증거이다. 내가 생존하는 사람들 속에 포함되기 위해 최선을 다하겠다는 각오를 다져야 한다.

  암은 전염되지 않는다. 암은 수두나 독감과는 달리 전염되지 않는다. 즉, 암 환자가 이용하는 물잔을 함께 이용한다고 해서 암이 생기는 것은 아니다. 하지만 암이 전염되지 않는다는 사실을 안다고 할지라도, 가족 중 누군가 암을 앓게 된다면 나 역시 암에 걸릴 것이라는 불안감에 휩싸일 수 있다. 이때는 걱정하는 대신, 이러한 불안감에 대해 의료진에게 상담을 받아야 한다. 의료진들은 암이 가족 사이에 전염되는 일이 없다는 사실에 대해 설명해 줄 것이며, 환자 또한 환자가 느끼는 두려움에 대해 솔직하게 이야기할 수 있을 것이다.

  암 진단 직후 다른 환자가 겪는 심리 상태를 이해하여야 한다. 암을 진단받으면 대부분의 환자는 다음과 같은 심리 상태를 차례로 겪게 된다. 의사의 진단이 잘못됐을 것이라 생각하며 이 병원 저 병원을 찾아다닌다. '왜 하필 나에게 이런 병이 생겼느냐'고 세상을 원망하는 생각을 하게 된다. 그러다 자신의 상황에 제한적이나마 타협하고 수용하게 된다. 때론 슬픔과 침묵에 젖어 아무하고도 말을 하지 않는 상태가 된다. 시간이 흐르면 상황을 받아들이고 치료를 시작하게 된다. 중요한 것은 자신의 상황을 받아들인 후에야 진정한 치료가 시작된다는 점이다. 따라서 이 다섯 단계의 과정을 겪는 시간이 짧으면 짧을수록 치료를 빨리 시작할 수 있고, 예후 또한 좋다는 것을 기억하여야 한다. 가족은 환자의 심리를 충분히 이해하려고 노력해야 하며 적극적으로 도와주어야 한다.

환자의 행동이 가족을 암에 걸리게 한 것은 아니다. 가족 중 누군가 암 진단을 받게 되면, 사람들은 예전에 잘못했던 여러 가지 일들을 떠올리며 환자의 잘못으로 인해 가족이 암에 걸린 것이 아닌가 하는 죄책감을 갖게 된다. 그러나 환자의 행동으로 인해 우리 가족이 암에 걸리지는 않는다. 또한, 가족이 암에 걸리는 것을 내가 막을 수도 없다. 스스로 책망하는 태도는 환자에게나 환자를 돌보아야 할 가족에게나 전혀 도움이 되지 않는다. 죄책감을 느끼지 말고 환자의 가장 강력한 후원자가 되어야 한다.

암 치료에서 중요한 질문은 주변 사람보다는 담당 의료진에게 하여야 한다.

처음 암 진단을 받았을 때 나와 가족이 느끼는 혼란과 궁금증에 대해 가장 많은 답을 알고 있는 사람은 담당 의료진이다. 암의 상태, 치료 방침 및 전망 등에 대한 질문에는 담당 의료진만이 정확히 답할 수 있다. 환자가 의료진을 신뢰하지 못하면 좋은 치료 효과를 기대하기 어렵다. 이러한 질문을 통해 의사 교환을 충분히 하는 것은 의료진과 신뢰를 쌓는 첫걸음이다.

올바른 암의 지식을 갖도록 노력하여야 한다. 암에 대해 자세히 알고 있다가 암 진단을 받는 사람은 거의 없다. 자신의 암에 대해 열심히 공부하여야 한다. 암의 정체와 치료법에 대해 정확히 알면 나와 가족이 느끼는 두려움은 훨씬 가벼워질 수 있다. 또 잘못된 정보에도 쉽게 현혹되지 않는다. 암에 대한 기사나 책을 읽을 때는 반드시 가장 최신 내용을 선택하여야 한다.

암 치료법은 매우 빠르게 발전하고 있기 때문에 몇 해 전의 내용들은 이미 과거의 것일 수 있다. 또한, 인터넷 등의 발달에 따른 정보의 홍수 속에 암에 관한 여러 가지 정보들이 있으나, 많은 경우 과학적으로 증명되지 않거나 상업적 목적의 잘못된 정보들도 섞여 있어 환자와 가족들이 신체적, 경제적 손실을 보게 되는 경우가 많다.

우선 외과적·내과적 방법 등 교과서적인 암 치료 방법을 알아보는 것이 중요하다. 많은 환자들은 수술이 불가능하다는 말을 들으면 어찌할 바를 모른다. 이런 말을 듣더라도 절대로 절망하지 말아야 한다. 수술이 불가능하다는 것이 치료 자체가 불가능하다는 것을 의미하지는 않는다. 항암 화학요법 또는 방사선요법을 결정하기 전에 의료진과 치료 효과에 대하여 충분히 논의하여야 한다.

가족 가운데 멘토를 정하여야 한다. 암과 싸우는 여정은 크고 작은 망설임들의 연속이다. 그때마다 환자와 가족은 중요한 선택을 해야 한다. 우선, 가족 중에 의학지식이 많은 사람을 리더로 정하여야 한다. 암을 진단받으면 주변에서 엄청난 정보가 쏟아지고, 온갖 사람들이 몰려들어 훈수를 둘 것이다. 투병 기간 또한 짧지 않다. 이럴 때 엄정하고 현명한 판단을 내리며 방향을 잡아갈 멘토가 필요하다. 중요한 결정을 하기 전에는 충분한 시간을 갖고 깊이 고민하여야 한다. 주변에서 아무리 결정을 재촉한다 해도 서두르지 말아야 한다. 그러나 긴 여정의 멘토가 있다고 해도 건강과 관련해서 가장 중요한 사람은 바로 나, 환자 자신임을 잊지 말아야 한다. 암에 걸린 사람은 바로 나 자신이며, 건강을 되찾기 위해 노력해야 할 사람도 나 자신이기 때문이다.

4. 암 치료를 시작할 때

       🖊 나을 수 있다는 '확신'은 정말로 병을 낫게 한다. 치료를 통해 나을 수 있다고 확신하면 치료 효과가 극대화된다. 이러한 현상을 현대과학이 완벽하게 설명할 수는 없지만, 신념과 치료 효과의 상관관계는 실제 치료 현장에서 어렵지 않게 확인할 수 있다. 신중하게 치료 방법을 선택했다면 그 치료를 통해 나을 수 있다고 굳게 믿어야 한다. 그리고 조금씩 건강해지는 자신의 모습을 상상하여야 한다. 머릿속에 그리는 모습대로 변해가는 자신의 모습을 발견할 수 있을 것이다.

부작용을 두려워하지 말아야 한다. 항암제는 암세포의 특징인 빠르게 성장하는 세포를 공격한다. 따라서 암세포 말고도 빨리 자라는 세포, 즉 머리카락 세포, 구강이나 식도, 장 점막의 세포, 골수의 조혈모세포 등이 항암제의 공격을 받게 되고, 이로 인해 탈모, 점막염, 설사, 골수기능 저하 등의 부작용이 나타나게 된다. 그러나 부작용을 줄이기 위해 다른 약을 함께 처방받을 수 있다. 의료진은 부작용을 줄이기 위한 방법도 강구할 것이다. 부작용은 환자의 몸이 암과 열심히 싸우고 있다는 증거이기도 하다. 빠진 머리는 6개월 후면 다시 자라난다. 피부색이 변한다고 해도 시간이 지나면 원래 상태로 돌아온다. 너무 힘들 때는 주변 사람들에게 도움을 청하는 것이 좋다. 건강을 회복한 후에 주변 사람들에 감사의 마음을 표현하면 된다.

치료 중에는 '열심히' 먹는 것이 중요하다. 암세포는 우리 몸의 많은 영양분을 빼앗는다. 또한, 항암 치료는 체력이 많이 소모된다. 체중이 감소하면 치료를 중단해야 할 수도 있다.

어떤 환자들은 "암세포를 굶겨 죽이겠다."라며 식사량을 줄이기도 하는

데, 이는 빈대를 잡기 위해 초가삼간을 태우는 꼴이다. 항암 치료는 우리 몸의 정상 세포를 손상시키기도 하는데, 손상된 세포들은 스스로를 복구하기 위해 아낌없는 영양분의 지원을 필요로 한다. 비록 항암 치료가 식욕을 떨어뜨린다고 해도 많이 먹도록 노력해야 한다.

첫째로 정상 체중을 유지하여야 한다. 충분한 칼로리가 포함된 식사를 하여야 한다. 치료를 시작하기 전에 몸무게를 2~4kg 정도 늘리기 위해 노력하여야 한다. 그래야 치료 후 정상 체중을 유지할 수 있다.

둘째로는 질 좋은 단백질을 섭취하여야 한다. 단백질이 풍부한 음식을 먹어야 한다. 가장 좋은 단백질 음식은 살코기나 생선, 두부, 달걀, 콩류 등이다.

셋째로는 비타민과 무기질을 충분히 섭취하여야 한다. 비타민과 무기질은 신선한 과일과 채소에 많이 들어 있으므로 다양한 색깔의 과일과 채소를 끼니마다 섭취하는 것이 좋다.

암을 치료하려면 마음 자세가 중요하다. 새로운 삶의 방식을 설계하여야 한다. 지금 환자 자신에게 가장 중요한 일은 건강을 되찾는 일이다. 불필요한 곳에 에너지를 낭비하지 말고 회복을 위해 모든 에너지를 집중해야 한다. 암은 어느 날 갑자기 발생한 것이 아니라 긴 세월에 걸쳐 이루어진 것이다. 병을 부른 나쁜 습관을 버리고, 식생활과 규칙적인 운동 등 좋은 습관으로 바꾸는 것부터 시작하여야 한다. 스트레스를 유발하는 일은 최대한 줄여야 한다. 흡연자라면 지금 당장 담배를 끊어야 한다. 담배 연기에는 암을 유발하는 화학물질이 무수히 많이 포함되어 있다. 누군가 내 옆에서 담배를 피우면 내가 암 환자임을 밝히고 정중하게 꺼달라고 요청하여야 한다. 담당 의료진을 만날 때는 항상 질문할 목록을 준비하여야 한다. 환자는 병의 진행 과정에 대한 정보를 지속적으로 알아야 한다. 담당 의료진이 알려줄 때까지 기다리지 말고 먼저 요청하여야 한다. 지혜로운 환자와 가족들은 진료를 받으러 갈 때 항상 질문할 목록을 준비하여야 한다. 이를 위해서는 평소 환자에게 계속되는 증상과 새롭게 나타난 증상, 책을 통해 얻은 정보나 다른 환자들과의 대화를 통해서 알게 된 것들을 꼼꼼하게 기록하여야 한다.

마지막으로, 상담이 끝나면 의료진에게 감사하는 마음을 보여주어야 한다. 의료진에게 나의 따뜻한 마음이 그대로 전달될 것이다.

암이 완치된 경험자의 체험담을 귀담아듣고, 담당 의료진과 상의하여야 한다. 암을 치료 중인 사람이나 치료를 도와주는 환자 가족들의 체험담을 많이 듣게 되면 투병 의지를 북돋우는 데 큰 도움이 될 것이다. 그들은 나보다 암을 먼저 경험한 선배들이므로 나에게 보탬이 될 만한 것들을 알려줄 것이다. 하지만 그들 중 아무도 나의 미래에 무슨 일이 생길지에 대해 정확히 말해줄 수는 없다는 점도 알아야 한다. 담당 의료진만이 현재 나에게 무슨 일이 일어나고 있는지에 대해 알려줄 수 있다. 암 치료에 실패한 사람들의 이야기도 귀담아들어야 한다.

그것은 최선의 치료방법을 선택하는 데 있어서 매우 소중한 자료가 될 것이다.

소중한 '지금 이 순간'을 낭비하지 말아야 한다. 힘겨운 투병과정을 통해 삶이 더 행복해졌다고 말하는 사람들이 있다. 씩씩하게 병을 이겨내고 있는 자신이 자랑스러워 행복하다고 하고, 그동안 미처 깨닫지 못한 가족의 사랑을 확인해서 행복하다고도 한다. 이처럼 암과의 투병은 정신세계를 한 차원 높은 단계로 끌어올릴 수도 있다. 과거에 대한 후회나 미래에 대한 막연한 불안감에 사로잡혀 소중한 '지금 이 순간'을 낭비하지 않는 것이 치료에 도움이 됨을 잊지 말아야 한다. 나는 암 환자이지만, 바로 지금 내가 사랑하는 사람들과 함께할 수 있는 이 순간의 삶이 있다는 사실에 감사하여야 한다. 살아있으면서 후회와 불안감으로 이 세상과 단절한다면, 그것이야말로 죽어버린 삶이다.

5. 암의 치료법을 알고도 못 고치는 원인

            🔖 암을 못 고치는 원인으로는 현대의술의 한계에도 있지만, 필자는 첫째로 암 치유의 정보 부족을 말하고 싶다. 과거에는 인터넷이란 도구가 없어 암에 대한 정보를 얻기 힘들었다. 그러나 현대 사회는 인터넷을 통하여 국내의 사례뿐만 아니라 해외의 사례까지 얼마든지 치료사례나 치료기관들을 검색할 수 있다. 물론, 해외의 의료기관은 재력이 뒷받침되어야 한다. 그러나 국내에도 암을 치유하는 병원들은 많다. 특히, 특정 암에 대하여는 각 대학병원이나 종합병원에 전문의가 있다. 특정한 암에 관련하여 많은 수술 노하우와 치료사례들이 있기에 환자가 전문 병원을 찾는 일은 그리 어려운 일이 아니다. 또한, 암에 관련하여 무수히 많은 정보 중에 옥석을 가리는 게 매우 중요하다. 무슨 암에는 무엇이 좋다더라 식의 홍보성 건강식품이나 돌팔이가 만든 검증되지 않은 약들을 맹신하는 경우도 종종 눈에 띈다. 선택은 환자의 몫이다. 그러나 의료지식이 없는 환자가 자신에게 맞는 치료법을 선택하는 것은 매우 어려운 일이다. 의사가 자신의 암을 찾아와서 고쳐주는 것이 아니다. 자신의 암을 잘 이해하고 자신의 암을 잘 치료한 사례가 있는 의사와의 상담이 필수적이

다. 또한, 적극적인 치료에 임하는 자세이다.

둘째로 정보를 알아도 실천력 부족이다. "구슬이 서 말이라도 꿰어야 보배"라는 말이 있다. 아무리 암에 좋은 음식이라고 해도 먹기를 거부하고 암에 해로운 음식에 식탐한다면 치료는 더뎌지거나 효과가 없거나 더 악화할 수 있기 때문이다. 생활습관을 고치는 것이 암을 고치는 데 매우 중요하다는 것은 현대의학에서도 인정하는 항암 방법이다. 그럼에도 귀찮다는 이유로, 힘들다는 이유로 생활습관을 고치지 않는다면 백약도 무효인 것이다. 암 치료에 관한 한 실천력 부족은 암을 치유하는 데 가장 큰 장애 요소임을 알아야 한다. 마지막으로 셋째는 전문의들이나 돌팔이들의 맹신이다. 의사는 병을 고치는 신이 아니라 학문적 기반으로 시술을 하는 사람들이다. 그들은 자신의 가지고 있는 지식 외는 또는 검증되지 않는 방법은 사용하지 않는다. 그것은 검증되지 않은 시술은 의료법 위반이 되기에 추천도 하지 않는다. 그러나 민간요법이나 대체요법 중에는 현대의학이 치유하지 못하는 것을 치유하는 경우가 많다. 그렇다고 민간요법을 맹신하여서도 안 된다. 돌팔이들은 병을 고치는 것보다는 돈벌이에 급급하여 환자의 병을 제대로 이해하지 못하고, 특정 물질에만 해박한 지식의 소유자들이고 맹신하는 자들이다. 그런 돌팔이들의 말에 현혹되지 않으려면 자신과 같은 암의 치료사례가 객관적이어야 한다. 마치 로또를 맞아서 부자의 꿈을 꾸는 것처럼 요행으로 병을 치유할 생각은 안 하는 것이 좋다. 특히, 종교의 힘으로 병을 고치는 사례를 자신에게 적용하는 것은 매우 위험한 치료법이다. 암은 자신의 끊임없는 노력과 생활습관을 고치고 공인된 전문가의 조언을 충실히 이행하는 것이다. 암은 고칠 수 있다는 신념에서부터 고쳐진다.

II

현대의학

🔖 현대의학의 치료방법은, 암은 초기에 발견하면 절제 수술만으로 완치가 가능하며 재발률도 낮다. 초기에 발견하는 것이 왜 좋은가에 관하여 과거에는 절제가 용이하기 때문이라고만 생각했다. 하지만 현재 규명된 바로는 초기에 발견된 암의 성질이 그 후에 발견된 암의 그것과 비교하여 현저히 약 반응률이 높다는 것이 밝혀졌다. 전이를 시작한 암은 고치기가 힘들고, 말기의 암은 현대의학으로 고칠 수 있는 것이 없으며, 다만 몇 가지 항암제에 의존하여 환자의 생을 늘려줄 수는 있다. 한편, 여성들 사이에 자주 발생하는 유방암은 조기발견 시 절제 수술만으로 치료가 가능하나, 전이가 시작되면 사망률이 매우 높다. 암의 치료법 중 가장 좋은 것은 조기 예방이며, 흡연, 음주 등을 피해야 한다.

현대의학의 초기 암에 대처하는 대표적인 방법은 수술요법이다. 암이 발생한 조직의 전체 혹은 일부를 제거함으로 확실한 치료 효과를 기대할 수 있는 치료법이다. 그러나 암은 다른 장기로 쉽게 전이가 가능하기 때문에 전이가 일어난 암은 수술요법으로 치료하기에는 한계가 있다.

다음은 항암 화학요법이다. 항암제와 같은 약물을 이용하여 전신에 퍼진 암세포를 치료하는 치료법으로 암세포가 세포의 조절인자에 조절되지 않고 계속 분열하는 특성에 착안하여, 항암 화학요법은 세포분열 주기의 일부분을 억제하여 죽이는 방법이다.

다음은 방사선치료법이다. 방사선을 이용해 세포 DNA의 나선구조를 파괴하거나 세포막에 작용하여 암세포를 죽이는 치료법이다. 그러나 이 방법은 특히 골수세포의 증식을 억제하는 등의 심각한 부작용을 일으키는 것으로 알려져 있다.

마지막으로 조혈모세포 이식이다. 백혈병, 악성 림프종 등 혈액 종양을 치료하기 위해 암세포와 환자 자신의 조혈모세포를 제거한 다음 새로운 조혈모세포를 이식해 주는 치료법이다. 또한, 이 치료법은 재생 불량성 빈혈, 선천성 면역 결핍증(에이즈) 같은 악성 혈액 질환에도 건강한 사람의 조혈모세포를 이식함으로써 질병을 완치할 수 있다.

암을 치료하는 데는 큰 의미의 두 가지의 암 치료 방법이 있다. 암 환자의 치료는 크게 적극적 암 치료와 완화 의료 2가지로 나눈다고 볼 수 있다. 암의 치료에는 경우에 따라 한 가지 방법만 사용되기도 한다. 그러나 치료 효과를 높이고 부작용을 줄이기 위하여 여러 방법을 복합적으로 함께 사용하기도 한다.

적극적 암 치료란 암 덩어리를 없애거나 줄이고, 암세포를 죽이기 위한 치료다. 암을 치료하는 방법은 크게 수술치료, 항암 화학요법, 방사선치료 세 가지로 구분이 되며, 이외에 국소치료법, 호르몬요법, 광역학치료법, 레이저치료법 등이 있으며, 최근에는 면역요법, 유전자요법까지 포함하기도 한다. 또한 색전술, 면역치료, 동위원소치료 등이 있다.

수술치료란 치료 효과를 얻기 위하여 시행하는 근치적 수술, 예방적 효과를 얻기 위해 시행하는 예방적 수술과 증상의 완화를 위해 시행하는 완화적 수술이다.

항암 화학요법은 암세포를 죽이는 약물, 즉 항암제를 사용하는 것으로 전신에 작용하는 치료방법이다. 방사선치료는 방사선으로 암 덩어리에 충격을 주어 암세포를 죽이는 치료 방법이다.

완화치료란 암의 완치가 힘들다고 판단될 때 시행하는 치료법이라고 할 수 있겠다. 완화치료는 환자의 삶의 질을 높이고 증상을 조절하는 데 초점을 맞춘 치료를 말한다. 완화의료는 적극적 암 치료처럼 질병에 초점을 두고 완치를 목표로 하지는 않는다. 그 예로 통증치료, 피로치료, 재활치료, 호스피스 완화치료 등이 있다.

암에 대한 치료 효과를 높이고 환자의 삶의 질을 향상시키기 위하여 암 치료와 완화의료가 적절히 함께 이루어져야 한다.

암 환자인 경우 최근 건강보험의 본인 부담이 5%로 내려간 후, 죽기 직전까지 항암 치료를 하는 경우가 많다. 과연 이 치료가 옳은 건가, 옳지 못한 건가에는 많은 의견이 분분하다. 치료가 되지도 않는 것을 뻔히 알면서도 고통스러운 항암 치료를 강행하는 것은 환자의 치료선택권을 무시하는 것은 아닌지 묻고 싶다. 말기암 환자 중에 항암 치료를 중단하고 자연으로 돌아가 치료된 사례도 종종 있다. 치료는 차치하더라도 고통 없이 죽을 권리도 환자에게는 있다. 치료가 불가능하다면 차라리 고통을 완화하고 호스피스의 치료가 오히려 환자에게는 더 좋은 치료법은 아닌가 생각해볼 필요가 있다. 항암 치료는 암세포를 죽이는 동시에 정상적인 세포도 죽여 죽음을 급속도로 앞당길 수도 있다는 것이 많은 의사들의 의견이기도 하다.

적극적인 치료보다 말기암 환자에게는 완화치료도 좋은 방법이 아닐까 생각해볼 문제이다.

암 치료 선택에서 고려해야 할 점은 모든 치료에는 환자에게 도움이 되는 '이득'과 건강에 안 좋은 영향을 주는 '손해'가 있다. 암에 대한 치료를 선택할 때는 환자에게 이득이 되는 점과 손해가 되는 점을 종합적으로 고려하여야 한다. 많은 의사들은 암 치료 역시 부작용이 있음에도 불구하고 치료를 통해 얻는 이득이 손해보다 더 크기 때문에 치료를 권한다. 부작용이 생길까 봐 두려워서 암 치료를 포기해서는 안 된다. 각 치료의 이득과 손해(부작용)에 대해 의료진과 상의하는 것이 매우 중요하다. 대부분의 부작용은 조절이 가능하므로 세부적인 부작용에 대해서 미리 잘 알아두고 있어야 당황하지 않고 치료받을 수 있다.

만일 말기에 가까워지면서 치료로 얻는 이득이 손해보다 적게 되면 완화의료에 치중하는 것이 환자에게 더 도움이 된다. 완화의료를 통해 환자에게 편안함을 주는 것도 중요한 치료이기 때문이다. 암 치료 선택 시 고려해야 할 점은 암의 치료는 진단된 암의 종류, 진행상태(병기), 환자의 전신상태 등에 따라 결정된다. 또한, 다른 질환의 치료에 비해 치료방법이 다양하고 복잡하며 부작용이 생길 가능성이 높다고 할 수 있다. 따라서 치료법의 특징과 장단점을 충분히 이해하는 것이 매우 중요하다고 볼 수 있다. 현대의학에서는 치료의 효과를 최대화하며 부작용을 최소화하고 환자의 삶의 질을 높일 수 있는 치료법들이 계속 연구·진행 중이다.

암의 치료는 조기검진으로 인한 조기발견율의 증가와 다양한 치료법의 발전으로 성공률이 높아지고 있다. 치료 후 예후를 예측할 수 있는 예후인자는 여러 가지가 있으나, 그중에서도 종양의 크기(T), 주위 림프절로의 전이 여부(N), 원격장기로의 전이 여부(M)로 결정되는 종양의 진행상태가 가장 중요하며, 암이 많이 진행되었거나 체중감소 등 치료 전 전신상태가 좋지 않은 경우는 예후가 불량한 것으로 알려져 있다.

전이 또는 재발한 암 환자에서는 환자의 활동성, 치료 후 무병 기간, 수술 여부, 암의 특성에 의한 항암제와 방사선치료의 반응성, 타 장기로의 전이 정도와 전이 부위 등이 예후와 관계가 있다. 이와 같은 임상적 소견 이외에도 환자의 예후와 관계가 있는 병리학적 소견으로는 암세포의 종류, 종양의 크기, 종양의 세포 분화도, 유전자 발현 정도 등이 있다.

암 환자 치료 후 생존율은 대체로 '5년 생존율'을 말하는데, '5년 생존율'이란 암으로 치료를 받은 환자 중 치료를 시작한 날부터 5년 이내에 해당 암으로 사망한 환자를 제외한 환자의 비율을 말한다. 이때 '재발하거나 진행하고 있더라도' 생존해 있는 한 생존율에 포함된다.

생존율을 설명할 때 세부적인 구분으로서 암의 징후가 없는 생존율, 암의 진행이 없는 생존율로 나눠서 설명하기도 한다.

1. 현대의학의 암 종류별 치료방법들

🔖 **갑상샘암**이란 ─ 갑상샘(갑상선: 甲狀腺, thyroid 또는 thyroid gland)은 목의 앞쪽에 있다. 목 한가운데 튀어나온 부분인 갑상연골의 2~3cm 아래에 위치한다. 갑상샘은 길이 4~5cm, 너비 1~2cm, 두께 2~3cm, 무게 15~20g인 나비 모양의 장기로 좌엽과 우엽, 그리고 이 둘 사이의 좁은 협부(峽部)로 구성되어 있고, 갑상샘호르몬을 분비한다.

갑상샘에 혹이 생긴 것을 갑상샘 결절이라 하는데, 양성과 악성이 있다. 이 중 악성을 갑상샘암이라 한다. 비정상적인 세포들이 통제되지 않고 성장하는 것이다. 갑상샘암은 크게 여포세포(濾胞細胞 = 소포세포, 小胞細胞)라는 데에서 기원한 암과 비여포세포에서 기원한 암으로 나눈다. 여포세포 기원 암은 유두암, 여포암, 역형성암 등으로 나뉘며 이들을 세포의 성숙 정도에 따라 분화갑상샘암과 저분화갑상샘암으로 분류하기도 한다. 비여포세포 기원암으로는 수질암, 림프종, 전이성 암 등이 있다.

가장 중요한 위험요인은 다른 병의 치료에 따른, 또는 환경재해로 인한 방사선 노출이다. 방사선에 노출된 나이가 어릴수록 노출량에 비례해 발병 위험도가 증가한다. 가족성 증후군이 있는 경우에도 갑상샘암의 발생이 증가한다.

예방법으로는 어릴 때는 두경부, 즉 머리와 목 부위가 방사선에 노출되지 않도록 하는 것이 좋고, 피할 수 없는 경우에는 노출 이후 갑상샘종이나 기타 증상의 발생 여부를 주의해서 살펴봐야 한다. 갑상샘 수질암(髓質癌)의 가족력이 있는 경우에는 가계 구성원 모두를 대상으로 RET 원종양 유전자라는 것의 돌연변이가 없는지를 반드시 검사해야 한다.

갑상샘암의 진단으로는 일반적 증상으로는 대부분 아무런 증상이 없다. 갑상샘암을 진단받으신 분들은 피곤함이나 무기력감, 목에 이물감이나 통증을 호소하시는 경우가 많은데 이는 대부분 갑상샘암과는 연관이 없다. 하지만 진행된 경우에는 자신이나 다른 사람에 의해, 또는 신체검진에서 의사에 의해 우연히 발견되는, 통증이 없는 목의 종괴(腫塊) 즉 종양 덩이로 나타나거나 종양의 성대신경 침범으로 인한 목소리 변화로 나타날 수 있다.

갑상샘암의 진단방법으로는 신체검진, 갑상샘 기능검사, 초음파검사, 미세침흡인세포검사, 갑상샘 스캔, 경부 전산화단층촬영(CT), 양전자방출단층촬영/전산화단층촬영복합영상(PET/CT)이 있다. 미세침흡인세포검사는 갑상샘암을 진단하는 데 가장 중요한 검사로, 초음파에서 보이는 환자의 갑상샘 결절(혹)이 악성 즉 암으로 의심되는 경우에 시행한다.

갑상샘암 치료에서 가장 중요한 방법은 수술이며, 갑상샘을 모두 제거하는 경우에는 갑상샘 호르몬이 분비되지 않으므로 평생 이 호르몬 약을 복용해야 한다. 수술 후 조직검사 결과에 따라 방사성 요오드 치료를 추가할 수도 있으며, 드물게 진행된 경우 외부 방사선 조사(照射)를 하기도 한다. 항암제에는 잘 반응하지 않기 때문에 항암 화학요법은 거의 사용되지 않는다.

수술 후 발생할 수 있는 부작용으로는 수술 부위 출혈, 성대신경 손상(목소리 변화), 갑상샘 기능저하증, 부갑상샘 기능저하증(저칼슘혈증) 등이 있다. 수술 자국도 다소 남는다. 방사성 요오드 치료의 부작용으로는 치료 준비를 할 때 3~4주일간 갑상샘 호르몬을 복용하지 않아 생기는 일시적인 갑상샘 기능저하증이 있고, 목의 부종, 미각의 변화, 침샘염, 침분비장애, 폐섬유화 등도 발생할 수 있다.

갑상샘암 환자는 대부분 오래 살기 때문에 재발이 많은데, 재발할 경우 전이의 가능성이 높아지므로 조기 치료 및 평생 추적관찰이 매우 중요하다.

위암이란 — 발생부위는 소화기관인 위로, 위장관(胃腸管) 중 가장 넓은 부분이다. 배의 윗부분 왼쪽 갈비뼈 아래에 위치하고 위로는 식도, 아래로는 십이지장(十二指腸, 샘창자)과 연결되어 있다.

위암이란 위에 생기는 암을 두루 이르는 말이다. 위암의 대부분을 차지하는 위선암(胃腺癌)은 위점막의 선세포(샘세포)에서 발생한 것이며 현미경에서 관찰되는 모양에 따라 다시 여러 종류로 나눌 수 있다. 그 외에 림프조직에서 발생하는 림프종, 위의 신경 및 근육 조직에서 발생하는 간질성 종양, 육종(肉腫, 비상피성 조직에서 유래하는 악성 종양), 그리고 호르몬을 분비하는 신경내분비암 등이 모두 위암에 포함된다.

위암은 여러 요인이 복합적으로 작용하여 발생한다. 흡연, 짠 음식, 탄 음식, 헬리코박터 파일로리균(Helicobacter pylori) 감염, 위용종(胃茸腫)이나 만성 위축성 위염 등 관련 질병, 위 수술, 악성 빈혈, 유전 따위가 그 같은 요인이다. 그리고 가족 중 위암 환자가 있는 사람은 그렇지 않은 사람에 비해 위암의 빈도가 높다.

예방법으로는 신선한 채소와 과일을 충분히 섭취하고 짠 음식, 탄 고기나 탄 생선은 먹지 않는 게 좋다. 또한 정기적으로 검진을 받아야 하는데, 특히 만성 위축성 위염이나 다른 위 질환이 있는 경우에는 위내시경검사를 주기적으로 받아야 한다. 흡연자는 위암에 걸릴 확률이 비흡연자에 비해 1.5~2.5배 정도 되는 것으로 알려졌으니 금연을 해야 한다.

조기검진으로는 국가 암 검진 프로그램에서는 만 40세 이상이면 2년 간격으로 위내시경검사 또는 위장조영검사를 하도록 권장하고 있다.

일반적 증상으로는 초기에는 특별한 증상이 없기 때문에 건강검진을 받지 않는 이상 뒤늦게 진단되는 경우가 많다. 암이 진행됨에 따라 속 쓰림, 메스꺼움, 구토(나중엔 구토물에 피가 섞이기도 함), 복통, 어지러움, 음식물을 삼키기 어려움(연하곤란), 체중 감소, 피로, 흑색 변 등의 증상이 나타날 수 있다.

진단방법으로는 일반적으로 위내시경검사, 위장조영검사, 단층촬영검사에서 위암을 진단할 수 있으며, 위내시경검사를 통한 조직검사에서 암세포가 있으면 위암으로 확진할 수 있다.

위암 치료는 위암의 진행 정도에 따라 결정되며, 내시경 절제술, 수술, 그리고 항암 치료가 있다. 크기가 작고 분화도가 좋은 조기 위암일 경우 내시경 절제술이 가능하며, 이 범위를 벗어난 조기 위암부터 국소적으로 진행된 진행성 위암까지는 수술로 치료한다. 마지막으로 원격전이가 있는 진행성 위암은 수술이 불가하며, 항암 치료를 하게 된다.

위 수술은 위 주변의 림프절 절제를 포함하며, 주변에 중요한 혈관들이 많아 수술 중이나 수술 후에 출혈의 위험성이 있다. 또한, 위 절제 후 연결 부위에 누출이 생기거나 복강 내에 농양이 생길 수도 있다. 항암 화학요법의 부작용은 약물의 종류와 투여 방법에 따라 다양하게 나타난다.

위암의 재발 확률은 위암의 병기에 따라 다르며 조기 위암의 경우 5~10%, 3기 이상의 위암에서는 40~70%가 재발한다. 따라서 수술 후에도 재발 및 전이 여부를 정기적으로 검사해야 한다. 수술 후 재발이 된 환자는 재발 양상에 따라서 치료가 달라지나, 전신적으로 전이된 경우가 많아 치료가 쉽지 않을 수 있다.

대장암이란 ── 대장(큰창자)은 소장(작은창자)의 끝에서 시작해 항문까지 연결된 긴 튜브 모양의 소화기관으로, 길이가 약 150cm 정도이다. 보통 6m가 넘는 소장보다 훨씬 짧지만, 폭이 넓어서 대장이라 부른다. 이 부위에서 발생하는 암이 대장암이다.

대장은 맹장, 결장, 직장, 그리고 항문관으로 나뉘며, 결장은 다시 상행

결장, 횡행결장, 하행결장, 에스상(S狀)결장으로 나뉘는데, 이 가운데 결장과 직장에 생기는 악성 종양이 대장암이다. 대장암의 대부분은 선암(腺癌, 샘암), 즉 점막의 샘세포에 생기는 암이며, 그 밖에 림프종, 악성 유암종(類癌腫), 평활근육종(平滑筋肉腫) 같은 것이 원발성으로 생길 수 있다.

대장암 발병의 위험요인은 50세 이상의 연령, 붉은 육류 및 육가공품의 다량 섭취, 비만, 음주, 유전적 요인(집안에 대장암 환자가 있든지 유전성 대장용종증이 있으면 주의하여야 함), 그리고 선종성 대장용종, 만성 염증성 대장질환 같은 관련 질환이다.

예방법으로는 규칙적인 운동으로 활동량을 높이고, 술은 알맞게만 마시고, 정기적으로 검진을 받아야 한다. 또한, 섬유소와 칼슘을 충분히 섭취하고, 붉은 고기(소고기, 돼지고기)를 너무 많이 먹지 않는 것이 좋다.

조기검진으로는 국가 암 검진 프로그램에서는 만 50세 이상이면 1년 간격으로 분변잠혈(糞便潛血) 반응검사를 하여 이상 소견이 나올 경우 대장내시경 검사 또는 대장 이중조영 검사를 받고, 별다른 증상이 없는 사람이라도 50세 이후엔 5~10년에 한 번씩 이들 두 검사 중 하나를 받도록 권장하고 있다.

대장암 초기에는 대부분 아무런 증상이 없으며, 증상이 나타날 때는 병이 이미 상당히 진행돼 있을 경우가 많다. 대장암의 주된 증상으로는 배변습관의 변화, 설사, 변비, 배변 후 후중기(後重氣, 변이 남은 듯 무지근한 느낌), 혈변 또는 끈적한 점액변, 복통, 복부 팽만, 피로감, 식욕부진, 소화불량, 그리고 복부 종물(배에서 덩어리가 만져지는 것) 등이 있다.

진단방법으로는 대장암의 약 35%(직장암의 약 75%)는 항문을 통한 직장수지(手指) 검사만으로도 진단이 가능하다. 그 외에 대장조영술, 에스(S)결장경, 대장내시경 등이 시행되는데, 이 중 대장 전체의 관찰이 가능하고 조직검사까지 동시에 할 수 있는 대장내시경이 가장 효과적이고 정확한 검사로 추천되고 있다. 진단에는 정확한 감별이 중요하다. 예컨대, 직장 출혈이 있다면 혹시 대장용종(茸腫, polyp)이나 치질, 게실증(憩室症), 혈관이형성(異形成), 궤양성 대장염, 감염성 장염, 허혈성 장염, 고립성 직장 궤양 따위는 아닌지를 감별해야 하고, 배변 습관에 변화가 있다면 염증성 장 질환이나 감염성 설사, 과민성장증후군, 또는 약제 복용 때문이 아닌지를, 복부 종괴(덩이)가 만져지는 경우엔 양성 종양이나 게실증, 크론병(Crohn's disease), 결핵, 아메바증 등이 아닌지를 감별해야 한다.

치료방법은 대장암은 종양의 크기가 아니라 조직 침투 정도에 따라 치료방법을 결정하며, 대개 수술과 항암 화학요법 혹은 방사선치료를 병행한다. 가장 근본이 되는 치료는 수술적 치료이며, 항암제 치료는 수술 후 재발 위험을 낮추기 위한 보조적 항암 화학요법, 전이나 재발이 된 환자의 생명 연장을 위한 고식적(姑息的) 항암 화학요법으로 나눈다.

진행성 직장암에서는 항암 치료와 방사선치료를 모두 시행하기도 한다.

대장암 수술 후 발생 가능한 합병증으로는 전신마취에 따른 폐합병증, 문합부(吻合部, 수술 후 연결 부위) 누출, 출혈, 장폐색 등이 있고, 상처가 잘 아물지 않거나 곪기도 한다. 에스상결장암이나 직장암의 수술에서 암이 배뇨와 성 기능에 관여하는 신경을 침범했거나 그것에 아주 근접했을 때 불가피하게 신경을 같이 절제하기도 하는데, 그 결과 이들 기능에 장애가 올 수 있다. 절제를 하지 않았어도 수술로 인해 신경으로 가는 혈액이 한동안 차단되어 일시적으로 배뇨 기능과 성 기능에 장애가 나타날 수 있다. 항암 화학요법의 부작용으로는 백혈구나 혈소판 감소증, 탈모, 오심(구역질, 메스꺼움), 구토, 피로 등이 있으며, 방사선치료의 부작용은 골반부 통증, 배변 습관의 변화, 배뇨 장애, 항문 통증, 설사, 탈모 등이다.

대장암은 근치적 절제술을 시행해도 20~50%에서 재발하며, 그것도 국한된 장소에 단독으로 발생하기보다는 국소 재발과 원격전이가 동반하는 광범위한 재발이 많다. 결장암은 간 전이 및 복강 내 재발이, 직장암은 국소 재발 및 폐 전이가 많다.

폐암이란 ─ 폐는 심장과 함께 흉강(胸腔), 즉 가슴 안을 채우고 있는 장기다. 가슴의 중심에서 약간 왼쪽 앞부분에 심장이 있고, 나머지 공간의 대부분을 좌우 두 개의 폐가 차지하고 있다. 오른쪽 폐는 상·중·하, 세 개의 폐엽(허파엽)으로, 왼쪽 폐는 상·하 두 개의 폐엽으로 이루어졌다.

폐암이란 폐에 생긴 악성 종양을 말하며, 폐 자체에서 발생하거나(원발성 폐암) 다른 장기에서 생긴 암이 폐로 전이되어(예: 유방암의 폐 전이) 발생하기도 한다. 폐암의 종류는 암세포의 크기와 형태를 기준으로 비소세포(非小細胞) 폐암과 소세포 폐암으로 구분한다. 폐암 가운데 80~85%는 비소세포암인데, 이것은 다시 편평상피 세포암, 선암(샘암), 대세포암 등으로 나눈다. 그 나머지인 소세포암은 전반적으로 악성도가 높아서, 발견 당시에 이미 림프관 또는 혈관을 통하여 다른 장기나 반대편 폐, 종격동(縱隔洞, 양쪽 폐 사이의 공간으로 심장, 기관, 식도, 대동맥 등이 위치함)으로 전이되어 있는 수가 많다.

폐암의 가장 중요한 발병 요인은 흡연이다. 여기에는 간접흡연까지 포함된다. 이 같은 생활 요인 외에도 석면, 비소, 크롬 따위 유독성 물질에의 장기적 노출(직업적 요인), 우리 주변을 떠도는 벤조피렌을 비롯한 발암물질과 우라늄, 라돈 같은 방사성물질의 영향(환경적 요인), 그리고 가족의 병력(유전적 요인) 등 여러 요소가 복합적으로 관여하여 발생한다.

예방법으로는 폐암 예방법 중 가장 확실한 것은 금연이다. 약 90%의 폐암은 금연만으로 예방이 가능하다. 그 외에 방금 말한 환경적, 직업적 요인들을 가능한 한 피하거나 줄이는 것이 필요하며, 여느 암에서나 마찬가지지만 영양섭취를 균형 있게 하여 몸의 저항력을 기르는 일 또한 중요하다.

조기검진으로는 폐암을 일찍 발견하면 당연히 완치 가능성이 커지나, 아직은 확실하게 정립된 폐암의 조기검진 방법이 없다.

일반적 증상으로는 폐암 초기에는 전혀 증상이 없으며, 어느 정도 진행된 후에도 일반 감기와 비슷하게 기침이나 객담(가래) 같은 증상만 나타나는 수가 많다. 보다 구체적인 증상으로는 피 섞인 가래나 객혈, 호흡곤란, 흉부 통증, 쉰 목소리, 상(上)대정맥 증후군(신체 상반부 정맥들의 피를 모아 심장으로 보내는 상대정맥이 막혀서 생기는 여러 증상), 뼈의 통증과 골절, 두통, 오심, 구토가 있다.

진단방법으로는 폐암으로 의심되는 증상이 보일 때는 흉부 X선촬영(X-ray)이나 전산화단층촬영(CT), 객담검사, 기관지 내시경검사, 경피적 미세침흡인세포검사(세침생검술) 등을 통해 폐암 여부와 진행 정도를 판단한다. 폐결핵 같은 질환은 흉부 X선 촬영(X-ray)에서 폐암과 비슷하게 나타나므로 조직검사를 통해 감별 진단해야 한다.

폐암의 치료 방법은 수술과 항암 화학요법, 방사선요법 등인데 병기에 따라, 그리고 환자 개개인의 전신 상태와 치료 적응도에 따라 요법의 선택과 조합이 달라진다. 소세포 폐암은 매우 빨리 자라는 데다 전신으로 퍼져나가므로 수술이 불가능하다. 항암 화학요법이 주된 치료 원칙이며 제한성 병기에서는 방사선치료를 병용한다.

수술과 방사선치료, 항암 화학요법 모두 나름의 부작용들이 있다. 수술의 일반적인 부작용은 가슴과 팔의 통증과 숨이 차는 증상 등이며, 항암 화학요법은 오심과 구토, 설사, 변비, 탈모, 빈혈 등을, 방사선치료는 피부염, 심신 피로, 식욕 부진, 식도염, 방사선 폐렴 등을 유발할 수 있다.

폐암은 재발이나 전이가 다른 암보다 많다. 비소세포폐암 환자의 55~80%가 처음 진단 당시 상당히 진행되었거나 전이를 동반하고 있다. 또한, 근치적 수술을 받은 환자의 20~50%가 재발을 보인다. 흔히 전이되는 곳은 뇌, 뼈, 간과 다른 쪽 폐이다.

간암이란 ─ 간은 우리 몸에서 가장 큰 장기로서 횡격막(橫隔膜, 가로막) 바로 밑, 겉으로 보았을 때 오른쪽 젖가슴 아래에 있는 갈비뼈의 안쪽에 위치한다.

간암은 간에서 일차적으로 발생한, 즉 원발성(原發性)의 악성 종양을 의미한다. 일반인들은 다른 기관에서 간으로 전이된 암도 흔히 간암이라고 부르지만, 엄밀하게는 원발성의 암만을 가리킨다. 병리학적(조직적)으로 원발성 간암에는 간세포암종과 담관상피암종, 간모세포종, 혈관육종 등 다양한 종류가 있으며, 이 중 간세포암종과 담관상피암종이 대부분을 차지한다.

간암의 중요한 원인은 B형과 C형 간염바이러스의 감염이다. 최근의 한 통계에 따르면 우리나라 간암 환자의 72.3%가 B형 간염바이러스(HBV) 표면항원 양성(陽性), 11.6%가 C형 간염바이러스(HCV) 항체 양성이었고, 10.4%가 장기간 과음 경력자, 10.3%가 기타 원인과 연관이 있다. 간경변증(속칭 간경화) 환자의 경우 1~7%에서 간암이 발생한다. 간암은 간경변증이 심할수록, 연령이 높을수록 잘 생기고, 남자 환자가 많다.

예방법으로는 간암을 예방하기 위해서는 잘 알려진 위험요인들을 최소화하는 노력이 필요하다. 원인이 무엇이든 만성 염증성 질환이나 간경변증은 간암의 위험을 높이므로 특별한 증상이 없더라도 정기적으로 검진을 해야 한다.

조기검진은 40세 이상이면서 B형, C형 간염바이러스를 보유하고 있거나 연령과 상관없이 간경변증으로 진단받으신 분은 6개월마다 복부 초음파검사와 혈청의 알파태아단백(α-胎兒蛋白) 측정을 하는 것이 좋다.

간암의 증상으로는 상복부에 통증이 있거나 덩어리가 만져지는 것, 복부 팽만감, 체중 감소, 심한 피로감, 소화불량 등이 있습니다. 하지만 간은 '침묵의 장기'라는 별명이 붙었을 정도로 병변의 증상이 늦게야 나타난다는 데 유의해야 한다.

진단방법은 혈청 속의 알파태아단백을 측정하는 혈액검사와 초음파검사, 전산화단층촬영(CT), 자기공명영상촬영(MRI) 등의 영상검사가 있다.

간에 생기는 원발성 암종 가운데 간내(肝內) 담도암은 치료 방침이 간암과 다르다. 육종 등 드문 종류의 암종, 다른 장기로부터의 전이암 등도 각기 알맞은 치료 방식이 있다(양성 종양은 두말할 나위도 없습니다). 그러니 환자의 암이 어느 종류의 것인지를 정확하게 판별하여 치료 계획을 세워야 한다.

치료방법은 환자의 간 기능과 전신 상태로 보아 치료에 들어갈 만하다고 판단되면 병변의 수술(간 절제술), 간의 이식, 고주파 열치료, 혹은 에탄올 주입술 등을 통해 암의 완치를 지향한다(근치적 치료). 간암이 많이 진행된 단계라서 이러한 치료법들을 적용할 수 없다면 경동맥 화학색전술(化學塞栓術), 방사선치료, 항암 화학요법 등을 시행하게 된다(비근치적 치료).

간 절제 수술 후 흔한 합병증으로는 창상 부위의 감염이나 출혈, 일시적인 담즙유출, 황달, 복수 등이 있다. 이는 적절한 약물치료나 간단한 수술로 쉽게 회복이 가능하다. 간 이식수술의 경우는 감염을 주의해야 하며, 기존 감염이 재발할 수 있으니 조기 관리가 필요하다. 경동맥화학색전술의 경우 조영제에 과민반응을 보이는 경우가 있으며, 고주파 열치료의 경우는 감기와 같은 가벼운 합병증이 대부분이다. 방사선치료 중에는 부위에 따라 다양한 증상이 발생할 수 있다. 항암 화학요법에서는 백혈구나 혈소판, 헤모글로빈 수치의 감소, 수족 피부 부작용 등이 나타날 수 있다.

간암을 초기에 발견하면 완치 등 좋은 결과를 기대할 수 있지만, 발견 당시에 암이 상당히 진행돼 있는 경우가 흔하며, 간경변증 등으로 간 기능이 나빠서 최선의 치료를 하더라도 재발되는 사람이 많다.

유방암이란 — 유방은 기름샘이 변형된 것으로서 피부의 한 부속기관이다. 젖을 분비하는 샘인 유선(젖샘)과 젖을 유두(젖꼭지)로 운반하는 유관, 그리고 지방조직 등으로 이루어져 있다. 유선은 두 번째 늑골(갈비뼈)과 여섯 번째 늑골 사이, 좌우로는 복장뼈(흉골, Sternum)와 겨드랑이 중심선 사이에 분포한다. 유방의 주요 기능은 출산 후의 수유로, 아기의 성장에 필수적인 영양을 공급한다.

유방암이란 유방 밖으로 퍼져서 생명을 위협할 수 있는 악성 종양이다. 발생 부위에 따라 유관과 소엽(小葉) 같은 실질(實質)조직에 생기는 암과 그 외의 간질(間質)조직에 생기는 암으로 나뉘며, 유관과 소엽의 암은 암세포가 주위 조직으로 퍼진 정도에 따라 다시 침윤성 유방암과 비침윤성 유방암으로 나눈다. 남성의 유방암은 여성 유방암의 1% 이하로, 침윤성 유관암이 가장 많이 발견된다.

유방암의 위험요인으로는 우선 비만, 음주, 방사선 노출, 유방암 가족력 등이 있고, 호르몬과 관련해서는 이른 초경, 늦은 폐경, 폐경 후의 장기적인 호르몬 치료, 모유 수유를 하지 않거나 첫 출산 연령이 늦은 것 등을 들 수 있다.

예방법으로는 암은 여러 가지 인자들의 복합적인 작용에 의해 발생하기 때문에 유방암을 예방하거나 피하는 간단하고 확실한 방법은 없다. 그러나 금연과 절주를 하고 적절히 운동하면서 영양 상태를 알맞게 유지하는 한편, 가능하면 30세 이전에 첫 출산을 하고 수유 기간을 길게 유지한다. 그러나 효과적이고 즉각적인 방법은 아직은 확인되지 않는다. 유전적 요인으로 유방암이 발생할 확률이 높을 경우에는 전문가와 상의하여 항호르몬 제제를 복용하는 것을 고려할 수 있다.

조기검진으로는 국가 암 검진 프로그램에서는 매달 유방 자가검진을 하고 만 40세 이상 여성은 1~2년 간격으로 유방촬영술 및 의사의 임상 진찰을 받도록 권장하고 있다.

일반적 증상으로 초기에는 대부분 아무런 증상이 없으며, 유방의 통증은 초기 유방암의 일반적 증상이 아니다(사실 대부분의 유방 통증은 유방암과 관련이 없다). 당사자가 암을 의심하게 되는 가장 흔한 계기는 유방에서 멍울이(즉 덩어리가) 만져지는 경우이다. 그 밖에 유두에서 피가 섞인 분비물이 나올 수 있으며, 암이 진행되면 유방 피부가 오렌지 껍질처럼 두꺼워지기도 한다.

진단방법은 유방의 병소는 자가검진과 임상 진찰, 방사선 검사(유방촬영술, 유방초음파), 조직검사(생검) 등으로 진단한다. 유방에서 멍울이 만져진다고 해서 모두 유방암은 아니며 섬유낭성 질환, 섬유선종 따위의 양성 질환인 경우가 더 흔하다. 유방암으로 진단이 되면 수술 전 상태를 평가하기 위하여 자기공명영상(MRI), 전산화단층촬영(CT), 뼈스캔(Bone scan), 양전자방출단층촬영(PET) 등의 검사를 필요에 따라 시행한다.

치료방법은 유방암 치료의 주축은 수술과 약물요법, 방사선치료다. 아주 초기의 유방암을 제외하고는 수술 후에 항호르몬요법이나 항암 화학요법, 혹은 둘 다를 시행하게 되는데, 어느 것까지 할지는 환자의 연령과 폐경 여부, 종양의 크기, 겨드랑이 림프절로의 전이 정도, 환자의 건강 상태 등을 두루 감안하여 의사가 정한다.

· **수술이 가능한 경우:**

선행 항암 화학요법 → 수술 → 필요한 경우 항암 화학요법 또는 항호르몬 요법 → 필요한 경우 방사선치료

선행 항암 화학요법은 종양이 클 경우에 먼저 그 크기를 줄여 놓고 수술을 하기 위해 시행하거나 또는 유방암이 초기 단계가 아니라 진행성 유방암으로 평가되는 경우, 전신치료의 개념인 선행 항암 화학요법을 수술 전에 시행한다.

수술 후 항암 화학요법이 필요한 경우는 방사선치료보다 먼저 항암 화학치료를 시행하는 것이 일반적이다.

방사선치료는 유방 전체를 절제하지 않고 부분적으로 절제하는 유방 보존적 절제술을 시행하는 경우에 잔여 유방 조직에 대하여 국소재발을 억제하기 위하여 시행한다. 유방을 모두 제거한 환자의 일부에서도 방사선치료가 필요한 경우가 있다.

항호르몬 치료는 조직검사 결과 여성 호르몬에 반응하는 유방암으로 진단되는 경우에 시행하고, 최소한 5년을 사용한다. 또한, 조직검사 결과 허투 수용체(Her2 receptor)와 같은 표적치료에 대한 수용체가 발달되어 있는 환자의 경우 수술 후 표적치료를 시행한다.

다른 장기로 원격전이가 있어서 수술이 불가능한 경우에는 항암 화학치료와 항호르몬 치료, 방사선치료, 표적치료 등을 우선적으로 고려할 수 있고, 치료계획은 환자의 상태에 따라서 결정된다.

수술 후에 올 수 있는 장기적인 부작용은 림프부종(浮腫)이다. 항암 화학요법의 가장 흔한 부작용은 탈모, 구역질(오심), 구토, 전신 쇠약, 백혈구 감소증(세균 등에 쉽게 감염), 혈소판 감소증(피가 쉽게 나며 잘 멈추지 않음), 조기 폐경 등이다. 항호르몬 치료제인 타목시펜은 안면 홍조, 불규칙한 생

리, 질의 분비물 등의 부작용이 있으며, 드물게 체액 저류(체액이 고임), 우울증, 피부 홍반 등이 나타나기도 한다.

유방암이 전이되는 부위로는 뼈가 가장 많고, 이어서 폐, 간, 중추신경계의 순이다.

전립샘암이란 — 전립샘(전립선: 前立腺, prostate)은 방광 바로 밑, 직장(直腸) 앞쪽에 있는 밤톨만 한 크기의 남성 생식기관으로, 정액의 일부를 만들어내고 저장하는 역할을 한다. 위로는 방광경부, 즉 방광에서 요도로 이행하는 부위와 인접해 앞쪽의 치골전립샘 인대에 고정되어 있고, 아래로는 비뇨생식격막에 의해 고정되어 있다.

전립샘에서 발생하는 암의 대부분은 전립샘 세포에서 발생하는 선암(腺癌, 샘세포의 암)이다. 종양 조직의 분화 정도와 세포의 특성 등에 따라 유형을 구분하는데, 널리 쓰이는 분류 방식은 도널드 글리슨이라는 병리학자가 제시한 것으로, 분화도가 가장 좋은 1등급부터 최하인 5등급까지로 나눈다. 분화가 잘 되어 있을수록 예후도 좋다.

전립샘암의 위험요인은 고령(50세 이상에서 급격히 증가한다), 동양인의 발생률이 가장 낮다. 유전적 소인, 가족력, 남성호르몬, 당뇨병, 비만, 서구화한 식생활(동물성 지방 섭취의 증가), 감염 등이다.

예방으로는 건강한 식생활이 중요하므로 동물성 지방이 많은 육류를 절제하고 섬유질이 많은 음식, 신선한 과일과 채소, 도정을 하지 않거나 덜한 통곡식(밀이나 호밀 등), 그리고 콩류 따위를 충분히 먹는 것이 좋다. 또한 적정 체중을 유지하고, 일주일에 5회 이상, 매회 30분 이상 땀이 날 정도로 걷거나 운동을 하는 것이 좋다. 전립샘암은 국가 암 검진 프로그램에 포함되어 있지 않으나, 50세 이상 남성은 개별적인 건강검진에 전립샘암도 포함시켜서 가급적 조기에 발견하도록 해야 한다.

조기검진에 의해 전립샘암으로 인한 사망을 예방할 수 있다는 명확한 증거는 없으나, 일반적으로 수명이 10년 넘게 남아 있다고 예상되는 50세 이상 남자들에게는 매년 혈중(혈청) 전립샘특이항원(PSA) 측정검사와 직장수지검사를 받을 것을 권고하고 있다. 하지만 75세 이상이면서 아무 증상이 없는 사람에게는 정기적인 전립샘암 검진을 권하지 않는다.

일반적 증상으로는 초기에는 증상이 없으나 어느 정도 진행되면 각종 배뇨 문제가 발생한다. 소변이 잘 나오지 않고, 줄기도 가늘어지며, 다 보고 나서도 뭔가 남아 있는 듯한 느낌이 들게 된다. 또는 소변을 자주 보고 참기 어렵기도 하며, 어떤 경우에는 소변이 전혀 나오지 않기도 한다. 암이 더 진행되면 요관이 막혀서 신장이 붓는 수신증(水腎症, 물콩팥증), 신부전(腎不全) 증상, 암이 전이된 뼈의 통증(요통이나 좌골신경통 포함) 등이 나타날 수 있다.

진단방법에는 손가락으로 하는 직장수지검사, 혈중 전립샘특이항원검사, 직장을 통한 초음파검사 및 전립샘 생검, 종양의 조직학적 분화도 확인, 영상진단, 골반림프절 절제술(전이 여부를 알아보려 할 때), 그리고 분자생물학적인 방법 등이 있다. 진단 시에는 전립샘 결핵이나 육아종성(肉芽腫性) 전립샘염, 섬유화된 전립샘염, 전립샘 결석, 전립샘염, 전립샘비대증과 전립샘암을 잘 감별하는 것이 필요하다.

전립샘암의 치료법으로는 적극적 관찰요법, 근치적 수술, 방사선치료, 호르몬 치료, 항암 화학요법 등이 있는데, 경우에 따라 이 중 두 가지 이상을 병행하기도 한다.

근치적 전립샘 절제술(적출술)은 마취에 따르는 부작용이 있을 수 있고, 수술 후 합병증으로 요실금, 발기부전, 요도협착, 혈전, 방광경부의 수축이나 협착 등이 올 수 있다. 방사선치료 시에는 급성 방광염, 직장염 등이 생기기도 하며, 호르몬 치료는 발기부전, 성욕 감퇴, 근육량의 감소와 근력의 약화 등을 유발할 수 있다.

전립샘암은 림프절(특히 골반 부위)과 뼈 등에 잘 전이되므로 검사를 통해 이런 부위들의 전이 여부를 우선적으로 확인한다.

담낭암이란 — 간에서 분비된 담즙(쓸개즙)이 십이지장으로 흘러들어 가는 경로를 담도(膽道, 쓸갯길)라 하고, 담낭관이라고 하는 가느다란 나선형의 관을 통해 담즙을 일시적으로 저장하는 창고를 담낭(쓸개)이라고 한다. 담낭은 간 아래쪽에 붙어 있고, 간외 담도와 연결되어 있다.

담낭암은 담낭에 생기는 암세포로 이루어진 종괴이다. 담낭세포에서 발생하는 선암종(腺癌腫)이 대부분이어서, 담낭암이라고 하면 대개 담낭 선암종을 말한다. 선암 외에도 미분화암, 편평상피세포암, 선극세포종 등이 있고, 드물게 유암종, 림프종, 간질 종양, 과립세포종, 악성 흑색종 등이 발생할 수 있다.

현재로서는 담낭암의 발생 기전을 정확히 알지 못하며, 환경적 요인과 유전적 요인이 복합적으로 관여한다고 생각한다. 담석과 만성 담낭염 같은 질환들이 발암에 상당한 영향을 준다고 알려졌지만 그 과정은 불명확하다.

예방법으로는 아직 담낭암이나 담도암 예방에 도움이 될 뚜렷한 수칙이나 권고되는 검진 기준은 없다.

조기검진으로는 특별히 권고되는 조기검진법은 없으나, 위험요인으로 지적되는 것들을 일상생활에서 피하고, 정기적으로 건강검진을 받아서 암이 발생한 경우에는 일찍 발견하는 것이 중요하다. 복부 팽만감, 소화장애 같은 증상이 나타날 때는 병원진료를 통해 소화기계 어느 부분의 이상인지를 감별하는 것이 필요하다.

일반적 증상으로는 담낭암은 초기에 별다른 증상이 없기 때문에 조기발견이 매우 어렵다. 초기 암의 경우 황달 증상도 없으며, 복통이나 간 기능 검사상의 이상 때문에 병원에 온 환자를 담석이 있는 것으로 오인하여 담낭을 절제하고 보니 암인 사례가 가끔 있다. 담낭암의 비특이적 증상으로는 체중 감소와 피곤함, 식욕부진, 메스꺼움, 구토, 상복부나 명치의 통증, 황달 등이 있고, 십이지장이나 대장의 폐색이 동반되기도 한다.

담낭암 진단을 위해 임상에서 활용하는 검사로는 초음파검사, 전산화단층촬영(CT), 자기공명영상(MRI), 내시경적 역행성 담췌관조영술(ERCP), 경피경간(經皮經肝) 담도조영술(PTC), 내시경 초음파검사(EUS), 양성자방출단층촬영(PET), 혈청 종양표지자검사 등이다. 초음파검사나 CT 등을 통해 담낭에서 혹이 발견되면 암을 의심하게 된다. 다른 부위의 암들은 조직검사가 가능하지만, 담낭암은 수술이 어려운 경우가 많다. 따라서 방사선학적 검사에서 암이 의심되면 조직검사 없이 바로 수술 등 치료에 들어가는 수가 많다.

치료방법은 담낭암의 1차적인 치료법은 수술적 절제술이다. 어떤 수술법을 선택할지는 암의 진행 정도에 따라 달라진다. 암세포가 담낭의 점막이나 근육층 내에 국한된 경우, 담낭 절제술로 충분하다고 알려져 있다. 암세포가 담낭 장막하 결체조직까지 침윤한 경우나 간으로 직접 침윤 또는 주위 림프절로 전이된 경우 등의 진행 담낭암인 경우, 간 부분절제 및 주위 림프절곽청술을 포함한 광범위 절제술을 시행하고 있다. 그 이상 진행된 경우의 일부에서 간췌십이지장 절제술 및 간인대췌십이지장 절제술을 시도하지만 완치율은 높지 않다.

수술 후 가장 흔한 합병증은 간 기능 장애, 담즙 누출, 복강 내 체액 저류 등이다. 수술 후 환자관리 기술 및 비수술적 치료기술의 발달로 대부분

보존적 치료로 호전 가능하며 치명적 합병증의 발생 가능성은 매우 낮다.

수술 당시 암이 진행된 정도에 따라 재발의 위험도 커진다. 재발 환자는 전신적 전이 상태인 경우가 많기 때문에 치료가 쉽지 않다. 첫 치료 때 병의 진행 상태가 재발과 전이 여부에 가장 큰 요인이기는 하나, 암의 생물학적 특성이 매우 다양하므로 조기에 치료를 받은 환자라 해도 정기적인 추적검사가 필요하다.

담도암이란 ─ 간에서 분비된 담즙이 십이지장으로 흘러들어 가는 경로를 담도(膽道)라고 한다. 담도는 간에서 만들어지는 담즙을 십이지장으로 보내는 관으로, 간내 담도와 간외 담도로 구분할 수 있다. 담도의 암 역시 간내 담도암과 간 외 담도암으로 나뉘며, 세포 모양에는 차이가 없으나 간내 담도암은 해부학적으로 간암에 속합니다. 담도암은 담관암이라고도 한다.

담도암은 담관세포에서 발생하는 선암종(腺癌腫)이 대부분이어서, 일반적으로 담도암이라고 하면 담관 선암종을 가리킨다. 간외 담도암은 발생 부위에 따라 상부(근위부), 중부, 하부(원위부) 담도암으로 구분된다. 상부 담도암은 주간관(主肝管, common hepatic duct, 총간관)의 합류부에서 발생하는 클라츠킨(Klatskin) 종양을 포함해 전체 담도암의 약 50%를 차지하며, 중부 담도암과 하부 담도암이 각기 20~30%를 차지한다.

담도암의 발생 기전은 아직 정확히 알려지지 않았다. 환경적 요인과 유전적 요인이 복합적으로 관여하는 것으로 보인다.

예방법으로는 발생 기전이 확실히 밝혀지지 않은 만큼, 아직 담도암 예방을 위한 뚜렷한 수칙이나 권고되는 검진 기준은 없다.

조기검진은 특별히 권고되는 조기검진 기준은 없지만, 일반적인 위험요인으로 여겨지는 것들을 일상생활에서 피하고, 정기적으로 건강검진을 받아서 암이 발생한 경우에는 일찍 발견하는 것이 중요하다.

일반적 증상은 담도암은 초기에 별다른 증상이 없기 때문에 조기발견이 매우 어렵다. 황달 증상도 없으며, 복통이나 간 기능 검사상의 이상이 보이는 정도다. 이후에 나타나는 비특이적 증상으로는 체중 감소와 피곤함, 식욕부진, 메스꺼움, 구토, 상복부나 명치의 통증, 황달 등이 있고, 십이지장이나 대장의 폐색이 동반되기도 한다.

진단방법으로는 담낭암 진단을 위해 임상에서 활용하는 검사로는 초음파검사, 전산화단층촬영(CT), 자기공명영상(MRI), 내시경적 역행성 담췌관조영술(ERCP), 경피경간(經皮經肝) 담도조영술(PTC), 내시경 초음파검사(EUS), 양성자방출단층촬영(PET), 그리고 혈청 종양표지자 검사 등이 있다.

치료방법은 담도암의 1차 치료법은 수술이다. 완치를 위해서는 수술에 의한 절제가 필수적인데, 전체 환자 중 담도의 광범위한 절제가 가능한 경우는 40~50%에 불과하다. 일반적으로 중부와 하부 담도암의 절제율이 상부 담도암보다 높다. 근치적 절제가 불가능하다면 항암 화학요법이나 방사선치료를 고려할 수 있다.

수술 후 가장 흔한 합병증은 췌장 문합부(吻合部, 수술 후 장기들을 연결한 부위) 누출, 위 배출 지연(위의 운동성이 정상이 아니어서 위가 잘 비워지지 않는 상태) 등이다. 최근 수술 기법과 마취 기술 및 중환자 치료법이 발전한 결과, 담도암 수술 중에서도 어려운 편인 췌십이지장 절제술의 사망률이 2~3%로 감소했고, 5년 생존율도 많이 높아졌다.

수술 당시 암이 진행된 정도에 따라 재발의 위험도 커진다. 재발 환자는 전신적 전이 상태인 경우가 많기 때문에 치료가 쉽지 않다. 첫 치료 때 병의 진행 상태가 재발과 전이 여부에 가장 큰 요인이기는 하나, 암의 생물학적 특성이 매우 다양하므로 조기에 치료를 받은 환자라 해도 정기적인 추적검사가 필요하다.

췌장암이란 — 이자(pancreas)라고도 불리는 췌장은 길이가 약 15cm의 가늘고 긴 장기다. 위(胃)의 뒤에 위치해 십이지장과 연결되고, 비장(지라)과 인접해 있다. 췌장은 머리와 몸통, 꼬리 세 부분으로 나눈다. 십이지장에 가까운 부분이 머리이고, 중간이 몸통, 가장 가느다란 부분이 꼬리다.

췌장은 췌관(이자관)을 통해 십이지장으로 췌액(췌장액, 이자액)을 보내는 외분비 기능과 호르몬을 혈관 내로 투입하는 내분비 기능을 함께 지니고 있다. 소화에 관여하는 췌액은 췌장의 선방(腺房)세포에서 만들고, 혈당 조절에 중요한 호르몬인 인슐린과 글루카곤은 췌장섬 또는 랑게르한스섬 이라고 불리는 조직에서 분비한다.

췌장암이란 췌장에 생긴 암세포로 이루어진 종괴(덩이)다. 췌장암의 90% 이상은 췌관의 샘세포에 암이 생긴 선암(腺癌)이다.

췌장의 종양에는 여러 종류가 있다. 가장 흔한 것은 양성인 낭성종양(囊性腫瘍, 낭종)으로 장액성과 점액성 낭성종양, 췌관 내 유두상 점액 종양, 고형 가(假)유두상 종양, 림프 상피성 낭종 및 낭종성 기형종 같은 간엽성 (間葉性) 종양이 이에 속하고, 악성 종양으로는 외분비 종양인 췌관 선암종 과 선방세포 암종 외에 신경내분비 종양도 있다. 낭성 종양 가운데도 악성 이 있으며, 당초엔 양성이던 것이 악성으로 바뀌기도 한다.

췌장암의 발생에는 환경적 요인과 유전적 요인이 함께 관여하는 것으로 생각된다. 유전적 요인 중에는 K-Ras(케이라스)라는 유전자의 이상이 특히 중요하다. 췌장암의 90% 이상에서 이 유전자의 변형이 발견되며, 모든 암 종에서 나타나는 유전자 이상 가운데 가장 빈도가 높다. 환경적 요인으로 는 흡연, 비만, 당뇨병, 만성 췌장염, 가족성 췌장암, 나이, 음주, 식이, 화학물질 따위가 흔히 거론된다.

예방법으로는 확립된 췌장암 예방 수칙이 아직 없으므로 위험요인들을 일상생활에서 피하는 것이 최선이다. 특히, 담배는 췌장암에서도 주요 인자이니 금연을 해야 하며, 건강의 기본 조건인 적정 체중을 유지하기 위해 고지방·고칼로리 음식을 피하고 과일과 채소를 충분히 섭취하는 것이 좋다. 췌장암 발생과 연관성이 있다고 알려진 당뇨병이나 만성 췌장염을 지닌 사람은 꾸준히 치료를 받아 위험 요소를 최대한 억제해야 한다.

조기검진은 몸속 깊은 곳에 있는 췌장의 암은 발생 초기엔 증상을 거의 보이지 않기 때문에 조기발견이 매우 어렵다. 일찍 발견케 해주는 혈액검사도 아직 없다. 따라서 췌장암의 가족력이나 만성 췌장염이 있는 등 발암 위험이 상대적으로 큰 사람은 일상의 예방 요령을 더욱 철저히 지키는 한편, 주치의와 함께 증상을 주의 깊게 관찰하면서 필요한 경우엔 초음파 내시경검사 등을 해보는 것이 좋다.

일반적 증상으로는 췌장암의 가장 흔한 증상은 복통과 체중 감소, 황달, 소화장애, 당뇨의 발생이나 악화 등이다.

주요 진단방법으로는 초음파검사, 복부 전산화단층촬영(CT), 자기공명영상(MRI), 내시경적 역행성 담췌관조영술(ERCP), 내시경 초음파 검사(EUS), 양성자방출단층촬영(PET), 혈청 종양표지자검사, 그리고 복강경검사, 조직검사 등이 있다.

치료 방법은 암의 크기와 위치, 병기(病期), 환자의 나이와 건강 상태 등을 두루 고려하여 수술과 항암 화학요법, 방사선치료 중에서 선택한다. 한 가지 요법만 쓰기도 하고, 두 가지 이상을 병합하기도 한다. 완치를 기대할 수 있는 유일한 방법은 절제 수술인데, 췌장암 환자의 20% 이하에서만 가능하다.

수술로 췌장의 일부나 전체를 절제하면 소화액과 인슐린 등이 충분히 분비되지 못해 복통, 설사, 복부 팽만감, 당뇨 등 여러 가지 문제가 발생할 수 있다. 이 밖에 수술 후의 초기 합병증은 췌장과 공장(空腸) 문합부(吻合部, 수술 후 장기들을 연결한 부위)의 누출, 농양, 국소 복막염, 췌장염, 출혈 등이며, 후기 합병증은 위 배출 지연, 소화장애 등이다. 항암 화학요법이나 방사선치료에도 일반적인 부작용이 따른다.

조기발견이 어려운 만큼 예후도 다른 암에 비해 좋지 않은 편이다. 수술 후 재발은 1~2년 사이에 주로 일어나며, 간이나 복막으로 원격전이가 되거나 수술 부위 부근에 암이 침윤하여 새로운 종괴를 형성하는 양상으로 흔히 나타난다.

비호지킨 림프종이란 — 주로 림프 조직에 발병하나 림프 외 조직에 발병하는 경우도 흔하게 있다. 립프절이나 실질 장기를 침범하고, 질병의 파급이 일정한 연결계통이 없이 일어나며, 흔히 다발성으로 나타난다.

림프조직 세포들이 악성 전환되어 생기는 종양을 말하며, 림프종에는 호지킨씨 림프종과 비호지킨씨 림프종(악성 림프종)이 있다. 비호지킨씨 림프종(악성 림프종)은 림프조직에 존재하는 세포의 악성 종양으로서 호지킨씨 림프종을 제외한 질환을 칭한다. 여러 분류법이 있으나, 면역 표현형과 세포계열에 따른 WHO 분류법을 최근에 사용하고 있다.

바이러스 연관성과 비정상 면역조절이 림프종 발생의 원인으로 생각되고 있으며, 면역 결핍상태에서 림프종이 발생할 수 있다. 그리고 장기이식, 후천성면역결핍증, 선천성면역결핍 증후군, 자가면역 질환 등에서 발생빈도가 증가하는 것으로 알려져 있다. 선천적 혹은 후천적인 면역결핍은 중요한 위험인자 중 하나다.

조기검진으로는 현재 특별히 권장되고 있는 조기검진법은 없다.

일반적 증상으로는 전신적인 증상으로는 열이 나거나 야간 발한, 체중감소 등이 올 수 있으며, 이를 B 증상이라고 한다. 호지킨 림프종은 주로 머리나 목 부위의 림프절종대가 잘 나타나고, 이 림프절은 서서히 자라며 통증이 없고 단단하다. 비호지킨 림프종은 말초 림프절 종대뿐만 아니라 여러 장기를 침범하는 경우가 많다.

진단방법은 종괴 부위를 조직 검사하여 진단하게 된다. 병리조직을 얻으면 기본적인 염색과 더불어 면역조직 화학염색을 시행하여 종류를 구분하고, 분자유전학적 검사를 통하여 진단에 도움을 주는 경우도 있다. 복부 초음파 및 전산화단층촬영(CT스캔)은 복부 및 골반의 림프종 침범 여부를 알아내기 위한 표준검사다. 양성질환에서도 림프절종대가 흔하므로 양성질환인지 암인지를 감별하는 것은 매우 주요하다. 양성질환에서도 림프절종대가 흔하므로 양성질환인지 암인지를 감별하는 것은 매우 중요하다. 악성 림프종을 진단하는 데 있어 병리학적 조직검사가 필수다.

치료방법으로는 치료는 악성도의 높낮이와 병기에 따라 차이가 있으며, 림프종의 종류에 따라서도 차이가 날 수 있다. 림프종은 혈액암의 일종으로 기본적으로 특수한 경우를 제외하고는 치료로써 수술이 적용되는 경우는 매우 적으며, 방사선치료는 종양을 제거할 수 있는 용량을 사용하고, 정상 장기에 손상을 주지 않으면서 적용해야 하므로 병변의 위치 및 병변의 수가 치료 방향의 설정에 중요하다. 또한, 서로 작용 기전과 독성이 다른 약제를 몇 가지 조합하는 복합항암 화학요법이 시도한다.

치료의 부작용은 탈모, 구토, 피곤, 빈혈, 호중구 감소로 인한 감염이며 탈모는 대개 일시적이다. 1년이 지나 재발한 경우는 통상용량의 항암 화학요법에 다시 관해를 얻으나, 장기적으로는 재발이 많아 자가조혈모세포 이식을 추천하는 경우가 많다.

Ⅲ

대체의학

       🔍 요즘 세계적으로 대체의학 붐이 일고 있다. 그것은 현대의학에 해결하지 못하는 데서 오는 새로운 도전의 물결이다. 새로운 도전에는 늘 네 가지 부류의 대응이 따르게 된다.

무조건적 맹신과 수용, 무조건적 불신과 배척, 무관심서 비롯된 무시, 진지한 접근과 성실한 검토라 할 수 있을 것이다.

역사상 뛰어난 발전과 공헌은 예외 없이 네 번째 부류로 모든 가능성을 열어두고, 진지하고 성실한 연구가들의 몫에서 증명되어 왔다. 요즘 대체의학은 환자들에게는 막연한 희망의 대상이요, 건강한 사람들에게는 흥미로운 호기심의 대상이요, 의학자들에게는 돌파구를 제시할 연구의 대상이요, 기업인들에게는 군침 도는 가능성의 대상이요, 행정가들에게는 불안한 염려의 대상이다. 주위를 둘러보면 대체요법으로 질병을 치료하고 건강을 증진시킨다는 의학자가 많다. 또 대체요법으로 병이 나았다고 믿는 환자들도 많다. 그러나 대체의학의 무절제한 보급과 확산은 몇 가지 점에서 문제가 있다.

첫째, 대체의학은 초자연적 해결사가 아니다. 대체의학으로 모든 병을 치료할 수 있다고 착각하는 시술자도 있고, 그렇게 믿는 환자도 있다. 이것은 난치병이 나았다는, 극히 소수 환자들의 경우를 확대 해석한 탓이다. 세상에 만병통치란 존재하지 않는다. 대체의학이 서양의학과 동양의학의 한계를 뛰어넘는 해결사 역할을 할 것이란 생각은 잘못된 것이다.

둘째, 정통의학을 경시하는 마음을 조장할 수 있다. "최첨단 치료법에도 효과가 없었는데 대체요법으로 극복했다."는 이야기를 듣게 되면 정통의학을 불신하거나 부정하는 행태를 보이기 쉽다. 이렇게 되면 좋은 효과를 거둘 수 있는 조기치료 기회를 잃게 되는 우(愚)를 범하게 된다.

셋째, 대체의학은 비윤리적 상술에 이용될 수 있다. 정통의학도, 대체의학도, 민간요법도 아닌 것이 무슨 '비법'으로 둔갑하여 무지한 소비자들의 돈과 시간과 정력을 소비시키는 경우가 많다.

넷째, 환자에게 임상적 피해를 입힐 수 있다. 임상적 효험과 안정성, 부작용 등이 검증되지 않은 방법을 적정한 자격도, 경험도 갖추지 못한 치료사(요법사)가 시행함으로써 환자에게 해를 끼칠 수 있다는 점이다. 그러나 이 같은 점을 주의해서 진지하고 성실하게 대체의학을 연구하고 수용해 나간다면, 인류는 더 많은 치료법들을 대안(代案)으로 가질 수 있게 될 것이다.

대체의학을 알기 전에 플라세보 효과에 관해서 알아야 한다. 약 성분이 전혀 들어 있지 않은 가짜 약을 먹었는데도 병이 낫는 것을 '플라세보 효과' 또는 '위약효과'라 한다. '이 약을 먹으면 내 병이 틀림없이 나을 것'이라는 긍정적인 믿음이 병을 낫게 하는 것이다. 물론, 플라세보 효과는 치료를 하는 사람, 치료를 받는 사람, 치료의 종류, 환자의 병에 따라 다르게 나타난다. 일반적으로 '병이 나을 것이다'라고 믿는 사람들의 30~35%에서 치료 효과가 나타난다. 따라서 우리가 사용하는 모든 치료법은 어디까지가 가짜 효과이고, 어디까지가 진짜 효과인지를 구분해야 한다. 그렇지 않으면 치료를 하는 사람이나 치료를 받는 사람이나 모두 착각 속에서 불분명하고 애매한 것을 서로 주고받는 결과가 되기 때문이다.

이때 사용되는 것이 '이중맹(二重盲: double blind) 검사법'으로, 가짜 약과 진짜 약을 환자에게 주고, 그 효과를 측정하는 것이다. 가령 새 약을 먹은 사람의 70%가, 가짜 약을 먹은 사람의 30%가 효과가 있었다면, 그 새 약의 진짜 효과는 40%(70-30=40)인 셈이다.

최근 세계적으로 인기를 모으고 있는 대체요법 중에는 먹는 것도 있고, 몸에 부착하는 것도 있고, 덮고 자는 것도 있다. 그러나 그 효과를 과학적으로 측정하려면 이중맹 검사를 거쳐야 한다. 진짜 목걸이와 가짜 목걸이, 진짜 팔찌와 가짜 팔찌의 효과를 분명히 구분해서, 그중 목걸이나 팔찌의 순수한 효과가 얼마인지를 시술자와 환자는 분명히 알고 있어야 한다.

단적인 예를 들어 특수 담요를 덮고 자면 50%의 효과가 있는데, 가짜 담요를 덮어도 50% 효과가 있다면 그 진짜 담요의 치료 효과는 0(50-50)%가 되는 것이다. 이때 50%의 효과는 모두 플라세보 효과인 셈이다. 플라세보 효과는 일반적으로 통증이나 불안감 같은 일부 증상의 호전에 효과가 있을 뿐, 암이나 성인병을 '기적'처럼 완쾌시켜 주는 것은 아니다. 물론, 플라세보 효과 이상의 효과가 있는 것도 분명하지만, 그것에 대한 검증은 아직 이뤄지지 않고 있다는 점을 대체요법을 찾는 사람은 반드시 인식해야 한다. 플라세보 효과는 우리 몸속에 내재한 자연 치유력의 표현으로, 신이 인간에게 내린 위대한 선물이다.

1. 암 치료의 대명사 거슨요법들

        🖊 거슨요법의 철학은 암은 물론 모든 질병은 식생활이나 생활습관의 부조화에서 비롯된다. 따라서 엄격한 영양요법을 통해 혈액의 성질을 바꿔주면 인체 내부에 잠재하는 각종 자정능력이 발동, 스스로 병을 몰아낸다. 의사였던 거슨은 대증상치료라는 국소적 시각에 의한 정통의학에 한계를 느끼고 인체의 면역력을 최대한 높이는 데 주력하는 전인 치료법을 선택한 것이다.

녹즙과 커피 관장으로 암이 치료되는 원리는 정통의학적인 관점의 질문인 것 같은데, 거슨요법은 이미 50년이 넘는 임상 과정을 거친 것이다. 과학적이거나 또는 분석적인 관점에서 어떤 녹즙에 특정 비타민이나 특정 미네랄이 많고, 그것이 환자의 몸속에 들어가서 어떤 작용을 하는가 하는 문제는 임상적으로 효과를 본 이후에 밝혀진 것들이다. 인체는 기본적으로 3일에서 1주일이면 모든 세포가 교체된다. 따라서 철저한 관장으로 장벽에 붙어있는 독소들을 빼내고, 흡수가 빠른 수분 형태로 각종 비타민이나 미네랄을 공급해 혈액의 성질을 건강하게 만드는 거슨요법은 말하자면 제독치료법이라 할 수 있다.

커피도 위를 통해 들어가면 해롭지만, 대장을 통해 카페인이 흡수되면 특별히 간·담·췌장의 기능을 활성화해주는 것으로 최근에야 밝혀졌다. 그러나 2차대전 당시 물이 부족한 야전병원에서 잠을 쫓고자 의사들이 마셔야 할 커피를 사용해 관장을 했던 수술환자들의 회복이 유난히 빨랐다는 데 착안, 커피 관장을 시작한 것이다. 거슨요법에 사용되는 모든 방식, 그리고 자료들은 말기암 환자들을 상대로 임상을 거쳐 확인된 것들이다.

실제 치료 효과는 기본적으로 미국 암협회가 밝히는 5년 생존율은 8% 정도다. 그러나 대부분 말기암 환자들인 경우 40% 이상이 1년에 한 번씩 재방문 치료를 받고 있다는 데서 효과를 짐작할 수 있다. 거슨요법을 우리 식으로 표현하면 완벽한 체질개선법이다. 체질개선법으로 동양에서는 음식을 완전히 끊는 단식을 사용했지만 거슨요법에서는 관장을 통해 숙변을 빼내고 각종 비타민과 미네랄을 공급한다는 서양인들의 합리성이 추가됐다는 것뿐이다. 정통의학계에선 거슨요법의 부작용으로 영양실조를 들고 있다. 그러나 하루 녹즙 13잔이면 무려 야채 10kg을 먹는 셈이다. 또 한 가지는 수술 후 치료받던 환자가 거슨요법으로 치료법을 바꾸었다가 결국 상태가 악화돼 병원에 와서 죽는 경우가 많다는 것이다. 거슨 원장은 "혈액의 독소를 빼내는 동안에는 인체가 극도로 예민해지기 때문에 정통의학적인 치료를 중단하거나 단위를 낮추지 않으면 안 된다."라고 주장하나, 설득력이 없다는 것이 미국 정통의학계의 반응이다. 또 지금은 신선한 재료를 구할 수 없어 실시하지 않지만, 초기에는 소의 생간 진액을 정맥주사 하기도 했다. 희귀 미네랄인 셀레늄을 보충해주는 것으로 판단되는데 '간이 나쁜 사람은 동물의 간을 먹고, 눈이 나쁜 사람은 동물의 눈을 먹는다'는 우리의 민간요법 원칙에서 보면 그다지 신기한 것도 아닌 셈이다. 현재 메리디언 병원 상담실은 미국 샌디에이고에 있고, 치료실은 멕시코에 있다. 미국도 우리처럼 정통의사가 아닌 사람의 의료행위는 불법이기 때문이다.

　샬럿 거슨은 거슨요법의 창시자인 막스 거슨의 셋째딸이다. 독일인 의사였던 막스 거슨은 1936년 미국으로 이민, 뉴욕의 고담병원 등에서 일하다 42년부터 독립해 비정규적인 치료법으로 암 환자를 치료하기 시작했다. 이 비정규적인 치료법이 체계를 갖춰 오늘날 거슨요법이 되었다. 아버지의 뒤를 이어 암 환자들의 대모가 된 사람이 바로 샬럿 거슨 원장이다.

또한, **Kelley treatment요법**도 William Donald Kelley(1925~2005)가 거슨요법에 기반해 고안한 치료안으로서, 거기에 기도 및 안마 치료를 추가한 것이 특징이다. 스티브 맥퀸이 그가 사망하기 전 3개월 동안 이 치료를 받은 것으로 유명하다. 메모리얼 슬론-케터링 암센터에 따르면 이 치료는 '효과에 대한 증거가 없는' 대사요법 중 하나이다.

대사요법이라는 것도 거슨요법같이 식이 및 관장을 기반으로 하는 '해독' 치료안에 대한 포괄적 용어로, 이것을 어떤 사람들이 암 및 다른 질병을 치료할 수 있다고 광고했었다. 메모리얼 슬론-케터링 암센터는 "거슨, 켈리, 콘트레라스 요법에 대한 후향적 검토를 해본 결과, 그 것들이 효능이 있다는 증거가 없다."라고 밝혔다.

공 모양 직장 주사기로 거슨요법이나 결장요법같이 관장을 특징으로 하는 쓸모없는 암 치료가 많다. 이것이 **관장요법**이다. 신체에 있는 독소를 '해독'한다는 명목으로 하제를 이용해 관장을 시행하는 경우가 있다. 특히 커피 관장이 암 치료 요법으로 가장 많이 판촉되었다. 미국 암협회에 따르면 "현재 과학적 증거는 결장요법이 암이나 기타 질환을 치료하는 데 효과적이라는 주장을 지지하지 않는다."라고 밝혔다.

거슨요법의 대표적인 것이 장 세척요법이다. 고대 이집트의 기록에 따르면 통치자 파라오가 나일 강에서 피크닉을 하고 있을 때, 의술의 신 '토트'가 신성한 새 따오기 모습을 하고 나타나, 그 큰 부리에 물을 가득 담은 뒤 자신의 항문에 집어넣었다.

그것을 신의 메시지로 받아들인 승려의사들이 파라오에게 관장을 실시했다고 한다.

이처럼 장을 비우는 관장은 아주 오래전부터 행해져 왔다.

그러나 현대적 의미에선 80여 년 전 미국 자연의학 개척자 존 하비 켈로

그 박사가 자신이 돌보던 4만여 명의 소화기 질환자에게 장 세척을 실시했다는 기록이 가장 오래된 것이다.

실제로 1920년대와 1930년대 미국에서는 장 세척요법이 매우 성행했다. 일반적으로 관장에는 비누 거품이나 특수 관장용 용액을 사용했다. 참깨·감초, 심지어는 우유와 당밀의 혼합물 같은 보조제를 사용하기도 했다. 특히 50여 년 전 미국의 막스 거슨 박사가 개발한 '커피 관장요법'은 아직까지도 여러 나라에서 각종 암을 치유하는 방법으로 널리 사용되고 있다. 대장은 콩팥·폐·피부와 함께 우리 몸의 노폐물을 처리하는 4대 중요 기관이다. 대장이 이상적으로 기능을 발휘하기 위해선 고섬유질 음식을 포함한 균형식을 섭취해야 하고, 대장균 등 공생 세균의 분포가 적당해야 하며, 대장 점막이 건강해야 하며, 대장벽 근육의 긴장도가 알맞게 유지돼야 하며, 배설물을 적절한 시간에 배설할 수 있어야 한다. 그런데 장 세척이 이러한 기능을 활성화시켜 준다는 것이다. 장 세척요법으로 도움을 줄 수 있는 증상이나 질병에는 요통, 두통, 심한 구취(口臭), 혀에 하얗게 끼는 백태, 장내의 가스, 헛배부름, 소화불량, 변비, 축농증, 피부 질환, 집중력 저하, 피곤증 등이 포함된다. 또 창자 근육의 운동을 활발하게 하며, 간에서 담즙 생산을 활성화시키며, 간접적으로는 고혈압, 관절염, 우울증, 기생충병, 폐 질환에도 효험이 있다고 한다.

그러나 대장에 궤양, 염증, 종양이 있는 경우나 중증의 치질이 있을 때, 또는 전신이 너무 쇠약한 상태에서는 대장 세척요법을 사용해서는 안 된다. 또 지나친 관장은 영양결핍을 초래할 수도 있다 Gonzales protocol은 Nicholas Gonzalez가 거슨요법에 기반해 고안한 치료체제이다. 메모리얼 슬론-케터링 암센터에 따르면 이 치료는 '효과에 대한 증거가 없는' 대사요법 중 하나이다. 이렇듯 거슨요법의 아류들은 전 세계적으로 널리 퍼져있다.

거슨요법의 식이요법는 다른 방법으로 변형되어 1980년도 초반, 미국 전역을 떠들썩하게 만든 일이 있었다. 두부와 된장국을 먹으면 암이 낫는다는 소문이었다. 미국 필라델피아 '메소디시트'라는 한 중소병원 원장 안토니 사틸라로 박사가 그 소동의 진원지였다.

건강에 지나친 자신감을 갖고 있던 사틸라로 박사는 건강관리에도 무관심해 결국 전립샘암에 걸렸다. 진단 순간 암세포가 전신에 퍼져 있어, 동료 의사들은 그에게 '6개월 시한부'를 선고했다. 그는 즉시 병원을 그만두고 치료와 요양에 온 정성을 쏟았다. 틈틈이 장지(葬地)를 보러 다니는 등 죽음에 대한 준비도 게을리하지 않았다. 죽음의 사자(使者)가 따라다닌다는 우울한 생각으로 운전 중이던 어느 날, 무전 여행자 두 사람을 태워주게 됐다.

'암을 치료하는 기적의 음식'에 대한 정보는 이 무식하고 남루해 보이는 청년들에게서 얻었다.

사틸라로 박사는 다음날 보스턴에 사는 일본계 미국인 '구시'선생을 찾아가 기적의 음식을 처방해달라고 했다. 구시 선생의 처방은 '매크로바이오' 음식으로, 서양인에겐 생소한 현미밥, 미역, 김, 된장, 두부 등이었다. 사틸라로 박사는 하루도 빠짐없이 성실하게 '매크로바이오' 음식을 먹었고, 6개월이 지나도 죽지 않았다. 결국 **매크로바이오 식이요법**을 시작한 지 3년 만에 그의 암은 씻은 듯이 없어졌다. 미역과 두부, 된장국을 먹고 암이 나았다는 한 의사의 체험담은 미국을 들쑤셔놨다. 도시마다 매크로바이오 식당이나 매크로바이오 요리 강습소가 우후죽순처럼 생겨났다. 오늘날 매크로바이오 식이요법은 전 세계적으로 확산 일로에 있다.

사틸라로 박사 이야기는 우리에게 많은 교훈을 던져 줬지만, 염려의 목소리도 높다. 우선 염려의 소리란 '미역과 된장국을 먹었더니 온몸에 확 퍼진 암이 단번에 없어졌다'는 생각이다. 사틸라로 박사도 제도권 안의 정통 항암 치료를 다 받았다는 사실을 잊어서는 안 된다.

음식 때문에 나았다는 사실은 '착각'이며, 매크로바이오 음식이 모든 사람의 모든 병을 치료하는 만병통치약이라는 것은 근거 없는 주장일 뿐이다. 교훈으로는 '식이요법에 사용된 재료나 방법에 상관없이, 건강을 향한 정성스런 마음 자체가 건강에 좋다'는 것이다.

이것들이 암 치료 약으로 효과가 있다기보다는 전신 건강 상태를 호전시킴으로써 적어도 환자의 투병력을 키우는 역할은 한다는 것이다. 어떤 음식이든 자기에 맞는 음식을 제대로 먹으면 모두 다 매크로바이오 음식이 될 수 있다.

거슨요법과 유사한 요법들 중에는 **알칼리 식이요법**이 있다. 알칼리 식이요법은 산(酸) 음식을 제한하는 식이로서, Edgar Cayce(1877~1945)는 이러한 식이가 몸의 pH에 영향을 끼쳐 심장병과 암 발생 가능성을 줄일 수 있다고 주장했다. 캐나다 암 협회에 따르면 "이러한 주장을 지지할 증거가 없다."라고 한다. 이와 같은 방법인 Breuss diet요법은 Rudolf Breuss가 고안한 야채 주스와 차를 기반으로 한 식이로, Breuss는 이 식이로 암을 치유할 수 있다고 주장했다. 의사들은 "다른 소위 '암 식이'와 마찬가지로, 이 식이가 효과적이라는 증거가 없고 약간 위험하다."라고 말한다. 같은 맥락의 Budwig protocol 요법은(또는 Budwig diet) 1950년대 Johanna Budwig(1908~2003)이 개발한 항암 식이이다. 이 식이에는 코타지 치즈에 풍부한 아마인유를 섞었으며, 과일, 야채, 식이섬유를 강조한다. 반면 설탕, 동물성 지방, 샐러드 오일, 고기, 버터, 특히 마가린을 피할 것을 권한다. 영국 암연구소는 "Budwig diet가 암 환자의 치유를 돕는다는 신뢰할 수 있는 증거가 없다."라고 말한다.

단식요법은 일정 기간 먹거나 마시지 않는 것이다. 종양을 '굶기는' 식으로 암을 치료할 수 있다는 대체의학을 논하는 사람들이 있는데, 미국 암협회에 따르면 "과학적 근거는 단식이 암을 예방하거나 치유하는 데 효과적이라는 것을 지지하지 않는다."라고 밝혔다.

항암 치료증에 단식은 매우 위험하다. 대부분의 환자는 못 먹어서 영양 부족으로 체력을 받쳐주지 못해서 죽는 경우가 많다는 것이 일반적인 의학적 견해이다. 그러나 항암 치료 중이 아닌 암 초기의 진단을 받은 환자 중에 과체중인 경우에는 단식이 효과적인 경우도 종종 발현되고 있다. 체력이 받쳐준다면 단식은 노폐물을 제거하는데 탁월한 효과가 있다고 한다.

할렐루야 식이요법. 자신의 암을 치유했다고 주장하는 사람이 고안한 생으로 된 음식을 '성서적'인 방식으로 제한하는 식이이다. Quackwatch의 Stephen Barrett은 "저지방 고식이섬유 식이가 몸에 좋을 수는 있어도, 할렐루야 식이는 불균형적이며 심각한 영양소 결핍을 초래할 수 있다."라고 밝혔다. 이 방식도 명확한 과학적인 증거는 제시하지 못하고 있다. 한 가지 명확한 것은 기존의 식습관을 바꾼다는 것에는 하나의 방법일 수도 있다.

Kousmine diet요법은 Catherine Kousmine(1904~1992)이 고안한 과일, 채소, 통곡물, 콩, 비타민 보조제를 강조하는 제한 식이이다. 이러한 식이가 암 치료에 효과적이라는 증거는 없다. 그러나 암에 좋은 음식을 먹는 것은 결코 나쁜 방법은 아니다. 평소에 이런 음식을 즐기는 것은 암예방 차원에서는 좋은 방법이라 하겠다.

Macrobiotic diet요법은 통곡물 및 정제되지 않은 음식을 기반으로 한 제한 식이이다. 이것을 몇몇 사람들이 암을 예방 및 치료한다고 선전했는데, 영국 암연구소는 "우리는 암 환자들이 macrobiotic diet를 적용하는 것을 지지하지 않는다."라고 밝혔다. 자연식요법은 유럽뿐만 아니라 국내에서도 많이 사용하는 요법이다. 그 대표적인 것이 현미식이다. 자연식으로 치유된 사례가 종종 발표되고 있다.

Issels treatment라는 요법은 기존 치료와 병행해서 이용하기를 권장하는 치료 대안이다. 이 치료에서는 환자의 구강 속 모든 금속재를 제거하고, 제한 식이에 따를 것을 요구한다. 영국 암연구소는 "Issels의 웹 사이트에 있는 주장들을 뒷받침할 만한 과학적 또는 의학적 근거가 없다."라고 밝혔다.

Moerman therapy요법은 Cornelis Moerman(1893~1988)이 고안한 고제한 식이이며 그 효과는 일회적이다. 이것이 암 치료로서의 가치가 있다는 증거는 없다.

Contreras therapy요법은 멕시코 티후아나의 Oasis of Hope Hospital이 아미그달린 처방 및 대사요법을 비롯한 무의미한 치료를 많은 환자에게 시행했다. 메모리얼 슬론-케터링 암센터는 '효능에 대한 증거가 없는'목록에 'Contreras Therapy'를 추가했다.

Livingston-Wheeler Therapy는 제한 식이, 다양한 약제 및 요법과 관장이 포함된 치료안이다. 미국 암협회에 따르면 "현재 과학적 근거는 Livingston-Wheeler therapy가 암이나 다른 질환의 치료에 효과적이라는 주장을 지지하지 않는다."라고 밝혔다.

2. 운동학적의 암 치료 응용요법들

지압요법은 한의학에서 말하는 혈 자리를 기본으로 다스려서 암을 치유한다고 한다. 두피, 손바닥, 발바닥, 귀 등의 특정 부위를 손가락 끝으로 누르면, 그 부위와 연관된 신체 특정 기관이나 내분비선이 자극돼 그 기능이 향상된다는 이론이 있다.

이를 '반사요법(reflexology)'이라 한다. 동북아시아 권에서는 약 5,000년 전부터 반사요법을 사용했으며, 4,300여 년 전 이집트 프레스코벽화에도 반사요법이 그림으로 묘사돼 있다.

고대 인도와 아메리칸 인디언도 비슷한 기법을 사용했다는 기록이 있다.

'국소요법(zone therapy)'이라고도 불리는 반사요법은 1913년 미국 코네티컷주 이비인후과 의사인 윌리엄 피츠제럴드에 의해 재조명됐다.

그는 수술 전 손바닥이나 발바닥의 특정 부위를 누르면 환자가 통증을 적게 느낀다는 사실을 발견했다. 오랜 관찰을 통해 그는 손과 발의 특정 부위는 신체의 다른 기관들과 기능적으로 연계됐을 것이라는 이론을 제시했다.

일본에서 세계적으로 보급되고 있는 '발 반사요법'을 예로 들면 엄지발가락은 뇌와 발바닥, 중앙부위는 복부 명치, 발뒤꿈치와 발등은 항문과 직장에 각각 연계돼 있다는 식이다.

피츠제럴드가 고대의 반사요법을 현대적으로 되살렸다면, 이를 본격적으로 보급·전파시킨 주인공은 물리치료사이자 마사지사 유니스 잉함이다.

잉함은 반사요법이 통증을 줄일 뿐 아니라 여러 가지 신체 증상에도 효과가 있다고 주장했다.

반사요법은 침술이 서양에 소개·보급되는 것과 때를 같이해 급속도로 활성화됐다.

현재 소화기 질환(설사, 변비, 소화불량), 스트레스 관련 질환(천식, 편두통, 피로증후군), 만성 통증(관절염, 신경통), 알레르기 질환, 피부 질환, 다발성 경화증 등 100여 가지 증상과 질병의 치료에 사용되고 있다.

반사요법을 받는 데는 대개 45분 정도 걸린다. 발 반사요법의 경우는 발을 더운물에 담근다든가, 마사지를 한다든가, 손가락이나 특별히 제작된 도구로 특정 부위를 자극해준다.

반사요법은 일반적으로 안전하지만 상처, 종기, 골절, 정맥 혈전, 정맥염, 궤양, 특히 당뇨병이나 동맥 경화에 의한 동맥 폐색증의 경우에는 심각한 부작용이 생길 수 있으므로 각별히 주의해야 한다.

반사요법이 국소적으로 혈액 순환을 향상시키고, 근육긴장을 이완시키며, 통증을 완화한다는 데는 이론의 여지가 없지만, 특정 부위가 특정 장기와 연계돼 있다는 주장은 아직 연구대상으로만 남아 있을 뿐이다.

또 반사요법은 증상의 관리에 효과가 있을 뿐 병을 직접 치료하지 못한다는 것이 대체적인 한의사들의 주장이다. 지압으로 암을 치유한다는 것은 의학계에서는 인정하지 않는다.

운동학적으로 대표적인 **두개천골요법**(Craniosacral therapy)은 John Upledger가 1970년대에 고안한 치료법이다. 두개천골요법을 시행하는 사람들은 환자의 두개골을 정밀하게 맞추는 것으로 환자의 건강에 중대한 영향을 줄 수 있으리라는 신념으로 환자의 두피를 마사지한다. 그러나 미국 암학회에 따르면 "현재 과학적 증거는 두개천골요법이 암이나 기타 질환을 치료하는 데 도움이 된다는 주장을 지지하지 않는다."라고 밝혔다.

병의 치료를 위해서는 약물치료, 수술치료, 심리치료, 물리치료 등이 동원된다. 물리치료에는 손으로 만지거나 누르거나 비틀어주는 등의 수기요법이 있으며, 이 중 특별히 머리뼈와 엉치뼈를 마사지해줌으로써 병을 호전시키는 치료법을 두개천골요법이라 한다.

뇌를 덮고 있는 머리덮개뼈는 8개, 엉치뼈는 5개다.

갓난아기 때는 이 뼈의 접합부가 견고하지 않아서 손으로 만지면 움직이지만, 나이가 들면서 '거의 완전히' 붙어버린다. '거의 완전히'라 표현한 것은 약간은 움직일 수 있다는 뜻인데, 두개천골요법 전문가들은 이 약간의 움직임을 감지하고, 또 이를 이용해 뇌척수액의 압력 변화도 감지할 수 있다고 한다.

뇌와 척수를 에워싸고 흐르는 뇌척수액은 보통 120~150cc 정도다. 하루에 평균 500cc 정도가 혈관에서 새어 나오고, 같은 양이 다시 혈관으로 흡수돼 들어간다.

혈관으로부터 뇌척수액이 스며 나올 때는 뇌척수 압력이 올라가고, 반대로 혈관 안으로 재흡수될 때는 뇌척수 압력이 내려간다. 이 같은 척수액의 분비와 흡수는 1분에 6~10회 정도 되풀이된다. 숙련된 두개천골요법 전문가는 바로 이 리듬을 감지할 수 있다고 한다.

어느 특정 부위에서 머리뼈나 엉치뼈 관절의 움직임이 제한돼 있다면 그것에 상응하는 특정 질병의 원인이 되며, 그 같은 관절 제한을 풀어줌으로써 병증을 치료한다는 이론이다.

두개천골요법으로 증상을 호전시킬 수 있는 질환으로는 각종 만성통증, 두통, 악관절통, 정서불안, 중풍 합병증, 간질, 뇌성마비, 이명증, 고혈압, 저혈압, 근육 질환, 축농증, 구토, 스트레스 등이 있다.

난산(難産) 후유증이 있는 갓난아기에게는 머리뼈가 아직 연한 상태이기 때문에 특히 효과적이라는 보고도 있다. 뇌신경과 천골신경이 부교감신경과 밀접한 관계가 있으므로 이 부위를 자극하면 신체생리조절에 영향을 줄 수 있는 것으로 알려지고 있으며, 또 두개천골요법으로 병을 고쳤다는 사람도 많아 전 세계적으로 급속히 확산·보급되고 있는 추세다. 그러나 아직도 많은 의학자들은 완전히 굳어버린 두개골 봉합선을 통해 뇌척수압의 변화를 감지한다는 주장을 일축하고 있으며, 신빙성 있는 객관적 연구결과도 별로 없기 때문에 이 요법의 임상적 응용을 아직 꺼려하고 있는 실정이다.

또 하나는 **바이오피드백 요법**이다. 우리 몸의 신경은 내 의지대로 움직일 수 있느냐 없느냐에 따라 두 가지로 나눈다. 하나는 손으로 물건을 집듯이 마음대로 팔다리를 움직이는 체신경(감각·운동신경 포함)이고, 또 하나는 맥박이나 체온처럼 내 뜻과는 상관없이 스스로 움직이는 자율신경(교감·부교감 신경 포함)이다. 동양권에서는 고도의 의식 집중 수련을 통해 자신의 체온이나 맥박을 조절할 수 있다고 알려져 왔지만, 서양에선 심장박동, 소화기 운동, 혈압, 뇌파, 근육의 긴장도 등을 자기 마음대로 조절할 수 있다고 믿는 의학자는 거의 없었다.

그러나 1960년대 후반 미국의 브라운과 그린 박사는 명상 전문가가 뇌파를 자기 마음대로 조절하는 것을 목격하고, 생체에서 나오는 신호를 다시 생체에 입력해 연습하면 통제할 수 없다고 생각했던 신경도 통제할 수 있다고 생각하게 됐다.

여기서 비롯된 게 '바이오피드백(생체 되먹임) 요법'이다. 예를 들어, 항문괄약근에 작은 전극을 꽂아두면 괄약근의 움직임이 소리나 불빛 등의 신호로 표시된다.

항문괄약근은 사람이 마음대로 움직이거나 통제할 수 없는 근육이지만, 요실금 환자 등이 소리나 불빛 신호 등을 보면서 이 근육을 통제하는 훈련을 하다 보면 나중엔 어느 정도 마음대로 근육을 움직일 수 있게 돼 요실금을 치료한다는 원리다.

바이오피드백 요법은 현재 만성 통증, 긴장성 두통, 편두통, 악관절통, 스트레스, 불면증, 불안증, 위산과다증, 소화기 궤양, 신경성 장 증후군, 연하

곤란, 이명(耳鳴), 눈꺼풀 떨림, 뇌성 마비, 간질, 천식, 레이노씨 병, 심장 질환, 고혈압, 요실금, 집중력 저하증, 활동 항진증, 근육 재훈련, 자세 교정, 척추 만곡증 등의 치료에 널리 이용되고 있다. 여기서 '치료'라 함은 완치를 뜻하는 게 아니라, 증상의 완화나 호전을 뜻한다.

또 바이오피드백 요법에 필요한 기기는 다양하게 개발돼 있으며, 이를 환자 치료에 이용하는 의사들도 많다. 바이오피드백 요법의 궁극적인 목표는 기계의 도움 없이 환자 자신이 언제 어디서나 스스로 증상을 통제할 수 있도록 만들어 주는 것이다. 이 요법은 대개 1주일에 1회 정도씩 12~20회 정도 훈련해야 효과를 볼 수 있다.

또 다른 요법으로 **응용운동요법**(Applied Kinesiology)의 창시자는 미국 디트로이트에 있는 조지 굿하트라는 카이로프라틱 의사다. 그는 1964년, 뼈에 이상이 없는데도 비정상적인 자세를 취하는 사람은 때때로 근육에 기능성 장애가 있다는 사실을 발견했다. 한 배달 소년이 어느 날 자기 사무실에 찾아왔을 때 등 뒤 '날개뼈'가 튀어나와 있는 것을 보고, 이 뼈를 덮고 있는 근육의 부착 부위에 지압을 가했다. 그러자 즉각 반응이 나타나 그 소년의 날개뼈는 정상 위치로 되돌아갔다. 이처럼 근육에 이상이 있는 환자는 여러 가지 신경자극이나 마사지, 골격교정술 등으로 근육 장해를 복원할 수 있다는 것을 확인한 것이다. 응용운동요법은 신체의 비정상적 자세가 많은 병의 근원이며 호르몬, 혈액, 신경, 임파액 등이 공동으로 근육을 내장과 연계시킨다는 이론이다. 또 특정 근육은 특정 장기의 기능과 밀접하게 얽혀 있다고 전제한다. 예를 들면, 어깨의 삼각근은 폐와 관계가 있고, 간은 가슴의 흉근과 부신피질 호르몬의 분비는 허리나 다리 근육과 상관관계가 있다고 본다. 응용운동요법사들은 어떤 근육이 약한 반응을 보일 때 그 원인은 근육 자체가 아니라 그 뒤에 숨어 있는 다른 이상 때문이며, 이 근육의 강약 반응을 관찰함으로써 여러 형태의 알레르기, 결핍증, 중독 상태, 음식에 대한 민감성 등도 진단할 수 있다. 예를 들어, 환자의 한쪽 팔을 앞으로 뻗고, 손바닥은 아래쪽을 향하게 한 다음 이 환자의 팔목을 획 아래로 밀어서, 이때 치료사가 느끼는 저항의 정도가 환자의 기본값이 된다. 다음 단계로 환자에게 어떤 음식물을 입에 넣고 씹게 하면서 다시 환자의 팔을 획 아래로 밀어 내린다. 만일 환자가 그 음식물에 민감하다면 팔 근육의 저항력이 떨어진다는 것이다.

응용운동요법은 자세의 균형을 복원해주고, 보행 장해를 교정하며, 관절운동을 유연하게 해주고, 퇴행성 변화의 진행을 조기 예방하며, 내분비계·면역계·소화기계, 그리고 기타 장기의 기능을 향상시켜 주는 것을 목표로 삼는다. 그러나 이 요법은 고도로 전문화된 분야이고 또 복잡한 검사 결과를 제대로 해석할 수 있어야 치료도 바르게 할 수 있으므로, 반드시 자격증도 있고 숙련된 전문가를 찾아가야 한다.

응용근신경학은 환자의 근육에서 나오는 의미 있는 징후를 감지하기 위해 환자를 만지고 관찰하여 질병을 진단하고 치료하는 방법이다. 이 방법을 이용하면 암이 '자발적으로 회복'되는 것을 관찰할 수 있다는 주장이 지속적으로 제기되었으나, 미국 암협회에 따르면 "현재 과학적 출처는 응용근신경학이 암 또는 다른 질병을 진단 또는 치료할 수 있다는 주장을 지지하지 않는다."라고 밝혔다.

응용근신경학(Applied kinesiology, AK)은 근육의 반응을 매개로 해서 진단하고 치료하는 대체의학이다. AK, 즉 응용근신경학을 이용해서 치료하는 의사들은 이 치료법이 인체의 기능적인 상태를 정확하게 알려준다고 한다. 응용근신경학은 대체의학의 영역의 치료법이고, 인체의 움직임에 대한 과학적인 연구를 하는 운동학(kinesiology)과는 다르다. 응용근신경학은 글자 그대로의 의미로는 응용운동학이 맞지만, 이 치료학문의 내용을 보면 근육의 반응이 뇌를 비롯한 신경계에 연결되어 있고, 근육의 반응이라는 것이 뇌를 비롯한 신경계의 역동적인 변화를 보여주는 것이기 때문에 응용근신경학으로 번역하였다.

일부의 정통의학에서는 AK의 이론적, 경험적인 근거에 대해서 비과학적이라고 비판하고 있으며, 의학단체에서는 알레르기의 진단에 이 진단법을 쓰지 말도록 권고하고 있다.

응용근신경학은 조지 굿하트는 카이로프랙틱 의사로서 1964년에 응용근신경학을 창시하였고 다른 카이로프라틱 의사, 의사, 치과의사들에게 응용근신경학을 가르치기 시작하였다. 굿하트의 제자들은 1973년에 학회를 결성하고 그 이름을 국제응용근신경학회 'The International College of Applied Kinesiology'(ICAK)라고 하였다. 1975년에 회칙이 만들어지고 1976년에는 응용근신경학 전문의(Dipomate)제도가 만들어졌다.

처음에는 카이로프라틱 의사들이 이 치료법을 사용하다가 점차 의사, 치과의사, 정골의사(osteopathic doctor) 등의 다양한 분야의 의료인들이 이 치료법으로 환자를 치료하고 있다. 2003년도 통계에 의하면 미국에서는 10번째로 가장 많이 사용되는 카이로프라틱 치료법 중의 하나가 되었고, 37.6%의 카이로프라틱 의사가 치료에 이용하며 환자의 12.9%가 이 치료를 받았다고 한다. 그리고 이 치료법은 의사, 자연치료의사(naturopaths), medical doctors, 치과의사, 영양치료사 등에 의해서 이용되고 있다. 아주 초보적인 근육검사를 영양제를 판매하는 대리점을 운영하는 사람들이 오용하고 있기도 하다.

응용근신경학은 전통적인 진단법과는 다르게 근육검사를 통해서 건강의 3요소, 즉 인체의 구조적인 면, 화학적인 면, 정신적인 면을 검사해서 인체의 기능적인 문제 혹은 병적인 문제를 진단하고 치료하는 치료학문이다. 정통의학적 이론과 다른 응용근신경학의 중요한 전제는 인체의 각각 장기의 기능 이상이 특정한 근육의 약화와 관련이 있다는 것이다. 치료방법은 척추와 관절에 대한 도수치료, 가동치료, 두개천골치료, 경락치료, 영양치료, 식이 상담 등이다.

응용근신경학에서 하는 근육검사는 특정한 근육을 선택해서 환자에게 힘을 주어서 저항하라고 하고, 의사가 그 근육의 근력을 검사하는 것이다. 이 근육검사는 단순히 힘이 강한지 약한지를 검사하는 것이 아니고, 환자가 의사가 검사하는 근육검사를 3~4초간 버티는가를 보는 것이다. 환자가 3~4초간 힘을 계속 유지할 수 있으면 강한 근육이고, 그 힘을 버티지 못하면 약한 근육이다. 이런 근육검사를 하면 힘이 강한 운동선수라도 몸에 기능 이상이 있으면 약한 근육이 검사된다. 근육의 근방추라고 하는 감각수용체의 작용에 따라서 근육의 강함, 약함이 결정된다.

이러한 근육의 반응은 인체의 다양한 스트레스나 불균형에 의해서 달라진다. 약한 근육이 있다는 것은 인체가 최적의 기능상태를 유지하지 못하고, 기능 이상이나 화학적 혹은 구조적인 불균형 혹은 정신적인 스트레스 등이 있다는 것을 의미한다. 인체의 기능을 검사할 때 정상적인 근육을 지표 근육으로 삼아서 인체의 다양한 기능 이상을 검사할 수도 있다. 또는 약한 근육을 가지고 인체의 필요한 부분에 대한 기능을 검사할 수도 있다.

팔을 앞으로 쭉 뻗게 하고 환자는 저항하고 의사가 누르는 힘을 가하는 검사도 있다. 이 검사는 특정한 근육을 검사하는 것이 아니어서 구체성이 떨어진다. 정확하게 환자의 특정한 근육을 검사하기 위해서는 환자로 하여금 정확한 동작을 취하게 하고, 정확한 방향으로 근육을 검사해야 검사하고자 하는 근육을 검사하게 된다. 그렇지 못하면 인접한 다른 근육의 영향을 받기 때문에 정확한 검사가 되지 않을 수도 있다.

음식이나 영양제가 몸에 맞는가를 검사할 때 근육검사를 이용하면 편리하다. 미각이나 후각의 자극은 뇌로 전달되어 그 사람에게 도움이 되는 미각 혹은 후각 자극이 있으면 약한 근육도 강해지고, 만일 그 환자에게 해가 되는 미각, 후각 자극은 강한 근육도 약하게 한다. 이런 원리를 이용해서 음식, 영양제가 몸에 맞는가를 검사할 뿐만 아니라 독소나 인체에 해를 끼칠 수 있는 알레르기 물질 혹은 숨겨진 알레르기 음식 등을 검사할 수 있다. 국제응용근신경학회(ICAK)에서는 반대하지만, 응용근신경학을 이용해서 치료하는 많은 의사들은 영양제나 음식 등을 환자의 몸에 대고 근육검사를 통해서 진단하고 있다.

접촉검사는 응용근신경학에서 이용하는 또 다른 진단방법이다. 1970년경 Dr. Goodheart가 출생 시부터 생긴 뇌의 이상을 가진 아이를 치료하는데, 어머니의 팔꿈치를 같이 치료하게 되었다. 어머니가 아이를 안고 있으면 특정 근육이 약해지고, 아이를 옆에 뉘고 검사를 하면 강해졌다. 그래서 특정 부위에 손을 대면 근육이 강해지거나 약해진다는 것을 발견하게 되었다. 이것이 접촉검사다. 이 특정 부위에 손을 댈 때 강해지거나 약해진다는 것을 보고 진단적으로 이용하기도 하고 치료점으로 이용할 수도 있다. 이런 접촉검사를 통한 근육의 반응으로 다양한 진단 및 치료를 위한 반사점들을 알아낼 수 있었다.

과학적인 연구로는 응용근신경을 지지하는 연구논문도 있고, 응용근신경학적인 방법이 비과학적이라는 논문도 있고, 효과에 의문을 제기하거나 연구방식에 문제를 제기하기도 했다.

음식 알레르기와 그 특정 음식에 대한 항체에 관한 응용근신경학 논문이 발표되었고, 응용근신경학을 이용한 장딴지 근육의 반응과 억제 반사테크닉에 대한 이중맹검 연구를 근전도 검사를 통해서 하였으며, 검사자와 대상자 사이의 좋은 상관관계가 있었으며, 근육의 억제도 근전도에서 쉽게 기록되었다.

영양 상태를 응용근신경학으로 평가를 한 이중맹검 연구에서는 응용근 신경학적인 접근이 유의성이 별로 없고 재현성도 떨어진다고 하였다.

응용근신경학에서 사용하는 진단법이 정형학적인 근육검사와는 다르다 고 하더라도 아직 진단적 가치를 확실히 검정받지는 못했다는 연구가 있 다. 근육검사를 통해서 장기의 병이나 혹은 기능 이상을 진단한다는 것도 아직 확실히 검정되지는 않았다고 한다. 응용근신경학 연구에 한 가지 단 점은 근육검사를 통한 카이로프락틱 치료의 효과와 효능에 대한 임상적인 유용성을 논박하는 무작위 연구가 부족하다는 것이다. 또한 근육의 약화 에 대한 원인이 다양하기 때문에 무작위성 연구로 인한 결과가 잘 도출되 지 않는 제한된 면이 있다는 것이다. 응용근신경학에 대한 연구, 평가들은 미국 국립 의학도서관과 미국 국립 보건원에 수록되어 있다.

응용근신경학의 검사를 인정하지 않는 의학계에서는 응용근신경학적인 검사가 검사자의 근육 검사에 의존하는 주관적인 것이라고 평가한다. 특 히, 특정 검사를 반복했을 때 유의성이 떨어지고 검사자 간의 유의성도 결 여된다고도 하였다. 회의론자들은 내장기관과 근육과의 상관관계에 대한 과학적인 이론이 결여되었다고도 한다.

이러한 근거로 **개별복합대사요법**이 있다. '개별복합대사요법'은 미주지역에 서 대체의학의 본산지는 미국 캘리포니아주의 샌디에이고와 인접국경도시 인 멕시코의 티후아나다.

미국은 물론, 캐나다에서 활동하던 대체의학 주창자들이 50년대부터 이 곳으로 몰려들었기 때문이다. 이곳에서 대체의학은 내과적 질병에만 국한

되지 않는다. 하베 모랄레스 치과클리닉을 운영하는 모랄레스 박사는 '아 말감을 당신의 입에서 몰아내라'고 주장한다. 치과용 재료인 아말감은 절반이 수은성분으로 무려 9백mV의 전압을 발생시켜 인체의 정상전압인 4백 50mV를 교란시킨다는 것이다. 또 금이나 은을 사용하는 경우에도 합금성분인 니켈이 폐암과 후두염을 유발시킨다는 것이다. 한 걸음 더 나아가 카스틸로 클리닉의 실버 파라샤스 로히 박사는 혈액검사와 미량의 미네랄 함량을 분석하는 머리카락 검사를 통해 사람마다 다른 소재를 선택해야 한다고 주장하기도 한다. 우리식으로 해석하면 체질에 따라 맞는 치과용 소재가 다르기 때문에 체질을 분석하는 게 첫째라고 주장한다. 어쨌든 티후아나에는 순수하게 대체요법만을 사용하거나 대체요법과 현재의 의과대학에서 가르치는 정통의학적 치료법을 함께 사용하는 병원이 무려 30여 개에 이른다.

아메리칸 바이올러직스란 이 병원의 로버트 브래드퍼드 원장은 미국 스탠퍼드대 의대 교수를 지냈던 인물로 개별복합대사요법이라는 치료법으로 유명하다.

샌디에이고에 있는 브래드퍼드 검사연구소에서 CT나 MRI 등 각종 첨단 진단장비를 사용한 검사와 머리카락 미네랄분석, 효소구조검사, 아미노산 배열검사 등 대사요법에 필요한 검사를 통해 정통의학적 치료법과 대체요법을 병행해 치료한다.

대체요법은 레트릴요법 외에 전 세계적으로 유일하게 **알로베스요법**을 사용한다. 알로베스란 그리스 전통의 식물추출물 복합체, 다시 말해 그리스식 탕약이다. 그 밖에 암과 관련된 임파선계통에 작용하는 성장호르몬(네이한스세포)요법, 남미산 약초추출물을 사용하는 허벌복합체요법·효소요법, 환자의 혈액을 채취해 특수하게 배양한 후 다시 주사하는 자가면역 백신요법, 상어연골 주사·스쿠알렌 투여 등 다양한 요법들을 채택하고 있다.

식사도 물론 저염식·저지방식으로 야채 위주이고, 커피 관장은 아니지만, 숙변 제거를 위해 관장도 실시한다. 이 지역에서 유일한 한국인 의사도 있다. 70년대 후반 한국에서 합기도를 보급하면서 활법치료를 하던 리처드 박으로 골격을 교정하는 정골요법과 침구치료를 전담하고 있다.

암을 비롯한 각종 경화증·자율신경실조증·다운증후군·심장 및 혈액순환장애·만성피로증후군·뇌성마비 환자들이 주요 치료대상이다. 미국 카이로프라틱 협회에 따르면 2003년에 응용근신경학은 미국에서 10번째로 많이 사용되는 카이로프라틱 치료 중의 하나라고 하였고, 37.6%의 카이로프라틱 의사들이 이 치료법을 이용하며, 12.9%의 환자가 이 치료를 받았다고 한다. '카이로프라틱 치료를 할 때, 영양처방을 이용할 때 혹은 림프 반사점과 혈관반사점을 이용할 때, 그리고 근육검사로 진단을 할 때' 응용근신경학을 이용한다고 하였다.

이와 유사한 치료법으로는 기존의 **카이로프라틱**으로 많은 질병을 치료하기 위해 척추를 지압하는 방법이다. 미국 암협회에 따르면 "현재 과학적 증거는 카이로프라틱의 치료가 암이나 삶을 위협하는 다른 질병을 치료한다는 주장을 지지하지 않는다."라고 밝혔다.

또한, **시아추**라는 방법도 이와 비슷한 방법으로 손이나 손바닥을 압박하거나 스트레칭시키는 등의 마사지 기술을 이용하는 것 등을 다루는 대체의학 중 하나이다. 영국 암연구소에 따르면 "시아추가 암을 비롯한 여타 질병을 예방 또는 치료한다는 것을 증명할 과학적 근거가 없다."라고 밝혔다.

3. 암 치료가 된다는 식품요법들

🔖 아래는 모든 암 치료에 좋다는 식품들로 미국 암협회에 따르면 현재 과학적 증거로 암을 치료하는 데 효과적이라는 주장을 지지하지 않는다고 밝힌 음식이나 식물들이다. 그러므로 아래 열거되는 모든 음식은 단순히 음식으로 봐야 할 것이다. 또한, 식물들을 단순히 좋다는 속설만을 가지고 과신하는 것은 매우 위험한 치료법이다. 아래 열거되는 식품으로 암을 고치려 하는 우를 범하지 않길 바란다.

✚ **슈퍼푸드** ‖ 건강에 도움이 되는 성질을 띤 특정 음식을 일컫는 마케팅 용어이다. 영국 암연구소는 슈퍼푸드가 종종 암과 같은 질병을 예방하거나 치유한다는 것으로 판촉된 경우가 있다는 것을 지적하고 이를 경고했다. 소위 '슈퍼푸드'라는 것이 암 발병률을 떨어뜨린다는 말을 믿으면 안 된다. 그런 음식들은 일반적으로 건강하고 잘 짜여진 식이를 대체하지 못한다. 그러나 평소 먹지 않던 음식이 체질을 변화시키고 건강을 회복시키는 경우는 많다. 과신은 금물이어도 항암 치료에 결코 나쁘지는 않다는 것이 대체적인 의견이다. 대표적인 푸드가 아사이베리다. 최근 들어 쵸크베리, 블루베리 등 각종 베리류가 다 슈퍼푸드의 대표적인 식품들이다.

✚ **곰부차(또는 블랙 코호시)** ‖ 구전을 통해 건강에 좋다고 소문이 난 화훼에서 추출한 식품 보조제이다. 영국 암연구소에 따르면 "현재 과학적 증거는 블랙 코호시가 암을 예방하거나 치료하는 데 효과가 있다는 주장을 지지하지 않는다."라고 밝혔다.

아주 오랜 옛날부터 러시아와 중국, 그리고 일본에 이르기까지 동양에 있는 나라에서 민간요법으로 집에서 직접 만든 곰부차를 이용하여 왔다. 곰부차는 여러 나라에서 '일본의 어머니', '영웅 버섯', '장수의 버섯' 또는 '기적의 버섯' 등과 같은 이름으로 각각 다르게 불렸다. 독일에서는 곰부차라는 이름이 일반적으로 사용되었지만, '차버섯'이란 이름도 있었는데, 이름은 곰부차의 제조방법과 이용에 대한 것을 암시하고 있다.

중국에서는 약 2200년 이전부터 불로장생을 위해서 곰부차가 이용되었다고 한다. 스탈린도 곰부차를 애용하였다고 하고, 미국의 전 대통령인 로널드 레이건도 일본인들로부터 곰부차를 받아 마셔서 그가 앓고 있던 암을 억제할 수 있었다고 한다.

곰부차의 효능에 대한 또 다른 증거는 알렉산더 솔제니친의 『암 병동』과 『오른손』, 그리고 자신의 자서전과 같은 작품에 잘 나타나 있다. 그는 감옥에서 폐와 간, 그리고 장 등에까지도 전이된 절망적인 위암에 걸렸었지만, 자작나무 잎으로 만든 차에 발효시킨 곰부차로 위암을 기적과 같이 완전히 퇴치한 사실에 대해서 그는 상세하게 말한 바 있다. 『암병동』에서는 암에 걸린 모스크바의 병원의 한 병실에 암에 걸린 고위급 인사들과 그가 검사를 받기 위해서 함께 입원해 있었던 장면과 '기적의 버섯'을 얻기 위해서 그들이 가지고 있었던 전 재산을 내놓으려고 했던 것에 대해서 상세하게 묘사하고 있다.

우리는 현재 자연에 가까운 치료방법에 대해서 더 많은 관심을 가지고 있고, 자연 치료제와 자연식품을 선호하며 공장에서 생산된 완제품을 멀리하려는 풍조가 있음을 알 수 있다. 이러한 풍조가 건강 음료인 곰부차가 왜 그토록 사람들로부터 애용되고 관심을 받는가에 대한 여러 이유 가운데 하나일 수도 있다. 효모와 박테리아의 공생체는 아주 오랜 옛날부터 건강을 유지하기 위한 발효 음료와 식품을 생산하기 위해서 이용되었다. 곰부차는 서로 가까운 효모와 박테리아로 이루어진 공생체의 일종이다. 곰부차는 독일뿐만 아니라, 여러 다른 나라의 많은 사람들로부터 모든 질병을 고치기 위한 자가 약품으로 이용되고 있다.

미국 암협회에 따르면 "현재 과학적 증거는, 곰부차가 건강을 증진하며 어떤 질병이든 예방한다는 주장을 지지하지 않으며, 암이나 다른 질병에도 작용하지 않는다. 곰부차를 마시는 것과 심각한 부작용이 나타나는 것, 때때로의 사망이 곰부차를 마시는 것과 연관되어 있다."라고 밝혔다.

✚ **알로에** ‖ 아프리카 원산의 다육식물종 중 하나이다. 영국 암연구소에 따르면 알로에를 농축해 놓은 것으로 만든 T-UP이라는 것이 암을 치료한다고 광고된 바 있는데, 이것이 잠재적으로 위험할 수 있다고 밝혔다.

알로에(aloe)는 크산토로이아과의 여러해살이 다육식물로 앨로, 노회(蘆薈), 나무노회라고도 하는데, 노회는 알로에의 '로에'를 음차(音借)한 것이다. 중동, 마다가스카르, 아프리카 남부가 원산지로 약 200여 종류가 있다. 이집트·그리스·로마에서는 기원전부터 재배되고 있었다고 한다. 실생 또는 꺾꽂이로 번식하며 소형종은 분재된다. 남북아메리카, 유럽에서는 알로에베라로도 알려진 바베이도스 알로에를 재배하는데, 이 종류들은 흔히 볼 수 있는 원예식물이기도 하다.

잎을 가로로 잘라 그 단면을 밑으로 기울이면 노란색의 즙이 방울져 떨어진다. 이 즙을 모아 햇빛이나 불로 농축시켜 얻은 황갈색·적갈색·검은색의 건조 원액을 앨로라고 하며 약용으로 이용한다. 여기에는 안트론글리코시드인 앨로인, 안트라퀴논에 속하는 앨로에모딘의 글리코시드, 수지(樹脂) 등이 함유되어 있어서 하제(下劑)로 변비에 쓰이며, 통경제(通經劑)에도 배합된다. 소량을 사용하면 강장제가 된다.

한국에서도 널리 재배되며 민간약으로 이용되는 알로에 잎의 즙은 위장병·천식에 내복하거나 베인 상처, 화상, 터지거나 튼 곳에 외용된다. 진노회는 유럽에서 예로부터 이용되었다.

항염증 작용을 하며 껍질을 제외한 겔보다는 껍질을 포함한 경우 그 효능이 더 크다고 한다. 항알레르기 작용을 한다고 널리 알려져 있다.

✚ **천심련** ‖ 아유르베다에서 쓰는 허브이다. 이것이 암을 예방하고 치료하는 식이 보조제로서 판촉되었다. 이 약재가 '몇몇' 적응증에 유용하게 쓰일 수 있다는 증거가 있지만, 메모리얼 슬론-케터링 암센터는 이 허브가 암을 예방 또는 치료할 수 있다는 증거가 없다고 밝혔다.

칠레(Chile)의 생화학자 Juan Hancke는 천심련을 가지고 감기 치료를 연구하던 중 우연히 천심련의 항염효과와 인체 내의 면역기능을 조절해준다는 것을 발견하였다. 또 천심련이 혈압도 내려주고 심장의 기능을 향상시켜준다는 것도 발견하였다.

그는 천심련 속에서 안드로그라폴라이드(Andrographolide)와 14-데옥시안드로그라폴라이드(14-Deoxyandrographolide), 네오안드로그라폴라이드(Neoandrographolide)를 추출하여 혼합해서 프락신(Practin)이라는 혼합물을 만들어 특허까지 받았다.

요즘엔 Practin Patch를 만들어 시중에서 팔고 있는데, 독성이 없는 천연항염제로서 미국과 캐나다에서 관절염 치료에 인기를 끌고 있다. 관절염이 있는 사람들이 아스피린과 티레놀, 아드빌 등 합성 약제를 복용하고 위장출혈이 생겨 미국과 캐나다에서만 일 년에 2만 5천 명씩이나 죽어가고 있는 것을 볼 때, 부작용이 전혀 없는 천심련은 관절염 환자들에게 구세주나 마찬가지이다. 천심련은 쥐꼬리망초과(Acanthaceae)의 일년생 초목으로 열대 아시아 지역의 들판이나 숲 속에서 자라며, 약재로서 재배도 되는데, 그늘지고 수분이 충분한 곳에서 잘 자란다. 키는 0.3~1.0m, 줄기는 진한 녹색으로 굵기 2~6mm이며, 잎은 길이 8cm, 폭 2.5cm의 버들잎 모양으로 뾰족하고, 꽃은 흰색 또는 연분홍빛 꽃잎에 자색 반점이 있다.

잎, 뿌리를 포함한 식물체 전체를 약재로 사용한다. 이 식물체의 모든 부분이 맛이 극히 쓰므로 'Maha-tita'(King of bitters)라고 알려져 있으며, 님 나무보다 크기는 훨씬 작지만, 모양이 비슷하고 쓴맛으로 인해 'bhui-neem'이라고도 불린다. 안드로그라피스(Andrographis) 속의 28종의 식물 중에서 몇 종만이 약성을 지니고 있는데, 그중 이 천심련이 가장 잘 알려져 있다. 그 유명한 인도의 아유르베다에 의하면 이 식물은 쓰고 매우며 차가운 성질이 있고, 하제, 외상 치료, 해열, 항염, 소화, 구충 등에 사용한다.

인도 벵갈 지방에서는 집에서 아이들이 배가 아플 때 천심련 잎을 따서 만든 약을 먹이는데 그 약을 '알뤼'라고 한다. 천심련의 주요성분은 안드로그라폴라이드(andrographolide)이며, 안드로그라피사이드(androgrhphi-side), 안드로파노사이드(andropanoside), 안드로그라핀(andrographin), 파니콜린(panicolin) 등이 있는데, 줄기보다는 잎에 많이 함유되어 있다.

이들 성분은 간 보호기능이 큰 것으로 밝혀져 천심련은 현대의학에서는 간 질환, 황달, 숙취 후 기능성 음료 등에 많이 사용되고 있으며, 당뇨 및 고혈압, 류마티스 관절염, 뇌신경 보호, 항암효과에 대해서도 많은 자료가 나와 있다.

식물 전체가 항염제, 항암제로 이루어져 있는 매우 귀중한 식물이라도 전해진다.

✦ **남가새과 상록관목**(학명 Larrea tridentata) ‖ 암 치료에 좋다고 판매된 식품이다.

✦ **에키나시아** ‖ 데이지과에 속하는 초본 식물군 화훼 중 하나이다. 이것은 암에 대항하는 데 도움이 된다고 판촉된 허브 보조제 중 하나인데, 영국 암연구소에 따르면 "에키나시아가 어떤 식으로든 암을 치료, 예방한다는 과학적 증거가 없다."라고 밝혔다. 또한 영국 의약품건강관리제품 규제청(이하 MHRA)은 감기 증상의 보조요법제로 사용되는 '에키나시아(Echinacea) 성분함유 경구제제'에 대해 중증 알레르기 유발 가능성이 있으므로 12세 미만 소아에게 사용을 금지하도록 제품라벨 변경을 권고했다.

✦ **당영양소**(글리코영양소) ‖ 식물에서 추출한 설탕의 아종으로서 Mannatech 사가 앰브로토스라는 상품명으로 가장 많이 홍보했다. 메모리얼 슬론-케터링 암센터에 따르면, 이러한 제품은 세포 건강 및 면역계를 증강시키는 것으로 '암 환자에게 과대광고'되었으며, "이러한 주장이 빈약하다는 것을 지지할 강력한 증거가 있다."라고 밝혔다. 특허청 관계자는 이 제품에 대해 "매나테크 사에서 특허 신청한 글리코 영양소인 앰브로토스 제품은 일반적인 식이 보조제에 불과하다."라고 말했다.

✦ **히드라스티스** ‖ 암을 포함한 다양한 질병에 효과가 있다고 판촉된 미나리아재비과 허브이다. 미국 암협회에 따르면 "현재 과학적 증거는 히드라스티스가 암이나 기타 질환에 효과적이라는 주장을 지지하지 않는다. 히드라스티스는 독성 부작용도 있고, 고농도로 섭취하면 사망에 이를 수 있다."라고 밝혔다.

✚ 고투 콜라(Gotu kola) ‖ 아시아 및 아프리카 원산의 늪지 식물이다. 이것으로 만든 보조제가 암 치료제로 판촉되었다.

✚ 포도 ‖ 인기 있는 과일이다. 포도를 먹으면 암을 예방하거나 치료하는 데 도움이 된다는 근거는 매우 희박하다. '포도 다이어트'를 지지했던 Johanna Brandt(1876~1964)가 항암효과가 있다고 주장했고, 이후에는 포도 씨즙이 더욱 그렇다고 했다. 미국 암협회에 따르면 "레드 와인을 마시는 것이나 포도를 먹는 것 또는 포도 식이에 따르는 것이 암을 예방하거나 치료할 수 있다는 신뢰할 수 있는 과학적 증거가 매우 빈약하다."라고 밝혔다.

✚ 차가버섯 ‖ 차가버섯은 16세기부터 러시아와 시베리아에서 사람들이 민간요법으로 써 왔다. 메모리얼 슬론-케터링 암센터에 따르면 "차가버섯의 안전성 검증 및 암·심혈관 질환·당뇨병에 대한 효능 검증을 위한 임상시험이 시행되지 않았다."라고 밝혔다. 이 암센터는 버섯 추출물이 다른 약제와 상호작용할 수 있음을 경고했다.

✚ 주스 요법 ‖ 생과일 및 야채로 만든 주스를 마시는 요법이다. 이 요법을 시행하면 노화 방지나 암을 치유하는 등의 다양한 이득이 있다고 주장하는 사람들이 있었는데, 농축 과즙과 야채즙을 포함한 식이 보조제 브랜드이다. 2009년 10월, 메모리얼 슬론-케터링 암센터의 통합 의학 회장인 Barrie R. Cassileth 의사는 Juice Plus에 대해 "암 환자에게 항산화 효과에 대한 과장광고를 했다."라고 했다. 이 사람은 환자들은 보조제를 섭취하면 안 되는데, 왜냐하면 환자들이 화학요법을 받고 있기 때문이며, 과일 및 야채 섭취도 상담을 받아야 한다고 말했다.

✚ **망고스틴** ‖ XanGo Juice 같은 상품명으로 슈퍼프루트의 딱지를 붙여 판촉한 동남아시아 원산의 과일이며 다양한 질병을 치료할 수 있다고 판촉되었다.

✚ **Seasilver** ‖ 주성분이 식물 추출물인 두 미국 회사에서 판촉한 비싼 식이 보조제이다. 이 회사들은 효능에 대한 심각한 과장 광고를 했기 때문에 미 정부는 사업주를 기소하고 벌금을 부과했다. 메모리얼 슬론–케터링 암센터에 따르면 "이 비싼 제품의 효능을 증명한 연구는 없었다."라고 밝혔다.

✚ **고양이풀** ‖ 미 중·남부에서 관찰할 수 있는 열대 우림의 울창한 덩굴식물이다. 이것이 암이나 다른 질환의 치료제로 판촉되었다.
고양이풀은 그 효과의 정도가 밝혀지지 않았지만, 매우 심각한 부작용과 연관되어 있다."라고 밝혔다.

✚ **개밀** ‖ 밀로 만든 식품이다. '개밀이 암에 좋다'고 지지하는 사람들이 암 종양을 '오그라들게'한다고 주장하지만, 미국 암협회는 "현재 과학적 출처는 개밀이나 개밀 식이가 질병을 예방 또는 치료할 수 있다는 주장을 지지하지 않는다."라고 밝혔다.

✚ **삼채**(알리움후커리) ‖ 삼채 작물은 종자를 미얀마의 쥬밋(jumyint, juumyit)이라는 뿌리채소를 국내에 들여오면서 국내에 통용될 작물명을 갖기 위해 삼채라 하였다. 삼채의 작명은 세 가지 맛(단맛, 쓴맛, 매운맛)이 난다 하여 지어졌다. 삼채는 미얀마에서 쥬밋이라고 불리고 쁜따야라는

지방에서 많이 생산한다. 해발 700~1,000m에서 생산되며 자원이 없는 뻰따야 지방의 효자 상품으로 인정받고 있다. 인도에서는 임팔(Imphal)에서 많이 재배된다. 중국의 서남쪽에서도 재배된다. 고대 중국인들은 3천 년 전부터 식용과 약용으로 사용하였다. 로마인들은 화상 등의 약초로 사용하였으며 유럽에서는 고급음식 재료로 사용되고 있음 고품격 야채로 사용하였다.

4. 암을 고친다는 약물요법들

✚ **킬레이트요법**은 '킬레이트'라 함은 혈액에서 독성 물질과 신진대사 노폐물을 제거하는 것을 말한다. 원래 '킬레(chele)'라는 단어는 그리스어의 '집게발(게의 큰 발)'에서 나왔다. 'EDTA'라는 아미노산 복합체는 납, 철, 구리, 칼슘, 마그네슘, 아연, 플루토늄, 망간 같은 양전자(陽電子)를 띤 물질과 접촉, 집게발로 집듯 콩팥에서 걸러 몸 밖으로 내보낸다. 이를 '킬레이트 작용'이라 한다.

EDTA는 1930년 처음 합성된 이래 어린이의 생명을 위협하는 납중독 등 기타 중금속 중독 치료에 효과적으로 이용되고 있으며, 요즘은 동맥경화 등 혈액순환 장애의 치료로 각광받고 있다. 약 40년 전 의사들은 실험용 토끼에 고지방, 고콜레스테롤 음식을 장기간 먹여 동맥 경화를 일으킨 뒤 EDTA를 주사하자 플라크가 녹는 것을 확인했으며, 그 이후 동맥경화 등의 치료에 EDTA를 사용하기 시작했다. EDTA가 혈액 순환과 관계있는 여러 질환의 치료에 효과가 있다는 연구는 매우 많다. 1989년 발표된 연구결과에 따르면, 약 10회의 킬레이트 치료로 실험 대상 88%의 뇌혈관과 말초 혈관 혈액량이 향상됐다.

심장 부정맥이 호전되고, 건망증 환자의 기억력이 향상되고, 혈관 질환으로 인한 시력감퇴가 호전되고, 말초 혈관 경색으로 인한 통증 때문에 걷지 못하던 환자가 잘 걸을 수 있게 되고, 암 환자의 사망률이 낮아지고, 뱀이나 거미의 독을 제거해 준다는 보고도 잇따랐다.

킬레이트 전문의사들은 킬레이트요법으로 심장혈관 수술을 대체할 수 있다고 주장하고 있다. 또 체내 산소 대사과정의 최종 산물인 '산소 유리기 (free radical)'는 구리 등 금속과 결합하면서 몸에 해를 끼치는데, 킬레이트 요법은 금속을 제거하므로 산소 유리기 때문에 생기는 각종 암, 만성 성인병, 만성 피로증후군, 퇴행성 변화 등의 예방과 증상 호전에 도움이 된다고 주장한다.

그러나 미국에선 1,000여 명의 전문의사들이 킬레이트요법을 시행하고 있지만, 납 등 중금속 중독증 외에는 식약청(FDA)의 인정을 아직 받지 못하고 있다. 미국 국립보건원(NIH)이나 의사협회(AMA)도 킬레이트요법은 완전히 입증되지 않았고, 효과도 애매하며, 위험성도 내포하고 있고, 비용도 많이 든다는 이유로 공식적인 수용을 주저하고 있다.

✚ 엔자임(enzyme·효소)요법은 '엔자임(enzyme·효소)'이란 체내의 여러 가지 생물학적, 화학적 반응에서 촉매작용을 하는 단백질로서, 음식물의 소화에 가장 중요한 역할을 담당한다. 단백질, 지방, 탄수화물 등 음식물을 분해하는 효소는 22가지인데, 가장 중요한 효소들은 대개 췌장에서 만들어진다. 만약 췌장에서 효소들이 충분히 생성되지 못하면 영양소 흡수가 불

가능해지며, 이런 경우에는 외부로부터의 효소를 추가로 투여해야 한다. 이때 투여하는 효소는 췌장 효소와 식물성 효소 두 가지로, 식물성 효소는 소화기 계통의 기능을, 췌장효소는 소화기 기능과 면역기능 두 가지를 모두 강화하는 작용을 한다. 오래전부터 정통의학에서도 췌장 질환이나 유당(乳糖) 불내성(우유 등을 소화 시키지 못함) 등으로 소화기능 장애가 있는 경우엔 효소를 보충해 주는 치료법을 사용하고 있다. '엔자임요법'은 소화 장애뿐 아니라, 건강의 증진이나 만성병 치료에도 효소를 투여한다는 점이 정통의학의 효소 치료와 다른 점이다.

1902년 영국의 태생학자 존 비어드가 췌장 추출물을 주사해 암 환자를 치료했다는 기록을 필두로, 후에 독일의 막스 월프와 칼 란스버거가 다발성 경화증, 암, 바이러스 감염을 효소로 치료했다는 보고가 있다. 역사적으로는 식물효소보다 췌장효소를 먼저 이용했다. 췌장효소는 바이러스의 표면 단백질을 소화함으로써, 체내의 자연적인 방어기제를 활성화시키는 것이다. 따라서 바이러스 감염, 폐렴, 치염, 스포츠 손상, 관절염, 다발성 경화증에는 물론 최근에는 암, 에이즈의 치료에도 이용되고 있다. 한편, 췌장효소는 위(胃)에 있는 것이 아니므로 위장 내에서의 소화과정에는 참여하지 않는다. 그러나 과일, 야채, 견과류, 씨 등에 들어 있는 식물성 효소는 음식물이 위 안에 있는 동안에도 작용하여, 그것이 잘 소화될 수 있도록 돕는다. 말하자면, 음식이 십이지장으로 내려갈 때면 이미 췌장효소가 쉽게 소화시킬 수 있게끔 준비해 놓는 셈이다. 식물효소는 소화기 질환, 인두통, 계절성 알레르기, 궤양, 칸디다증 등의 치료에 사용되고, 건강한 사람의 건강 증진에도 이용된다. 섬유질을 분해하는 소화효소 셀룰라아제는 인체 내에서는 생산이 안 되므로 채식을 통해서만 섭취가 가능하다.

앞으로 엔자임요법이 세계적으로 특히 만성 성인병에 더 광범위하게 사용

될 전망이지만, 이에 대한 모든 의학자들의 의견이 일치되기까지는 더 많은 연구가 뒷받침되어야 할 것이다

✚ 레트릴요법이란 창설자인 어네스토 콘트레라스, 아들인 프란시스코 콘트레라스, 그리고 손자까지 3대에 걸친 콘트레라스 가문이 운영하는 오아시스병원은 '콘트레라스 대사요법센터'로 더 많이 알려져 있다.

대사요법이란 말 그대로 인체 내부에서 자동적으로 이뤄져야 하는 신진대사현상의 부조화에서 병이 발생하기 때문에 전신에 걸친 신진대사작용을 활성화시키면 모든 병이 저절로 치료된다는 철학을 바탕으로 한 치료법이다. 각종 난치병은 물론, 심지어 암까지도 신진대사활동에 중요한 역할을 담당하는 비타민을 충분히, 그리고 효과적으로 공급해주는 것이 대사요법의 핵심이다.

대사요법의 선두주자인 오아시스병원은 대사요법 중에서도 '레트릴요법 전문'이라는 별명으로 대체의학계에 알려져 있다. 레트릴(Laetril)이란 아미그다린이라고 불리는 비타민 B17을 정맥주사용으로 결정화시킨 것이다.

오아시스병원은 암 환자를 치료하는 데 다량의 레트릴과 비타민 C를 정맥주사하고, 비타민 E도 투여한다. 그런가 하면 결핵 예방용 백신인 BCG를 접종한다. 몸속에서 결핵균에 대한 항체가 생성되는 과정에서 부수적으로 강력한 제암 효과가 나타난다는 이론을 실제 임상에 사용하고 있는 것이다. 그 밖에 상어연골 추출물을 복용시키거나 좌약형태로 투여하고, 레바미솔이라는 면역기능 강화제를 사용한다. 동물실험에서 면역기능 강화 효과가 입증된 레바미솔의 경우 정통의학에서는 효능에 대한 완전한 검증이 끝나지 않아 일부 의사들만 항암제 투여 때 함께 사용하기도 하는 약이다. 또 레트릴 식사법이라는 식사요법을 병행하는데 거슨요법처럼 엄

격하지는 않지만, 소금이나 동물성 지방, 그리고 일체의 가공식품을 배제하고 있다. 필요한 경우 커피 관장도 실시한다.

최근 들어 오아시스병원은 대사요법 외에도 바르부르크(Warburg)요법을 시험적으로 실시하고 있다(바르부르크는 1931년 노벨의학상을 받은 독일인 생리학자로 호흡 및 효소에 대한 뛰어난 연구 업적을 남겼다.).

✚ **바르부르크요법**은 천연약초 추출물을 배합한 캡슐을 복용시키면서 갑상샘호르몬 추출물과 인슐린을 함께 주사하는 것이 특징이다. 그러나 콘트레라스요법을 창안한 어네스토 콘트레라스 원장은 "암 환자의 치료에서 가장 중요한 것은 감성적인 치료다. 자신이 죽어가고 있다는 스트레스가 면역체계를 더욱 약화시키기 때문이다."라고 말한다. 그래서 심리요법을 전담하는 의사를 두고 있고 거의 주말마다 입원환자들은 물론 병원관계자 모두가 참여해 웃고 노래하면서 즐기는 파티를 연다. 그리고 가능하면 종교를, 그 중에도 특히 기독교를 갖기를 권한다. 종교적 신앙심이 마음을 안정시키고, 그것이 환자의 면역력을 강화시키는 데 도움이 된다고 믿기 때문이다. 이 같은 복합치료를 통해 암세포를 직접 공격하는 것이 아니라, 포위해 괴사시킨다는 논리인 바르부르크요법은 현재 식품의약국(FDA)에서 인정하고 있지는 않지만, 머지 않은 장래에 공식 인정될 것이 확실하다는 것이 콘트레라스 박사의 주장이다.

✚ **714-X요법**이란 의학적 명칭으로 '트리메틸 바이시클로 이트라민오헵탄 클로라이드'라고도 불리는 이 물질을 어떤 사람들이 암을 비롯한 많은 질병을 치료할 수 있다고 판촉한 바 있다. 그러나 저 714-X가 항암효과가 있다는 과학적 증거는 없다.

✚ **항신생물요법**이란 미국 텍사스 버진스키 clinic이 판촉한 화학요법 중 하나이다. 미국 암협회는 항신생물이 암에 유익한 효과를 준다는 증거가 없다는 것을 파악했으며, 사람들이 항신생물요법에 돈을 쓰지 말 것을 권장했다.

✚ **칸셀**(또는 프로토셀, Crocinic Acid, Entelev)**요법**이란 암을 비롯한 다양한 치료제로 판촉된 물질이며, 미국 암협회 및 메모리얼 슬론-케터링 암센터는 이것이 질병을 치료하는 데 효과적이라는 증거가 없고, 제조사가 주장하는 작용 기전이 현대과학과 불일치하기 때문에 이 물질을 사용하지 말 것을 권고했다.

✚ **세포 치료**란 암을 예방 또는 치료하기 위해 동물 또는 배아·태아의 조직을 추출해 환자에게 주입하는 것이다. 동종 이식이 몇몇 경우 의료적으로 사용되는 경우가 있는데, 이종 이식의 경우 미국 암학회에 따르면 이것의 효과성에 대한 어떠한 증거도 없으며, "실제로는 치명적일 수 있다."라고 밝혔다.

✚ **염화세슘요법**이란 가끔씩 고 pH 요법으로도 불리는 염화세슘은 암세포를 표적으로 해서 암 치료에 효과가 있다고 판촉되는 해로운 염이다. 메모리얼 슬론-케터링 암센터는 이러한 주장을 지지할 근거가 없으며, 다만 심각한 부작용이 보고되었다고 밝혔다.

✚ **착염요법**(Chelation Therapy)이란 착염 약제를 이용해 몸에 있는 금속을 제거하는 것이다. 이 요법은 중금속 중독을 제거하는 것으로 승인받은 요법이기는 한데, 이것이 암에는 효과가 없다. 미국 암협회는 "현재 과학적

증거는 이 요법이 암 같은 다른 질환에 효과적이라는 것을 지지할 근거가 없다. 이 요법은 독성이 있으며 신장 손상, 부정맥 및 죽음을 초래할 수 있다."라고 밝혔다.

✚ **콜로이드 실버**(은물)란 은 입자가 떠 있는 물로서, 암 및 다른 질병의 치료제로 판촉되었다. Quackwatch는 이 식이 보조제가 음용하기에 안전하다거나 특정 질병의 치료제로서 효과적이라는 것이 확인되지 않았다고 밝혔다.

✚ **디 벨라요법**이란 Luigi di Bella(1912~2003)가 고안한 비타민, 약, 호르몬을 섞은 칵테일이며 암 치료제로 판촉했다. 미국 암협회에 따르면 "현재 과학적 증거는 Di Bella요법이 암 치료에 효과적이라는 것을 지지하지 않는다. 이 요법엔 심각한 부작용이 있다. … 중략 …. 구역질, 구토, 설사, 혈당 증가, 저혈압, 졸음, 신경 증상을 나타낼 수 있다."라고 밝혔다.

✚ **Dimethyl sulfoxide**(또는 DMSO)**요법**이란 Dimethyl Sulfoxide(DMSO)는 종이 제조과정에서 부산물로 생기는 산업 용매로, 1960년대 이후 암 치료 대체요법으로 판촉되었다. 미국 암협회에 따르면 "현재 과학적 증거는 이 물질이 암 치료에 효과적이라는 것을 나타내지 않는다."라고 밝혔다.

✚ **황산 히드라진요법**이란 가끔씩 '로켓 연료 요법'이라고도 불리는 화학적 합성물로서, 이것이 암 치료에 효능이 있다고 지지하는 사람들이 있다. 영국 암연구소에 따르면, 황산 히드라진이 암으로 인한 체중 증가를 겪는 환자에게 효과가 있다는 증거가 있을지언정 "암을 치료하는 데 도움이 된다는 증거가 없다."라고 밝혔다.

✚ **인슐린 증강요법**(저용량 항암 화학요법)이란 이 요법을 시행하는 사람은 인슐린이 암 치료의 효과를 향상시켜 줄 것이라는 믿음을 갖고 기존의 암 치료를 받으면서 인슐린을 맞는다. Quackwatch는 "이 요법이 검증되지 않았고, 위험하며 이것이 효능이 있다고 믿을 만한 증거 없이 몇몇 소수집단이 홍보하는 수많은 요법 중 하나이다."라고 평했다. 인슐린을 충분한 고려 없이 투여한다는 것은 검증되지 않았으며 위험하다.

✚ **크레비오젠**(또는 Carcalon, creatine, substance X, or drug X, lipopolysaccharide C)요법이란 석유에서 추출한 액체이다. 미국 암협회에 따르면 "현재 과학적 증거는 크레비오젠이 암이나 다른 질환을 치료하는 데 효과적이라는 주장을 지지하지 않는다. FDA에 따르면 크레아틴은 매우 심각한 부작용과 연관되어 있다."라고 밝혔다.

✚ **리포산요법**이란 항산화제로서 이를 지지하는 사람들은 이 물질이 암의 진전을 늦춘다고 주장한다. 미국 암협회는 "이 시점에서 리포산이 암의 진전 또는 확산을 막을 수 있다는 과학적 근거는 없다."라고 밝혔다.

✚ **Miracle Mineral Supplement**(또는 MMS)요법이란 증류수에 28% 아염소산나트륨을 섞은 독성이 있는 액체인데, 이것이 암을 비롯한 다른 질병의 치료에 효과가 있다고 판촉되었다. Quackwatch는 "이 제품을 지시한 대로 사용한 경우, 인체에 심각한 해를 끼칠 수 있는 산업용 표백제를 생성한다."라고 밝혔다.

✚ **분자교정의학**(또는 메가비타민요법)이란 고용량 비타민을 투여하는 것인

데, 이를 지지하는 사람들은 이것이 암 치료에 도움이 된다고 주장한다. 의학계에서는 이러한 요법이 '그 어떤 것이 되었든 간에' 질병을 치료하는 데 효과가 있다는 증거가 없다고 보고 있다.

✚ **산소요법**(과산소 발생법, 생물–산화요법, 산화요법, 오존요법, 산소학, 산화의학)이란 과산화수소를 주사해서 산소를 포화시키거나 혹은 직장, 질, 또는 신체에 개방된 부위에 산소로 압력을 가하는 것이다. 미국 암협회에 따르면 "현재 과학적 증거는 산소를 방출하는 화학물질을 신체에 주입하는 것이 암 치료에 효과가 있다는 것을 지지하지 않다."라고 밝혔으며, 실제로 이러한 치료는 혈액의 흐름을 방해할 수 있다.

✚ **케르세틴요법**이란 암을 예방하고 치료한다고 판촉된 식이 보조제로 사용되는 식물의 염료이다. 그러나 미국 암협회에 따르면 "현재 케르세틴이 암을 예방하거나 치료한다고 믿을만한 신뢰할 수 있는 임상적 근거가 없다."라고 밝혔다.

✚ **레비시 유도 화학치료**(생물학 유도 화학치료, 레비시 암관리, 지질치료, 레비시요법)란 revici라는 사람이 고안한 치료인데 환자마다 그 처방이 다르다. 보통은 지질 알코올 및 다양한 물질을 구강으로 섭취시키거나 주사로 투여하며, 이 사람은 이것으로 암을 치료할 수 있다고 주장했다. 이 사람이 이 요법의 이름은 화학요법이라고 지었을지언정 이는 현대 화학요법과 전혀 다르다. 미국 암협회는 "현재 과학적 근거는 레비시 화학요법이 암이나 기타 질환에 효과적이라는 주장을 지지하지 않는다. 이 요법은 잠재적으로 심각한 부작용을 초래할 수 있다."라고 밝혔다.

✚ **상어 연골요법**이란 상어는 암에 걸리지 않는다는 잘못된 개념 때문에 생긴 것으로 보이는 치료 요법이다. 마요 클리닉의 연구 결과는 "진전된 암 환자에게 이 상어 연골 제품이 효과가 있다는 일말의 암시도 나타내지 못했다."라고 밝히고 있다.

✚ **탄산수소나트륨**(또는 베이킹 소다)**요법**이란 미국 암협회에 따르면 "이것이 암이나 곰팡이 감염을 치료한다는 것을 반박하는 자료도 있다. 이것을 지지하는 실질적인 증거가 있기도 하며, 이것이 암을 치유할 수 있다는 주장은 거짓이다."라고 밝혔다.

✚ **소변요법**이란 암이나 기타 질환을 치료해 보고자 자신의 소변을 마시거나 주사하거나 또는 이것으로 관장을 시행하려 하거나 오줌으로 뭔가를 만들거나 추출하려 하는 것이다. 미국 암협회에 따르면 "어떤 형태가 되었건 간에 현재 과학적 증거는 소변 또는 요소가 암 치료에 도움이 된다는 것을 지지하지 않는다."라고 밝혔다.

5. 암을 다스린다는 정신요법들

✚ **최면요법**(또는 최면치료)이란 환자를 극도의 의식집중 상태로 유도해 평소의 의지로는 조절이 불가능한 생리적 변화를 이끌어내는 것이다. 예를 들어, 최면을 통해 맥박이나 체온도 변화시킬 수 있다. 실제로 최면으로

담배를 끊었다거나 몸무게를 줄였다는 사람이 우리 주위에 꽤 많다. 최면요법은 고대 이집트나 그리스에서 승려들에 의해 사용됐다는 기록이 있으며, 아메리칸 인디언도 최면으로 통증을 치료한 흔적이 있다. 18세기 말 독일 의사 프란츠 메스머는 최면술로 다양한 신경장애를 고칠 수 있다고 주장했으나, 당시에는 그를 돌팔이로 생각하는 사람들이 많았고, 크게 보편화되지도 못했다. 19세기 말 마취 기술이 개발되기 직전엔, 최면술이 환자의 마취 수단으로 사용되기도 했다. 20세기에 들어와선 일부 정신과 의사나 심리학자들이 최면술을 사용하고 있다. 오늘날 최면술은 나름대로의 위상을 가진 하나의 전문 분야로 발전하고 있다. 대체의학 치료사들은 물론, 일부 정통 의사들까지도 각종 신체적·정서적 장애를 치료하는 데 최면술을 이용하고 있다. 미국에서는 30여 년 전에 이미 의학협회로부터 치료의 한 방법으로 공인받았다. 최면술이 어떤 기전으로 작용하는지는 정확하지 않지만, 뇌의 신경 경로를 활성화시켜 엔도르핀과 같은 천연 아편을 분비시키고, 이것이 면역계를 통해 우리의 행동, 통증에 대한 감각, 기타 다양한 주관적 증상들을 변화시키는 것으로 추정된다. 최면은 전문가에 의해 비교적 쉽게 유도되는데, 사람마다 최면에 대한 감수성이 아주 다르다. 대체로 눈을 위로 치켜뜰 때 흰자위가 많이 나타나는 사람일수록 최면에 잘 걸린다. 자신이 원하면, 그리고 최면술사를 신뢰하면 사람들의 90%는 최면에 빠질 수 있다.

최근에는 최면술을 연마하는 의료인들의 수도 부쩍 늘고 있으며, 최면 치료를 받으려는 환자의 수도 전 세계적으로 상당히 많아졌다. 불면증, 스트레스, 통증, 천식, 과민성 대장증후군, 메스꺼움과 구토, 입덧, 분만, 공포증, 강박증, 히스테리, 비만, 야뇨증, 알레르기 반응, 사마귀, 마비 환자, 마취 등에 최면요법이 이용되고 있다. 최면 상태에서 전생(前生)의 기억을 더

듬어, 숨어 있는 문제점을 찾아냄으로써 병을 고친다는 '전생요법'은 의료계에서 격론의 대상이 되기도 한다. 그러나 최면에 걸렸을 때 받은 암시가 최면에서 깨어난 후에도 계속될 수 있기 때문에 긍정적 암시는 치료에 도움이 되지만, 부정적 암시는 심신에 해가 될 수도 있으므로 최면도 제대로 하고 제대로 받아야 한다. 암 상상요법은 암을 치료할 수 있다고 상상하게 한다. 미국 암협회에 따르면 "현재 과학적 증거는 이러한 상상이 암의 발병이나 이행에 영향을 줄 수 있다는 것을 지지하지 않는다."라고 밝혔다.

✚ **기공요법** 기공이란 말에는 기(氣)에 공(功)을 들인다는 뜻이 담겨 있다. 한국 등 동양 여러 나라에선 신선술, 도인법, 토납법, 내단술 등 전통적 양생법이 수천 년 동안 전래돼 왔다. 그러나 기공이라는 용어가 보편적으로 쓰이게 된 것은 1950년대 중국에서부터다. 기공은 몸의 움직임과 호흡 조절, 정신수양을 겸한 양생법이다. 구체적으로 전신 체조와 호흡운동, 초월명상을 종합한 것이라 할 수 있다. 기공에는 보건의료를 목적으로 하는 '건강기공'과 무술 강신(強身)을 목적으로 하는 '무술기공'이 있다. 건강기공은 비교적 유연한 수련방식을 택하므로 '연기공(軟氣功)'이라 하고, 무술기공은 높은 단련 방식을 취하므로 '경기공(硬氣功)'이라 한다.

건강 기공은 다시 건강증진을 위한 '보건기공'과 질병 치료를 위한 '치료기공'으로 나눈다. 또 기공치료에는 기공 치료사가 환자의 몸에는 손을 대지 않고 자신의 기를 환자에게 발방(發放)하여 치료하는 '외기요법'과 환자의 몸에 손을 대고 직접적 자극을 주는 '수기요법'이 있다.

건강기공과 동일한 수련방식인 연기공에 포함되는 것으로 인간의 잠재 능력 또는 초능력의 개발을 목적으로 하는 경우를 특이 '능력기공' 또는 '지능기공'이라 부른다. 기공을 수련하는 구체적 방법을 공법이라고 하는

데, 과거 3,000년 동안 만들어져서 오늘날까지 전해 내려온 공법은 무려 3,000~4,000가지나 된다. 눈알을 좌우 상하로 굴리는 목공, 혀를 휘휘 놀리는 설공, 항문을 죄어 올리는 제항공, 잠자리에서 하는 상상공 등이 그 예이다. 기공이 인체에 미치는 영향으로는 교감신경 기능을 감소시키는 이완반응, 면역기능을 조절하는 신경화학 반응, 독성 노폐물을 체외로 배출해 질병에 대한 저항력을 키워 주는 기능, 신진대사의 효율성을 높여 조직 재생력을 강화해주는 기능, 뇌의 좌우 반구의 편측성을 조정하여 정신적 안정을 도모해 주는 기능, 시상하부·뇌하수체·송과선·뇌척수액의 기능 조절로 통증 완화와 감정 안정을 돕는 기능 등이 있다. 오늘날 치료기공은 흔히 소화기 질환, 천식, 관절염, 불면증, 통증, 우울증, 불안증 등에 사용되고 있으며, 심장 질환, 암, 에이즈 등의 난치병의 투병력 증진에도 시도되고 있다. 동양 전통의 양생법인 기공은 건강증진과 질병 예방뿐만 아니라 질병 치료에도 도움이 되며, 정신수양까지 겸한다는 건강기공의 장점 때문에 미국과 유럽을 비롯한 전 세계에 놀라운 속도로 보급·확산되고 있다. 내적인 생명력의 균형을 잡기 위해 부드러운 동작을 하면서 사색을 하는 상태를 유지하는 것이다. 기공을 연구한 체계적 문헌 연구는 "기공의 암 치료에 대한 효능은 엄격한 임상 시험의 증거로 보아 아직 뒷받침되지 않는다."라고 결론을 내렸다.

✚ **엔엘피**(NLP·Neuro-Linguistic Programming)**요법**은 정신요법과 영상법을 복합한 일종의 심신 기법으로 엔엘피(NLP·Neuro-Linguistic Programming) 요법이란 게 있다. 번역하면 '신경·언어학 프로그램'이다. 이것은 무슨 약이나 기계를 사용하는 게 아니라, '생각'과 '행태'와 '프로그램'이라는 세 가지 '개념'이 동원된 치료법이다. N(Neuro)은 신경이란 뜻이지만 광범위하게는

뇌·생각·사고방식 등을 다 포함하며, L(Linguistic)은 언어적 표현 또는 비언어적 영상을 다 포괄한다. 따라서 생각은 행동에 영향을 끼치고, 행동은 생각에 영향을 끼친다는 상관관계를 이용해 생각과 언행을 프로그램함으로써 심신을 원하는 방향으로 이끌어가는 치료법이 곧 NLP요법이다. 우리에게도 "말이 씨가 된다."라는 속담이 있는데, NLP요법과 같은 맥락이다. 즉, 어떤 말을 자꾸 되풀이하면 뇌 속에 깊이 입력돼 우리 몸도 그렇게 변한다는 소위 '자기성취적 예언'이 일어나는 것이다. 만성질환을 앓고 있는 많은 사람들은 "나는 이제 틀렸어.", "별 뾰족한 수가 없어." 하는 식으로 병의 회복에 대한 부정적인 시각을 갖고 있다. 그러나 잘못된 인식이나 부정적 생각은 몸속에 내재한 자연 치유력의 활성화를 저해한다.

NLP요법은 환자의 정서적·신체적 문제를 바라보는 환자 자신의 시각을 바꾸는 데 목적이 있다. NLP요법사는 증상을 설명하는 환자의 단어 하나, 구절 하나를 일일이 분석함은 물론이고, 그 말을 할 때의 환자의 표정, 몸짓, 피부색의 변화, 심지어 입술이나 눈의 습기까지 엄밀히 분석한다. 그것을 통해 환자의 사고나 심적 연상을 새롭게 디자인하고, 언어사용·행동교정·영상법 등을 이용해 부정적 인식을 긍정적 인식으로 바꾸어 놓는다.

NLP요법은 1970년대 초반 미국 캘리포니아 대학의 언어학 교수인 존 그라인더와 당시 심리학과 학생이었던 리처드 밴들러가 창시, 전 세계적으로 급속히 보급·확산되고 있다. 알레르기 질환·관절염·편두통·공포증·파킨슨병·암·에이즈 등이 이 방법으로 효과를 보거나 증상이 완화되는 것으로 알려져 있다.

침술·한약·동종요법·식이요법을 병행하면 더 좋은 임상효과가 나타날 수 있다고 주장한다.

✚ **Native American healing요법**은 토착 미국 원주민들이 시행한 샤머니즘적 의료 형태로 이들은 암을 비롯한 인간 질병을 치유할 수 있다고 주장한다. 미국 암협회는 "이러한 것들이 전반적 삶의 질은 향상시킬 수 있어도, 현재 있는 과학적 근거는 Native American healing이 암이나 기타 질병을 치유할 수 있다는 것을 지지하지 않는다."라고 밝혔다.

✚ **치료적 접촉요법**은 건강한 사람이 아픈 사람을 마사지해주면 병이 기를 통하여 낫는다는 요법, 특히 목사나 스님 등 종교지도자가 영적으로 기도를 하면서 아픈 곳을 어루만지면 치료가 된다는 치료법이다. 과학적으로 증명되거나 의료계에서 인정하지 않으나, 종교인들은 치료사례가 있다고 주장하는 치료법. 증명되지 않은 치료로 암의 치료시기를 놓쳐 사망에 이르는 사고사례도 종종 있다.

✚ **영기요법**이란 시행하는 사람이 환자에게 '에너지'를 주기 위해 환자를 쳐다보고, 치고 누르고 만지는 요법이다. 이 요법이 '환자를 편안하게 해서 전반적인 삶의 질을 향상시킨다는 몇몇 증거가 있지만, 영국 암연구소는 "영기가 암이나 기타 질병을 예방 또는 치료할 수 있다고 증명할 과학적 증거가 없다."라고 밝혔다.

✚ **믿음 치유요법**이란 종교적 의식에 참여하거나 기도 같은 영적 수단을 이용해 질병을 치료하려 하는 것을 의미한다. 미국 암협회에 따르면 "현재 과학적 증거는 믿음 치유가 실제로 육체적 질병을 치료할 수 있다는 주장을 지지하지 않는다."라고 밝혔다.

✚ **명상요법**이란 자신의 정신상태를 통달하는 것을 추구하는 방법이다. 미국 암협회는 명상이 "암 환자들의 삶의 질을 높여 줄 수는 있지만, 현재 과학적 증거는 명상이 암 또는 다른 질병을 치료하는 데 효과적이라는 주장을 뒷받침하지 않는다."라고 밝혔다.

✚ **심령 수술요법**이란 이것을 시행하는 사람이 종양 조직을 제거하는 것처럼 가장하는 마술을 이용한 사기이다. 종양 조직을 제거하는 척하는 저 물질은 보통 정육점에서 산 창자 따위의 것들이다.

✚ **항암 정신요법**이란 '암을 유발하는 성격'이 암을 유발한다고 주장하며, 따라서 이것을 심리치료로 치료할 수 있다고 보는 수법이다.

✚ **온건강**(holistic health)**요법**이란 정신적·영적 양상을 포괄하는 의학적 접근을 칭하는 포괄적 단어로서, 갖가지 대체요법과 보조제를 이용한다. 미국 암협회는 "현재 가용한 과학적 증거는 이러한 보조·대체요법을 기존의 주류 의학 및 시류에 맞지 않게 이용하는 경우, 이러한 치료가 암 또는 다른 질환에 효과적이라는 주장을 지지하지 않는다."라고 밝혔다. 마음을 다스리는 것이 결코 암 치료에 나쁘다고는 할 수 없다. 직접적인 치료 효과는 없을지라도 결코 나쁜 치료법이라고 할 수는 없다.

✚ **자연요법**이란 몸에 에너지가 있다는 신념과 현대의학에 대한 기피를 바탕으로 한 대체 의료체계이다. 일부 사람들이 이 요법이 암 및 다른 질환을 치료한다고 조장했으나, 미국 암협회는 "과학적 근거는 자연요법 치료가 암 또는 다른 질병을 치유한다는 주장을 지지하지 않는다."라고 밝혔다.

대체의학 요법 중에 가장 많은 말기암 환자들이 선택하는 방법이다. 현대 의료 방식에서 포기한 사람들이 자연으로 돌아가서 생활하는 것이다. 명확한 근거는 제시하지 못하고 있으나, 치료사례가 종종 발표되고 있다. 숲속에서 생활하는 것이 대표적이다.

6. 암을 치료한다는 전자요법들

1. 자력(磁力)요법　먼 옛날부터 자력(磁力)을 의학에 사용했던 흔적이 많다. 기원전 200년께, 희랍의 유명한 의학자 갈렌이 자석을 이용해 치료했다는 기록이 가장 오래된 것이다. 19세기 프랑스의 화학자 루이 파스퇴르가 포도주나 다른 발효 용액을 자석 옆에 놓아두었더니 더 빠른 속도로 발효되는 것을 관찰했다는 기록도 있다.

이렇듯 자석이 물질이나 생물체나 환경에 여러 가지 영향을 미친다는 보고가 상당히 많지만, 한편으론 이에 대한 반론도 만만치 않았고, 신뢰성에 대한 도전도 많았다. 자석과 자력과 자장에 대한 연구는 꾸준히 이어져 왔고, 특히 지난 30여 년간엔 매우 활발히 진행됐다.

그중 미국의 과학자 알버트 로이 데이비스의 관찰과 연구는 매우 흥미롭다. 그는 낚시를 하던 어느 날, 우연히 미끼인 지렁이의 행태를 보고 자력에 대한 연구를 본격적으로 시작하게 됐다.

지렁이를 두꺼운 종이로 만든 두 개의 통 속에 나눠 넣어 두었는데, 한참 있다 보니 한 통에 있는 지렁이들은 얌전히 엉켜 있는 데 반해, 다른 통에 들어 있던 지렁이들은 상당히 활발하게 움직일 뿐만 아니라, 여러 마리의 지렁이가 종이통을 뚫고 밖으로 나와 있었다. 더 자세히 관찰해보니 우연히 지렁이 통 옆에 놓여 있던 커다란 자석이 N극은 얌전한 지렁이 쪽에, S극은 요동을 치는 지렁이 쪽에 있었다는 것이다.

그는 달걀을 센 자장에 노출시킨 뒤 부화시키는 또 다른 실험을 했다.

그 결과 S극에 노출됐던 달걀이 더 빨리 부화했고, 여기서 나온 병아리는 더 빨리, 크게 자라는 데다 매우 호전적이고 일찍 죽었다. 그러나 'N극 병아리'는 늦게 부화하고 덩치가 작으며, 비교적 얌전하고 더 오래 살더라는 것이다.

이를 토대로 오늘날 과학자들은 S극이 생체의 증식과 항진 작용을 하고, N극이 위축과 진정 작용을 하는 것은 아닐까 하는 방향으로 연구를 진행하고 있다. 미국 등 의료 선진국에선 이미 자장을 질병의 진단과 치료에 광범위하게 응용하고 있다.

MRI 진단법이나 근전도 검사에도 자장을 이용하며, 통증 치료를 비롯하여 관절염·염증성 질환·두통·불면증·순환기 질환·스트레스 치료에도 많이 사용하고 있다. 심지어 골절된 뼈를 붙이는 데도 사용하고 있다. 앞으로 자장의 이용이 질병 치료에 더욱 활발해질 전망이다.

그러나 자장이 인체에 영향을 끼치는 것이 확실한 만큼 무분별한 사용이 심각한 부작용을 초래할 가능성도 있다는 사실에 유념해야 한다.

2. 생체공명요법 암세포가 특정 전자기적 진동을 한다는 믿음으로 환자에게 전기적 장치를 부착하여 진단하고 치료하는 것이다. 메모리얼 슬론-케터링 암센터는 이러한 주장이 어떤 과학적 증거로도 설명되지 않고, 미국 식품의약국이 이러한 장치를 판매한 사람을 기소했다는 것을 지적했다.

3. 전기동종요법(또는 Mattei cancer cure) Count Cesare Mattei(1809~1896)가 고안한 치료법으로서, 이 사람은 전기의 다른 '색깔'들을 암 치료에 이용할 수 있다고 주장했다. 19세기에 유행했으며, 이 요법은 인구에 '백치 같은 언행'이라고 기록되었다. 과학적으로 입증되지 못한 치료법이나 치료 사례는 많다. 그러나 다른 치료를 거부하고 이 치료에 매달려 목숨을 잃은 경우가 많다.

4. 전기생리적 피드백 제로이드 암 및 다른 질병에 대한 숙주의 진단 및 치료가 가능하다고 광고된 전자기기이다. 그러나 Quackwatch에 따르면 "퀀텀 제로이드 기기는 과학계가 실제 없는 것이라고 판단하는 '생물에너지'의 균형을 잡는다고 주장한다. 이 기기는 근본적으로 피부의 저항성을 반영하는 것이고(낮은 전류가 피부를 통과하는 것은 매우 쉬운 일이다), 이건 몸의 건강과 관련 없다."라고 밝혔다.

5. 광선요법 질병을 치료하는 데 빛을 이용하는 것이다. 미국 암협회에 따르면 크로모테라피나 빛 상자를 쓰는 것과 같은 대체요법이 암 치료에 효과적이라고 밝혀진 바 없다고 말했다.

6. 자기 요법 몸에 자석을 붙여 질병을 치료해보려 하는 것이다. 이게 암 및 다른 질병을 치료할 수 있다고 광고된 바 있지만, 미국 암협회는 "현재 과학적 근거는 이러한 주장을 뒷받침하지 않는다."라고 밝혔다.

7. 오르곤 William Reich(1897~1957)는 '오르곤 축적기'에 앉아 있는 것과 같은 방식으로 특정 생명력을 이용해 암을 비롯한 질병을 치료할 수

있다고 주장했다. 이 오르곤 축적기는 금속 및 유기 안감으로 처리된 붙박이장 같은 상자이다. Quackwatch는 과학자들이 Reich의 주장에 대해 "Reich의 데이터나 다른 것들에서 오르곤 같은 게 존재한다는 일말의 증거도 찾지 못했다."라고 말한 것을 인용했다.

8. 극성 요법　사람의 전자기장에 음극 또는 양극이 사람의 건강에 영향을 끼친다는 에너지 의학의 종류 중 하나이다. 이 요법이 암을 비롯한 수많은 인간 질병을 치료하는 데 효과적이라고 광고된 바 있지만, 미국 암협회는 "현재 과학적 근거는 극성요법이 암이나 기타 질환에 효과적이라는 주장을 지지하지 않는다."라고 밝혔다.

9. Rife 파동 생성기　전파를 수신해서 암을 치료할 수 있다고 알려진 전자기기이다. 영국 암연구소는 "Rife의 기계를 지지하는 사람들이 말하는 기능에 대한 어떠한 증거도 없다."라고 밝혔다.

10. 치료적 접촉(또는 영어 약어를 살려 TT)　이름과는 다르게 이 기술은 보통 접촉을 수반하지 않는다. 대신, 이 기술을 시행하는 사람이 돈을 환자 가까이에 두고 환자의 몸에 '에너지'를 넣어주려고 한다. 미국 암협회에 따르면 "현재 과학적 근거는 치료적 접촉이 암이나 기타 질환을 치유할 수 있다는 주장을 지지하지 않는다."라고 밝혔다.

11. Zoetron therapy　약한 자기장을 내는 거대한 전자기장치를 이용하는 요법으로서, 이 기계로 환자를 받았던 사람들은 이것이 암세포를 죽일 수 있다고 주장했다. 환자들은 15,000달러를 멕시코 의원에 선불로 줬

다. 2005년 이러한 허위주장을 한 기기제조 회사에 벌금이 부과되었다. Quackwatch는 "어떤 세포를 약한 자기장에 노출시키면 그것을 죽일 수 있다는 것을 믿을 만한 과학적 증거나 이유가 없다."라고 밝혔다.

12. Clark의 "Cure for All Cancers" Hulda Regehr Clark(1928~2009)가 암으로 사망하기 전까지 암을 비롯한 많은 질병을 치료할 수 있다고 광고했었던 대체치료이다. 이 치료는 질환이 '기생충'에서 비롯된다는 신념을 바탕에 두고 있으며, 약초 처방, 킬레이션 요법을 이용하며 전자기기를 사용한다. Quackwatch는 이 사람의 이러한 개념을 '터무니없다'고 설명한다.

7. 암을 치료한다는 동종요법이란

동종요법(homeopathy)의 어원은 '유사한', '비슷한'을 뜻하는 고대 그리스어 homoios와 '고통'을 뜻하는 pathos의 합성어이다. 히포크라테스가 기원전 4세기 동종의 원리를 처음으로 발견하였고, 2,000여 년 뒤인 1790년대 독일의사 사무엘 하네만에 의해 치료법으로 자리 잡았다. 약 200년 전에 독일의 사무엘 하네만 박사가 이 원리를 발견했는데, 18세기 후반 그는 질병의 치유를 위해 피를 내는 사혈요법과 발포제를 사용하는 등의 시술이 유행하던 당시의 상황에 회의를 느꼈다. 당시의 의사들은 지금은 독성이 너무 강한 것으로 알려져 있는 수은과 같은 물질들을 사용하고 있었다. 하네만은 이러한 물질들이 단지 효과가 없을 뿐 아니라, 환자의 병을 더욱 약화시켜 결국 사망케 할 수도 있다는 사실을 발견했다.

독실한 신자였던 하네만은 자연의 치유기전을 무시하는 화학물질을 사용하기보다는 치유를 도와주는 역할에 만족해야 한다고 믿었다. 그의 평생에 걸린 꿈은 인류의 질병을 치료할 수 있는 신께서 주신 법칙을 발견하는 것이었다. 꿈에서 깨어난 하네만은 의료시술을 그만두고 책을 번역하면서 생계를 꾸려 나가게 되었다. 그러다가 스코틀랜드의 의사 윌리엄 큘렌이 추천한 책을 번역하게 되었다. 큘렌은 기나수 껍질이 쓰고 지독한 맛으로 인해 체열을 내릴 수 있다고 생각했다.

하네만은 의심이 생겨서 이 가설을 자기 자신에게 실험해 보기로 했다. 그는 열병과 말라리아에 효과가 있는 것으로 잘 알려진 키니네를 함유한 기나수 껍질을 복용했다. 이 약을 복용한 건강한 하네만은 말라리아 환자에게서 보이는 것과 같은 증상과 체열을 나타냈다. 그는 다른 약들을 사용하여 이와 같은 실험을 반복하였지만 역시 비슷한 결과를 얻었다.

이러한 실험결과를 근거로 하네만은 "건강한 사람에게 어떤 특정한 증상을 유발하는 약물은 그 증상을 나타내는 환자를 치유할 수 있는 힘을 가지고 있다."라고 주장하였다. 이렇게 해서 그는 동종요법이라는 새로운 의학의 원리들을 처음으로 서술하게 되었다. 그는 이 원리를 유사성의 법칙이라 불렀다. 다시 말해, 같은 것이 같은 것을 치료한다는 것이다.

하네만에게 있어 유사성의 법칙은 신체가 질병에 반응하는 법칙을 의미하는 것이다. 질병의 존재는 질병을 제거할 수 있는 신체의 방어기제를 자극한다. 이러한 방어해동이 질병의 증상을 일으킨다. 따라서 질병의 증상은 지령을 제거하려는 신체의 자구노력을 반영하는 것이다. 증상은 질병의 일부가 아니라 치유과정의 일부인 것이다.

하네만은 효과적 약품이란 그 약물의 투여를 통해 치료하고자 하는 질병과 유사한 증상을 나타냄으로써 그 질병에 대한 방어기제를 발동시킬 수 있는 것이라고 주장했다. 약물은 신체가 질병을 인지하여 그 질병에 대한 방비를 할 수 있도록 도와주는 역할을 한다는 것이다. 신체의 방어노력이 겉으로 드러나는 것이 질병의 증상이다.

예를 들어, 기침은 병소를 밖으로 내보내려고 하는 노력이며, 열은 병소에 대항하기 위한 신체의 반응이다. 상기도의 분비물은 병소를 분리하여 콧물이나 재채기, 눈물 등으로 내보내는 역할을 한다. 이것은 하네만이 생명력(vital force)이라 부른 내재적 힘에 의해 우리 몸이 작동한다고 하는 믿음에 근거한 것이다.

엄밀하게 말해서, 유사성의 법칙이란 그리 새로운 개념은 아니다. 그것은 이미 2천 년 전부터 아유르베다 의사들에게 알려져 있었으며, 히포크라테스와 피라셀수스 의학의 중심적 접근법이었다. 또 16세기의 철학자와 연금술사, 그리고 의사들에게도 잘 알려져 있었다. 그리고 아직도 이것은 서구 의학의 주도적 흐름인 이종요법에 정면으로 배치되는 개념으로 남아있다.

이종요법의 치유자들은 기본적으로 신체 증상과 반대되는 효과를 가진 약물을 처방한다. 이종요법에서는 종창을 치료하고자 할 때 직접 그 종창을 감소시킬 수 있는 약물을 투여한다. 증상은 억제되지만, 하네만은 이로써 질병이 더욱 몸속 깊이 자리 잡게 되어 병이 더욱 깊어지며 치료하기가 더욱 어려워진다고 했다.

하네만은 약물에 의해 야기되는 증상의 정도를 누그러뜨리기를 원했고, 이에 따라 약물의 용량을 줄이기로 했다. 놀랍게도 그는 용량이 적을수록 내재한 질병에 더욱 효과적이라는 사실을 발견했다. 하네만은 실험을 계속하여 '약효증강의 법칙', 또는 '극소량의 법칙'이라 명명한 두 번째 법칙을 발견하였다. 이것은 약물의 용량이 적으면 적을수록 신체의 생명력에는 더욱 강력한 효과를 발휘한다는 것이다. 따라서 극소량의 약물이 실지로 질병에 대항하는 생명력을 강화시키는 것이다. 하네만은 약물을 연속적으로 희석하여 이를 잘 혼합해주는 방법을 개발하였다. 이 과정은 처음의 약물이 분자수준의 용량으로 희석될 때까지 계속된다.

동종요법의 이론 중 하나는 '약을 희석하면 희석할수록 약효가 더 높아진다'는 것이다. 이것은 약효를 높이기 위해서 시행하는 '진탕법(succussion)'이라는 희석법에 비결이 있다.

많은 의사들이 이 이론을 황당하다고 반박하고 있으나, 동종요법 전문가들은 이 요법의 임상효과에 대해 확신하고 있다. 유럽은 대부분의 동종요법 전문가들 역시 의사이며 교수들이다.

동종요법 약물은 꽃, 뿌리, 열매, 야채, 씨앗, 염분, 뱀독, 꿀, 오징어 먹물 등 천연물에서 추출한 제제들인데, 알약, 물약, 연고, 과립 등의 형태로 만들어져 있다.

동종요법사는 환자의 증상이 어떤 질병 특유의 증상이 아니라, 환자 특유의 증상이라고 여긴다. 환자의 생활양식, 마음 상태, 식습관, 성격, 가족력 등을 종합적으로 분석한다. 그래서 겉으로 보기에 똑같은 증상의 환자라도 전혀 다른 진단이 내려지고, 처방도 전혀 달라지는 것이다.

동종요법은 통증, 알레르기, 천식, 관절염, 간질, 당뇨병, 피부발진, 감기, 만성피로, 월경전증후군, 정서장애, 소아질환 등에 많이 사용된다. 극미량의 우두 바이러스를 접종해 천연두를 퇴치하는 것이나 알레르기 환자에게 알레르기를 일으키는 물질을 극미량 반복 투여해 면역력이 생기게 하는 것 등이 모두 여기에 해당한다.

동종요법은 1820년대에 유럽에 전파되기 시작하여 미국에는 1825년 덴

마크에서 이민 간 그램에 의해 처음 소개되었다. 그는 코펜하겐에서 의학을 공부한 후 돌아와 이를 전파하였으며, 주로 독일계 의사 가운데 추종자가 생겼다. 1835년 펜실베이니아에 온 독일의 동종요법 의사 허링에 의해 처음 학교가 설립되었으며, 1850년까지는 정식 의과대학이 신시내티에 세워졌다. 1900년까지 미국에는 22개의 동종요법 의과대학이 있었다.

이들 의과대학은 1950년대까지 모두 폐교되었으나, 동종요법은 200년이 지난 지금도 유럽에 추종자가 있으며, 특히 미국에서는 대체의학으로 중요한 지위를 점하고 있다. 현재 300명가량의 순수 동종요법 면허 의사가 남아 있다. 이 중 반은 정통의사가 받은 면허이며, 나머지는 자연요법사, 척추교정요법사, 침술사, 수의사, 치과의사, 간호사, 그리고 의사보조원이 받았다.

동종요법사에 대한 각 주의 법규는 다양하다. 별개의 면허제도가 있는 것도 있으나, 어떤 주에서는 의사 면허를 소지한 자에게는 모든 의료행위를 다 허용하는 곳도 있다. 또한, 기존의 면허도 취소하여 동종요법사를 불법화한 주도 있다.

현재 미국에서는 동종요법 약을 전문으로 해석하는 제조하는 50~60개의 제약회사가 있으며, 이 약들은 약국에서 취급되고 있다. 다양한 의료행위자가 동종요법 약을 사용하고 있는데, 예를 들어 척추교정 요법사의 30% 이상이 동종요법 약을 처방하는 것으로 조사되었다.

동종요법 약의 범위를 정한 최초의 약전은 1897년 제정되었으며, 현재 제9판에는 1천 종 이상의 약이 규정되어 있다. 약전에 수록된 약의 수를 보아도 일반 동종요법 약의 수가 많을 것이라고 상상할 수 있다. 3천 종의 약이 이미 효과가 증명되었다고 말하며 계속 새로운 약이 나오고 있다. 판매량도 매년 27%씩 증가하고 있으며, 프랑스에서는 국민의 36%가 동종약물을 사용하며, 8개 의과대학이 연구 과정을 개설했을 정도로 인기를 끌고 있다. 국내는 아직 걸음마 단계로써 10여 명의 의사가 초보적인 수준에서 임상 및 연구활동을 하고 있다.

동종요법에서 사용하는 약은 자연(동물, 식물, 광물)에서 얻는다. 우리 주변에서 흔히 볼 수 있는 것들(모래, 소금 등)을 약으로 만들어 쓸 수 있다. 한네만의 과학적 실험은 역동화(potentization)라는 과정을 낳게 된다. 역동화란 약을 단계적으로 희석하고 세게 흔들어서 약에 잠재되어 있는 에너지(또는 정보)를 풀어내는 것을 말한다. 이러한 과정은 약의 독성을 제거하여 부작용을 없앤다.

미국의 공식적인 동종 약품 List 발간과 FDA에서도 이 치료법을 환자에게 사용하는 것을 법적으로 허용하고 있다. 영국의 경우 왕실의 후원으로 국립의료기관의 동종의학병원과 외래 클리닉을 설치하여 운영하고 있으며, WHO(세계보건기구)도 세계인의 건강증진을 위하여 동종의학을 현대의학과 통합하여 발전할 수 있는 대체의학의 한 분야로 인정하고 있다.

동종요법은 병균이나 바이러스 등 병원체 대신 자연에서 추출한 자연물질을 알코올이나 물에 희석시킨 상태로 복용하여 면역력을 높이는 원리로서, 기존의 약품과 달리 동종약물은 기존치료에 효과가 없거나 심각한 부작용이 따를 수 있는 치료법에 대안이 될 수 있으며, 부작용이 없고 급성 증상에 빠른 효과를 나타내는 특징을 갖고 있다. 동종요법 의사가 사용하는 약은 호수에 약 원액을 한 방울 떨어뜨린 것과 비슷하다고 한다. 그렇게 환상적인 한계까지 희석된 약이 어떻게 작용을 하는가에 대해서는 아무도 만족스러운 답을 준 적이 없다. 그러나 약은 제대로만 선택되면 매우 강력하게 작용한다고 한다.

독일의 동종요법은 과학적 근거를 바탕으로 이루어진 의학의 형태이며, 어떤 물질이 일으키는 문제나 증상을 바로 해결해주고 치료해줄 수 있다는 이론에 바탕을 두고 있다. 물론, 이 이론이 성립되려면 그 물질의 양을 변화시키는 원리가 뒤따라야 한다. 어떤 약용식물이나 미네랄 또는 동물성 물질을 건강한 사람에게 적정량을 투여하면 건강한 사람은 자기만의 고유한 형태의 증상이 발생하게 된다. 이것은 다른 사람에게는 또 다른 형태의 증상이 나타난다는 이야기로 각 물질은 건강한 개인마다 다르게 나타난다.

그리고 이 물질을 극도의 적은 용량으로 만들어 사람에게 투여하면 그 증상은 사라진다. 이것이 '비슷한 성질을 가진 것이 비슷한 것을 치료한다'는 원리로 오늘날의 동종요법이다.

이 원리에 대한 예를 하나 들어보자. 커피를 너무 많이 마시면 각성효과로 인해 생각이 계속 연결되고 잠이 안 오는 상태가 된다. 이 중독상태를 동종요법에서는 바로 커피로 다스리게 된다. 즉, 아주 적은 양의 커피(1~2방울 이하의)를 마시면 잠을 못 자고 각성상태가 되는 증상을 없앨 수 있다는 것이다. 커피 중독에 대한 해독제가 커피인 셈이다. 또한, 술꾼이 아침에 숙취로 인해 생기는 기분 나쁜 증세를 없애는 방법으로, 전날 저녁에 마셨던 양보다 아주 적은 양의 술을 마시는 것과 같은 이치이다. 문제는 어느 정도의 용량으로 해독시키느냐는 것으로 이것이 바로 동종요법에서 매우 중요한 정량 투여 방법이다.

동종요법사는 기존 의사들보다 훨씬 세밀하게 환자의 증상을 분석한다. 환자는 영적·정신적·정서적·육체적으로 합쳐져 있는 개체이며, 한 부분에서 문제가 생겨 다른 부분으로 확산되는 것이라고 본다. 환자의 증세를 정확하고 자세하게 듣고 관찰하며, 특히 환자 자신 스스로가 설명하는 증세를 가장 중요하게 받아들여야 한다. 이러한 모든 증세를 조심스럽게 분석해 보면 연결되어 있는 부분이 많다. 환자가 자신의 생활에서부터 모든 부분에 이르기까지 사소하고 우습다고 생각되는 부분까지도 이야기할 수 있도록 해야 한다. 이렇게 환자의 증상을 중요시하는데, 이는 앓고 있는 병에 대한 방어 작용으로 증세들이 나타나기 때문이며, 병으로부터 벗어나고자 하는 각 장기나 기관의 표현이기 때문이다. 이러한 증상의 총합에서 최적의 동종요법 약물을 찾아낼 수 있으며, 이 약이 그 환자의 모든 부분에 걸쳐 완벽한 건강을 되찾아줄 수 있는 것이다.

또한, 주거환경 및 마음 상태, 식습관, 성격, 가족 이력을 분석, 질병의 종류에 관계없이 한 가지 약물만 사용한다. 일반의학은 질병의 원인을 한 가지 기관이나 조직에 국한해서 본다. 즉, 고혈압은 심장혈관계통, 장염은 위장계통, 방광염은 비뇨생식기관의 고장으로 파악하는 방식이다. 따라서 두 가지 이상의 장기에 병이 생기면 두 가지 이상의 약을 써야 한다. 예를 들어, 고혈압과 불면증이 있는 환자의 경우 이뇨제와 수면제를 복합적으로 처방해야 한다. 이에 비해 동종의학에서는 정신적, 육체적인 모든 증상들을 정확하고 자세하게 듣고, 관찰해 이들과 모두 일치하는 한 가지 동종약물을 선택한다. 동종요법 약물이 두 가지 이상 투여되면 그 효과를 판정하기 힘들고 혼란을 가져온다. 만약 동종요법 치료를 하여 다른 증세가 나타나지 않으면, 그것은 그들이 서로에게 해독작용을 했기 때문이라고 볼 수 있다.

한편, 동종치료는 급성질환일수록 빨리 효과를 나타내고, 만성병이면 서서히 작용하는 성질이 있다. 예를 들어, 아이가 갑자기 귀에 통증이 발생해 부어오르고 염증이 생기면 벨라도나라는 약물을 사용함으로써 1~2분 이내에 증상을 사라지게 한다. 반면, 갑상샘이 붓는 경우와 같은 만성질환은 약물효과가 수개월 이상 거치면서 서서히 나타난다.

사람의 몸은 각 부분의 합을 넘어선 것이다. 동종요법은 사람을 전체로 다룬다. 어떤 특정한 병에 대한 약을 찾는 것이 아니라, 그 병에 고통받는 사람에 관심을 가진다. 의사는 사람을 개인으로 구별할 수 있는 모든 증상에 관심을 기울인다. 의사는 환자의 과거력, 가족력, 식욕, 갈증, 배변습관, 잠, 꿈 등을 자세히 묻는다. 그리고 무엇보다도 환자의 감정에 관심을 가진다. 자세한 면담을 통하여 환자의 전체적 상태와 가장 비슷한 상태를 만들 수 있는 약을 찾는다.

몸과 마음이 서로 연결되어 있다는 것은 요즈음은 누구나 인정하고 있다. 정신신체(psycho-somatic)관계가 강조되는 병의 전일적 개념이 빠르게 부각되는 것을 볼 수 있다. 하네만은 이 모든 것을 오래전에 간파하고 병의 그림을 그리는데 몸과 마음의 증상을 함께 볼 것을 강조했다.

동종요법 중의 하나인 혹시요법(Hoxey Therapy)은 바이오메디컬 센터에서 시행되는 치료법으로 유명하다. 혹시요법은 창안자인 존 혹시의 이름을 딴 것으로, 혹시는 암에 걸린 말이 들판에서 이상한 풀들을 먹거나 씹어 종양에 바르면서 스스로 암을 치료하는 것을 보고, 말이 사용한 약초들을 주축으로 자신만의 새로운 암 치료제를 만들었다고 한다.

이때가 1840년. 혹시의 손자인 해리 혹시가 의과대학을 졸업하고 63년 텍사스의 댈러스에서 병원을 개업, 암 환자만을 치료해 효과를 보기 시작하면서 혹시요법이 세상에 알려졌다.

혹시요법은 약초를 끓이거나 갈아서 마시는 약과 연고·분말 등 세 가지 형태로 환자를 치료한다. 약초의 성분은 존 혹시가 개발한 그대로를 유지하고 있는데, 정확히 밝혀져 있지 않으나 감초를 비롯하여 우엉과 매발톱나무, 가시가 많은 물푸레나무 등이 포함되는 것으로 알려져 있다. 현재 미국의학협회(AMA)도 혹시요법에 대해 연구 중인데, 치료제의 성분보다 오히려 효능 쪽에서 하나둘씩 검증이 이뤄지고 있다고 한다.

세계 대체의학계에 독일의 한스 니퍼 박사는 가히 신화적인 존재로 일컬어진다. 왜냐하면, 그는 정통의학을 공부한 사람으로서 비타민 B12의 성분으로서의 코발트를 의료용으로 이용한 선구자이며, 제암제인 엔독산을 개발한 장본인이기 때문이다. 그래서 그의 연구결과는 대체의학계는 물론 정통의학계에서도 무시하기 어려운 무게를 지니고 있다.

현재 니퍼 박사는 독일 하노버시 제단슈트라세에서 개인병원인 한스 니퍼병원을 운영하면서, 자신이 의학부장을 역임했던 파라셀수스 질버제병원에서도 각종 난치병 환자를 치료하고 있다.

내과의사인 니퍼 박사가 암을 비롯하여 동맥경화·심장 질환·당뇨병 등을 앓고 있는 환자들을 대상으로 광범위하게 적용하고 있는 치료방식은 '잠재 유전학적 자가보상치료(Potential genetic repair)'라고 불린다. 그 핵심은 질병과 치료라는 현상 자체를 항원과 항체의 대결이라는 기존의 면역학적 개념이 아니라 세포 스스로의 자기방어능력 배양에 두고 있다.

우리의 몸은 유전적으로 세포 스스로가 자기 자신을 건강한 상태로 유지하고, 또 내·외부로부터의 자극에 의해 손상 받았을 때 이를 복구시키는 능력이 있는데, 이 능력을 극대화해줌으로써 병을 치료한다는 것이다.

이 같은 관점은 1차적으로 증상을 해소시키는 국소요법에서 시작되는 정통의학이나 자가면역력을 증강시키는 데 중점을 두는 대부분의 대체의학적 관점보다 더욱 진전된 것으로, 유전자 속에 잠재되어있는 자가보상능력에 초점을 맞춘 것이다. 대체의학계에서 '생물학적 자연치료법'이라고 불리는 이 치료법은 지난 73년 니퍼 박사가 하노버대학 종양 부장으로 있을 때 한 전이성 골종양 환자가 특별한 치료 없이 자연적으로 완쾌된 경우를 보고 연구가 시작됐다.

골종양이 자연적으로 완치된 것은 기존 백신에 의한 면역적인 메커니즘이 아니라, 세포 안에 잠재되어 있던 유전적인 자가보상 메커니즘 없이는 불가능하다는 생각이었다. 그는 이 같은 물질을 찾아내는 데 심혈을 기울였다.

현재 의학계에서 첨단 치료제로 알려진 알파 인터페론도 이러한 능력을 갖고 있는 것으로 알려진다. 그러나 인터페론이나 인터류킨처럼 내생적 림포카인(T림프구가 분비하는 매개물질)은 인체 내부에서 작용하는 고유의 조절 시스템에 의해 생성되는 상대물질(파트너)로서, 일정량 이상 초과 되면 오히려 역작용을 일으킬 수 있다.

따라서 니퍼 박사는 인체기관 조절시스템의 파트너가 아닌 유전적 자가보상 요소들을 자연에서 찾기 시작했는데, 주로 식물의 배아세포와 동물의 태생세포, 스테로이드 시스템, 육식성 식물과 곤충 등에서 얻을 수 있었다.

유전적인 세포의 자가보상 메커니즘에서 가장 중요한 물질은 알데히드나 디알데히드이다.

지난 76년, 니퍼 박사는 반합성레트릴을 만들어냈다. 레트릴은 살구나 앵두 씨에 풍부하게 함유된 비타민 B17의 다른 이름으로 대표적인 대체요법의 하나인 대사요법의 핵심이 되고 있다.

그러나 니퍼 박사는 천연성분인 레트릴을 정맥주사 하는 데서 한 걸음 더 나아가 레트릴의 성분 중 인체에 들어간 후 분해되어 암세포만 골라 죽이는 극약 성분인 벤조 알데히드를 효과적으로 전달하는 것은 유릴만델로(Ureylmandelo)레트릴이라고 보고 이 부분에 대해 집중적인 임상연구를 실시하고 있다.

니퍼 박사는 현재 레트릴 외에도 히말라야 쥐오줌풀에서 얻어지는 디알데히드 성분인 디트로발트레이트나, 개미의 체내에서 종양이 자라지 못하게 억제하는 기능을 하는 이리도디알스같은 물질 등을 실제 임상에 사용해 많은 효과를 보고 있으며, 그것이 화학치료나 방사선치료 등 정통의학적 치료법보다 암 환자의 치료에 있어 훨씬 더 많은 성과를 보고 있다고 믿고 있다.

니퍼 박사는 또 조직체의 괴사 방지에 전해질 매체의 이용이라는 개념을 의학계에서 최초로 창안해낸 사람이다.

실제로 그는 이미 22년 전 오늘날 비타민 Mi라고 불리는 '칼슘-마그네슘-AEP'를 합성해 다발성 경화증 치료에 적용했으며, 81년에는 '칼륨-AEP'를 합성해 치료제로 사용하기 시작했다. 칼슘과 마그네슘, 또는 칼륨을 무기질과 섞어 정맥주사용으로 만든 이 단순한 물질은 매우 강력한 효과를 나타내, 실제로 그가 치료했던 3천6백여 명의 환자 중 82%가 현저한 증상개선 및 치료 효과를 거두고 있다.

이 같은 개념은 암 치료에도 그대로 적용되어 6년 전부터 8명의 결장암 수술환자를 대상으로 매일 '칼슘-마그네슘AEP'를 투여한 결과 재발 억제율 100%를 기록하고 있는 것이 좋은 예다. 그 밖에도 니퍼 박사는 심장 및 혈관계통의 경화증 환자들에게서도 부작용 없이 90% 이상의 성공률을 보이고 있다고 말한다.

니퍼 박사는 암 치료에 있어 유전적 자가보상물질의 투여 외에 식사요법도 매우 중요하다고 말한다. 육류·치즈·설탕을 금하고 섬유질이 풍부한 과일 샐러드 같은 신선한 음식이 권장된다. 또 기장이나 메밀 등 잡곡과 꽃이나 과일의 붉을 빛을 띠게 하는 화청소(안토시안)가 많은 붉은 사탕무, 월귤나무 주스, 그리고 파파야 같은 것들에서 추출한 효소농축식품의 다량 섭취를 권한다.

그 밖에 비타민C와 섞인 스콸렌, 마그네슘과 균형을 이룬 칼슘-아스코르브산염은 우리의 인체가 악성 세포나 포진 종류의 원인이 되는 바이러스에 대항하는 방어능력을 길러준다고 설명했다.

이와 유사한 방법으로는 동양에는 본초학요법이 있다. 건강증진에 있어 국소적인 부분이 아니라 몸 전체를 염두에 두고, 이러한 사상을 바탕으로 식물의 전체를 사용하고자 하는 약초들이다. 영국 암연구소에 따르면 "현재 이러한 약초 요법이 암을 치료하거나 예방한다는 강한 근거는 없다. 다만 일부 논문들이 생존기간을 늘리거나 부작용을 줄이고, 재발확률을 줄인다는 결과를 보고한다. 특히, 기존의 치료와 병행할 경우에 그렇다. 다만 논문이 중국어로 보고되었고 어떤 특정 약초인지, 연구설계가 누락된 경우가 있다."라고 한다. 한방으로 치료하는 것이 본초학에 기초를 두고 하는 것이라고 보면 된다. 현대과학으로 입증되지 않았지만, 치료사례는 많다.

한국에서의 동종요법은 봉침요법(꿀벌요법)이 있다. 벌침 같은 꿀벌이 생산하는 물질을 치료 요법으로 쓰고자 하는 것이다. 이 요법이 항암효과가 있다고 판촉된 바 있으나, 미국 암협회에 따르면 "벌침이나 기타 다른 꿀벌로부터 비롯된 제품이 암을 예방하거나 치료하는 데 효과적이라는 것을 검증할 임상시험이 시행된 바 없다."라고 보도했다.

본초학을 바탕으로 한 동종요법은 정확한 자문은 한의사에게 자문을 받는 것이 좋다. 주변 사람들의 조언으로는 더 암을 악화시킬 수 있다.

동종요법은 유럽과 인도에서 성행하고 있다. 영국에서는 제도권 의학으로 인정하고 있으며, 의대 졸업 후 전문의 자격제도도 있다. 영국 왕실에서 동종요법을 공식적으로 애용하고 있다.

"프랑스에서는 일반 약국에 동종요법 약품이 많이 비치돼 있고, 가정의의 3분의 1이 동종약물을 처방하고, 국민의 36%가 그것을 사용하며, 8개 의과대학에서 동종요법 연구 과정을 개설하고 있다."라고 밝혔다.

유럽의 대표적인 대체의학이 동종요법이다. 이 치료법들은 동종요법이 암을 치유할 수 있다고 주장하지만, 미국 암협회에 따르면 "이 치료가 인간 암을 치료한다는 신뢰할 수 있는 증거가 없다."라고 밝혔다. 그러나 유럽에서는 이런 치료법이 오래전부터 시행되어 왔으며, 많은 유럽의 의료기관들이 임상에 활용하고 있다. 과거에는 독성이 있는 생약을 희석하여 사용하는 요법으로만 인식되어 왔으나 현재는 다양한 대체의학을 통틀어 동종요법이라 한다. 세계 각국의 동종요법 추이는 다음과 같다.

프랑스는 1992년 인구의 36%가 동종요법을 사용하고 있다. 의사의 70%가 동종요법에 대하여 긍정적이며, 7개 의과대학에서 동종요법을 가르치고 있다. 동종요법의 대표적인 감기약(clod and flu medicine)의 시장 점유율 50%이다.

다음은 영국이다. 영국은 일반의의 37%가 동종요법을 기초교육을 받고 사용하고 있으며, 국립 동종요법병원(Homoeopathic hospital)이 5개가 있다. 영국의 의료보험(NHS)이 시작 당시(1948년)부터 해당되고 있다.

독일은 의사의 10%가 동종요법 교육을 받고 있다. 현재 11,000명의 자연건강의(Heilpraktiker) 중 3,000명이 동종요법을 전공하고 있다. 독일의 동종요법 약제 매출액 $428 million(1991년). 이 중 85%가 의사처방이 이루어지고 있다.

유럽의 다른 나라인 스위스, 이탈리아, 네덜란드 등지에서 대중적으로 쓰이고 있다.

미국은 1970년대 말에서 1980년대 초까지 매출이 약 10배 증가하였고 1990년 매출액- $250m billion 추산(매년 20~25% 증가율)하며 동종요법을 쓰는 의료인(추정)- 의사 1,000~2,000명, 자연요법의 1,000명, 수의사 500명, 치과의사 300~500명이 활동하고 있다.

캐나다는 매출의 70%는 약국에서, 20%는 건강식품점, 10%는 의료인이 처방한다고 한다.

인도는 일찍이 마하트마 간디가 보급을 지원하였다. 1950년대부터 테레사 수녀가 가난한 환자와 아픈 어린이에게 동종요법 치료를 제공하였다고 한다. 인도에는 120개의 4~5년제 동종요법 대학이 있으며, 동종요법의는 10만 명 이상으로 추정된다.

멕시코에는 5개의 동종요법 대학이 있다. 브라질은 2,000명의 의사가 동종요법을 사용하고 있다고 한다.

한국에는 여러 대학병원이 연구와 치료를 임상하고 있으며, 한방병원을 중심으로 동종요법을 하는 곳은 전국적으로 100여 개가 있다.

8. 암을 치료한다는 물 이론들

약침 치료와 수소수의 치료의 원리는 물로써 암을 치료한다는 것이다. 우선 약침 치료란 생약을 증류 정제하여 증류수를 약의 성질이 물에 잔존한다는 원리로 경혈에 놓아 치료하는 방법이다. 약침을 분석하면 약 성분이 없는 맹물로 나온다. 최근 남상천약침요법 팔강약침요법 등 약침을 이용한 한방치료는 보편화 되어 여러 약침학회도 활동 중이다. 약침의 효능에 대하여 찬반양론은 팽배하다.

약재를 증류한 것이 과연 효과가 있을까? '약침에 대하여 효능이 있다, 없다'를 필자가 거론할 수는 없다. 우선 필자는 과학적으로는 맹물이나 다름없는 약침이 왜 효과가 있나에 대하여 연구해 보았다. 그러기 위해서는 우선 사이비과학에 대하여 짚고 넘어가려 한다. 사이비과학이라 낙인이 찍힌 수많은 연구들 중에 명실상부하게 사이비의 요건을 갖춘 케이스는 생각처럼 많지가 않다. 낙인이 찍힌 당사자가 치러야 할 쓰라린 대가를 감안할 때, 낙인을 찍는 과정 자체가 지나치리만큼 무신경하고 자의적인 데다가 그로 인한 사회적 비용 또한 무시하기 어렵다. 이 단어의 남용으로 인해 가장 큰 피해를 입는 사람은 다름 아닌 우리 자신이란 것이다. 그리고 그 피해의 규모가 생각보다 심각할 수 있다는 게 가장 큰 문제다. 사이비 과학 논쟁이 오랫동안 격렬하게 일어났던 '물의 기억' 사례를 보면 어느 정도 짐작이 되리라 믿는다.

과거에 '기억하는 물'이란 주제로 논문발표가 화젯거리의 중심에 서 있었다. 프랑스 국립보건의료연구원의 연구실장이던 자크 방브니스트(Jacques Benveniste, 1935~2004)는 1984년에 백혈구 실험을 하던 중 매우 당혹스러운 현상을 발견했다. 꽃가루나 진드기 같은 알레르기 유발 물질을 항원이라 하는데, 항원이 인체에 들어오면 백혈구가 항체를 만들어 파괴시킨다. 그런데 항원을 담갔다가 뺀 물에도 백혈구가 반응을 하는 것이 우연히 관찰됐던 것이다. 물에는 반응을 일으킬만한 항원이 전혀 존재하지 않았다. 자동차 키를 물에 담갔다가 그 물로 시동을 거는 것이나 다름없는 황당한 일이었다.

처음엔 뭔가 착오가 있을 거라 여겨졌지만, 실험을 거듭한 결과 실제로 존재하는 현상임이 점차 분명해졌다. 결국, 방브니스트의 연구팀은 4년 동안이나 이 현상을 연구하게 된다. 이들이 실험을 요약한 논문을 『네이처』에 보냈을 때, 너무 충격적인 내용이라 선뜻 통과가 되지 못한 것은 당연한 일이었다. 『네이처』는 논문을 실어주는 조건으로 독립된 연구소의 재현 실험을 요구했다. 방브니스트는 프랑스와 이스라엘, 이탈리아, 캐나다의 다섯 연구소와 협력해 검증 실험을 했고, 다섯 군데 모두에서 결과가 재현됐다.

이렇게 13명의 과학자가 4년 동안 연구한 결과가 1988년 『네이처』에 발표된다. 이 논문은 한 저널리스트에 의해 '물의 기억'실험으로 알려진다. 그런데 논문 말미에 매우 이례적인 편집자 주석이 달렸다. "도저히 믿을 수 없는 결과이므로 편집자가 직접 조사팀을 구성해 실험결과가 재현되는지 확인해 보기로 했다."라는 내용이었다. 물론 방브니스트의 동의를 거친 뒤였다.

의학박사 자크 방브니스트 논문이 발표되고 4일 뒤 『네이처』의 편집자인 존 매덕스(John Maddox, 1925~2009)가 사이비과학 탐정으로 유명한 월터 스튜어트(Walter Stewart)와 마술사 제임스 랜디(James Randi, 1928~)로 이뤄진 조사팀을 이끌고 실험실을 방문했다. 이들은 5일에 걸쳐 일곱 차례의 실험을 했다. 처음에 조사팀이 지켜보는 가운데 수행된 네 번의 실험은 성공적이었다. 그러자 조사팀은 실험방법을 바꾸고, 암호화 절차를 엄격하게 고친 뒤 실험을 재개했다. 스튜어트는 면역학자도 아니고, 이 실험에 숙련된 사람이 아닌데도 절차를 직접 변경하기까지 했다. 이렇게 변경된 절차로 수행된 세 차례의 실험은 실패로 끝났다.

조사팀은 실패한 실험결과를 채택하기로 결론을 내리고, 「고도 희석 실험은 망상」이란 제목의 보고서를 다음 호에 올린다. 방브니스트는 마녀사냥이라며 강하게 반발했지만, 사태는 걷잡을 수 없는 방향으로 치달았다. 수많은 비난의 편지들이 네이처를 비롯한 여타의 학술지들에 쏟아졌고, 한때 노벨상 후보로 물망에 올랐던 방브니스트는 연구 지원금이 모두 끊어진 채 직장을 그만둘 수밖에 없었다.

흥미로운 것은 편집자 매덕스가 네이처의 보고서에 "논문 저자 중 두 사람이 동종요법 약품 회사로부터 연구비 지원을 받았다."라는 의혹을 제기했다는 점이다. 동종요법 세력의 지원을 받아 수행된 실험임을 암시하는 음모론이었던 셈이다. 동종요법이 뭐길래 이런 얘기가 나온 것일까? 그 내력을 살펴보면 방브니스트의 발견이 생각보다 오랜 역사를 갖고 있음을 알게 된다.

역발상 치료법인 동종요법은 독일의 의사였던 사무엘 하네만이 창안한 치료법이다. 하네만은 독한 약제와 사혈(瀉血) 같은 부적절한 요법이 만연하던 당시의 의학이 환자를 치료하긴커녕 오히려 해를 끼친다는 사실을 깨닫고 의사 생활을 접는다. 그 뒤로 번역을 하며 생계를 꾸려 가는데, 어느 날 '키나 나무(Quinine) 껍질이 말라리아에 효과가 있다'는 번역서의 글귀를 읽게 된다. 호기심에 그 나무껍질을 구해 먹어 본 그는, 건강에 전혀 이상이 없었는데도 말라리아와 비슷한 증세를 겪었다고 한다. 또 다른 물질들로도 비슷한 실험을 해본 뒤에, 하네만은 질병에 관한 발상의 전환을 이루게 된다.

워싱턴 D.C.에 있는 사무엘 하네만 기념상에 "Similia Similibus Curentur(같은 것이 같은 것을 치료한다)"는 문구가 새겨져 있다.

지금도 마찬가지지만 그 당시 사람들도 말라리아가 오한과 발열을 일으킨다고 믿었다. 하네만은 이것이 착각일지도 모른다고 생각했다. 말라리아는 실제로 아무런 증세도 일으키지 않으며, 다만 우리의 몸이 말라리아를 몰아내려고 애쓰는 과정에서 오한과 발열이 일어난다는 것이었다.

키나 나무껍질이 말라리아에 특효인 것도, 이것을 먹으면 몸에서 오한과 발열이 일어나기 때문이다. 즉, 말라리아를 물리치려고 우리 몸이 일으키는 반응과 똑같은 현상이 일어나므로 치유가 탄력을 받는다는 것이었다. '같은 것이 같은 것을 치료한다(like cures like)'는 이 원리를 하네만은 '유사성의 법칙'이라 불렀다.

그런데 특정 증세를 일으키는 물질이 워낙 독하다 보니, 그냥 먹으면 환자의 몸이 견뎌내기 어려울 수 있었다. 하네만은 독성 물질을 물에 희석해 복용을 해봤는데, 놀랍게도 희석을 할수록 치유력은 오히려 강해지는 것이었다. 이로써 동종요법의 두 번째 원리인 '극소량의 법칙'이 나오게 된다. 그는 약을 물에 1/100로 희석한 뒤, 한 방울을 채취해 다시 1/100로 희석하는 과정을 계속 되풀이했다(이때 물이 담긴 용기를 세게 흔들어줘야 한다). 이렇게 희석을 반복한 물에는 원재료가 원자 단위로도 남아 있지 않게 된다. 그러나 효력은 여전히 유지됐다.

질병을 바라보는 전혀 다른 관점으로 하네만이 발견한 두 개의 법칙 중에 '유사성의 법칙'은 히포크라테스의 시대부터 알려져 있던 것이고, 오늘날 의학계의 내부에서도 어느 정도 제기되는 문제라 설득력이 전혀 없지는 않다. 현대의학은 주로 대증요법(allopathy)에 의존하는데('allopathy'란 말 자체가 하네만이 만든 용어임), 일례로 감기에 걸려 열이 나면 해열제로 열을 떨어뜨리거나 심한 경우 알코올로 몸을 닦기도 한다. 발열이 곧 감기라고 보기 때문이다. 발열을 없애면 감기도 낫는다는 생각을 자연스레 갖게 된다.

그러나 동종요법의 관점에서 보자면 발열은 감기가 아니며, 감기를 몰아내기 위해 인체가 취하는 자구책일 뿐이다. 그러므로 열을 억지로 떨어뜨리는 것은 인체의 치유 노력에 태클을 거는 것이나 마찬가지가 된다. 차라리 이열치열의 원리로 보온을 시키거나 열을 내는 물질을 복용함으로써 치유를 도울 수 있다는 것이다. 결국, 똑같은 병의 치료법을 정반대의 관점으로 본다고 하겠다.

동종요법은 이처럼 의학의 대증요법이 갖는 약점을 보완하는 의미가 있기 때문에 유럽에서는 동종요법을 병행해서 치료하는 의사들이 많다. 감기 환자들에게 해열제나 소염제 같은 임시방편의 처방을 꺼리는 의사들이 주로 동종요법을 시도한다고 한다. 이들의 말에 의하면 두통이나 열, 감기, 기침 같은 급성증상에 놀라울 정도로 효과가 빠르고 확실해 이 요법을 쓰게 된다는 것이다.

동종요법에 대해 과학계로부터 쏟아진 비판은 어느 정도 일리가 있는 '유사성의 법칙'보다 '극소량의 법칙'에 집중이 됐다. 이것은 너무 얼토당토않은 얘기였고, 과학적으로 근거를 찾을 수 없을 뿐 아니라 향후에도 찾을 가능성이 없어 보였기 때문이다. 의학이 점차 과학화되면서 동종요법은 어느덧 사이비과학의 아이콘 같은 존재가 돼버렸고, 머지않아 역사의 뒤안길로 사라질 운명처럼 보였다.

그런데 이 시점에서 방브니스트의 논문이 느닷없이 튀어나왔던 것이다. 동종요법 종사자들에겐 가뭄 끝의 단비 같은 소식이었겠지만, 주류 과학계는 짜증 섞인 반응을 보일 수밖에 없었다. 이 실험의 진위를 언급하기 전에 먼저 동종요법이 정말 효과가 있는 치료법인지를 살펴보자.

동종요법의 효과를 검증한 실험논문은 수백 편에 이른다. 개중엔 동종요법에 부정적인 내용도 있고 긍정적인 내용도 있지만, 흥미로운 것은 부정적인 논문들조차 효과를 완전히 부인하지는 않는다는 것이다. 효과가 있긴 하지만, 위약효과에 불과하다는 것이 이들의 공통된 견해이다. 그러나 동종요법 관계자들은 몇 가지 근거를 들어 반박을 한다. 동종요법은 영유아일수록 효과가 커지는데, 영·유아들은 인지능력이 부족해 위약효과를 기대할 수 없다는 점, 또 의식이 없는 환자나 동물 등에 효과가 있는 점 등도 설명하지 못한다는 것이다.

부정적인 논문과 긍정적인 논문이 마구 혼재되어 있는 데다 모호한 결론을 내리는 논문도 많기 때문에 중간에서 교통정리를 하는 '메타 분석'이 필요하다. 메타 분석은 '분석의 분석'이라고 할 수 있다. 관련 논문들을 한데 모아 전체적인 동향을 종합적으로 파악해 보여주는 것을 메타 분석이라고 한다. 가장 권위 있는 의학저널인 『랜싯(Lancet)』과 영국 의학저널 『British Medical Journal』에 올라온 메타 분석 논문들은 동종요법의 효과를 위약효과로 간주하는 건 옳지 않다고 결론을 내리고 있다.

이처럼 효과는 분명했지만, 동종요법의 아킬레스건인 '극소량의 법칙'은 사이비과학이란 낙인의 빌미가 되기에 충분했다. 이것은 굳이 과학의 논리에 호소하지 않아도 일반인의 상식을 거스르는 면이 있었다. 사실 동종요법의 위약효과를 운운하는 것은 어폐가 있어 보이기도 한다. 위약효과란, 병이 나을 것이란 신념을 안겨주는 뭔가가 있어야만 성립이 된다. 감기에 걸려 병원에 갔는데 의사가 '한 번 마셔보라'며 맹물을 권한다면, 설령 그것을 약이라 설명했다 쳐도 '신념'을 품을 사람이 몇이나 되겠는가? 이상한 의사를 만났다고 투덜대지나 않으면 다행이다.

그런데 방브니스트의 발견으로 정말 위약효과가 생길 수도 있는 전환점이 마련된 셈이다. 다시 말해 일종의 반전이 일어난 셈인데, 이 반전은 단지 동종요법의 진위 여부를 떠나 현대과학의 기본 전제를 뒤엎을 만큼 엄청난 임팩트를 지닌 것이라 할 수 있다. 비록 『네이처』에 의해 기각이 되기는 했지만, 이 실험결과는 그 뒤로도 다른 연구자들에 의해 재현이 됐다. 2001년에 방브니스트의 연구가 잘못되었음을 입증하기 위해, 변형된 방식으로 시도된 실험에서 유럽의 4개 팀이 모두 긍정적인 결과를 얻은 일도 있었다. 『네이처』 검증 실험을 둘러싼 논란을 잠재우기 위해 이중맹검 방식을 썼는데도 원래 의도와 반대되는 결과가 나왔기 때문에 그만큼 신뢰도가 높다고 할 수 있다.

사실 지동설이나 세균설 등 과학사의 굵직한 발견들 중엔 숱한 논란과 우여곡절 끝에 어렵사리 자리를 잡은 것들이 많다. 획기적인 발견일수록 수많은 사람들의 위상이 걸려 있어 컴퓨터 순서도의 관문을 통과하듯 일사천리로 수용되기는 어려운 면이 있다. 따라서 이 문제는 보다 종합적인 시각으로 접근할 필요가 있다. '물의 기억' 실험이 단순한 망상이 아니었음을 보여주는 몇 가지 사례를 보도록 하자.

1999년에 존 베네스(John Benneth)라는 동종요법 의사가 동종약물을 키를리안 사진기법으로 찍으면 대조용액(맹물)과 구분이 가능하다는 사실을 발견했다. 이 실험의 신빙성에 대한 의문이 제기될 수 있는데, 이에 관한 재미있는 에피소드가 있다.

마술사 제임스 랜디는 방브니스트의 논문이 기각되는 데 결정적인 역할을 한 장본인이다. 이 일로 의기양양해진 그는 이듬해에 TV 쇼에 나와 초능력을 보여주는 사람에게 현상금을 주겠다는 공개 제안을 했다. 처음엔 만 달러로 시작했다가 백만 달러로 금액을 올리면서 이례적으로 동종요법을 초능력의 범주에 포함시켰다. 그런데 키를리안 사진을 이용하면 동종약물과 맹물의 구분이 가능하다는 사실을 알아낸 베네스가 랜디 재단에 서한을 보내 백만 달러에 도전하겠다는 의사를 밝힌 것이다.

처음에 랜디는 도전을 수락하는 듯 보였고 수개월 동안 베네스와 실시 요강에 대한 서신을 교환했다. 그러던 어느 날, 그는 노벨상 수상자인 물리학자 브라이언 조지프슨(Brian Josephson, 1940~)을 테스트해야 한다며 약속을 일방적으로 파기했다(조지프슨은 방브니스트의 연구에 지지 의사를 표명한 적이 있었다). 그러나 베네스가 조지프슨에게 문의한 결과 사실무근임이 드러났다. 조지프슨은 랜디에게 테스트를 신청한 적이 없었다. 그 뒤로 베네스는 랜디 재단의 사이트에 자초지종을 묻는 공개서한을 올리기도 했지만, 최근까지 아무런 답장도 오지 않고 있다.

호르몬과 DNA를 대신한다는 물이 정말 기억을 한다면 도대체 무엇을 기억하는 것일까? 다시 말해, 기억의 대상이 과연 무엇인 걸까? 방브니스트는 후속 연구를 통해 그것이 물질의 고유한 파동이라고 주장했다. 이 파동은 물질적인 외피가 사라진 상태에서도 여전히 작용을 한다는 것이다. 그 뒤로 이러한 주장을 뒷받침하는 성과들이 여러 연구자들에 의해 나왔다.

연세대 의대 김현원 교수의 사례를 보자. 1992년 당시 일곱 살이던 김 교수의 딸은 뇌종양으로 뇌하수체를 들어냈다. 신체 호르몬의 50% 이상이 뇌하수체에서 분비되기 때문에 김 교수의 딸은 매일 성장 호르몬 주사를 맞고, 갑상샘 호르몬과 스테로이드 호르몬이 든 알약을 먹어야 했다. 그중에 가장 말썽이 됐던 것은 바소프레신이란 호르몬이었다. 바소프레신이 떨어지면 콩팥이 제 기능을 못해 30분마다 화장실을 들락거리게 된다. 갈증과 탈진, 손발 떨림 증상도 나타난다. 이런 몸으로 학교생활을 제대로 할 리가 만무했다. 딸의 고통을 보다 못한 김 교수는 치료법을 찾기 위해 애썼지만, 현대의학에서는 끝내 길을 찾을 수 없었고, 생각지 않은 동종요법에서 희망을 보게 됐다.

동종요법이 정말 효험이 있고, 방브니스트의 연구가 사실이라면 호르몬의 성질을 물에 담아 마셔도 효과가 있지 않을까? 그는 바소프레신의 파동을 물에 기억시키는 기술을 개발했고 그렇게 호르몬의 정보가 저장된 물을 딸에게 먹였다. 결과는 대성공이었다. 물을 마신 다음 날부터 호르몬이 고갈되는 시간이 오후 2시에서 방과 후인 6시로 늦춰졌다. 그 뒤로도 호르몬의 고갈 시간이 점점 연장되어 나중엔 아이가 잠들기 전 한 차례만 넣어주면 될 정도가 됐다. 단지, 물을 마셨을 뿐인데도 바소프레신 때문에 아이가 겪어야 했던 고통스러운 증세가 죄다 사라진 것이다.

동종요법 약품들이 부작용이 상대적으로 덜한 장점이 있다. 그뿐이 아니었다. 김 교수의 딸은 뇌하수체가 없기 때문에 성장 호르몬을 주사하지 않으면 키가 자라지 못한다. 그는 주사 맞기를 싫어하는 딸을 위해 호르몬 정보가 든 물만 마시게 했다. 놀랍게도 아이의 키는 그 뒤로도 6cm가 자랐다. 이 실험은 다른 환자들을 통해서도 재현이 됐다. 방브니스트의 연구가 '망상'이라면, 어떻게 이런 일이 일어날 수 있는 걸까? 물은 호르몬뿐만 아니라 DNA의 파동도 기억한다. 에이즈 바이러스(HIV)의 발견으로 2008년 노벨생리의학상을 수상한 프랑스의 몽타니에(Luc Montagnier, 1932~) 박사는 2010년에 김 교수와 거의 동일한 장치를 이용해 바이러스의 DNA를 물에 기억시켰다. 놀랍게도 DNA를 합성하는 효소가 물에 담긴 파동을 인식했다. 원판이 없는 상태에서 파동만으로 DNA의 염기배열이 증폭된 것이다.

그러나 과학계의 반응은 여전히 냉담하다. 25년 전 네이처의 입장에서 한 발짝도 벗어나지 못한 채, 관련 연구들을 사이비과학으로 매도하고 있을 뿐이다. 정통과학과 사이비를 구분하는 정확한 기준이 뭔지는 모르겠지만(수많은 이들이 서로 다른 의견을 제시하고 있다), 가장 일반적으로 알려진 '과학적 방법론의 사용 여부'가 기준이라면 방브니스트의 실험과 그 후속 연구들을 사이비과학으로 모는 것은 부당한 처사가 아닐 수 없다.

인간의 상상력을 이렇게 비좁고 단단한 틀에 가둬놓고 차폐를 시켜버린다면, 그것도 모자라 틀 안으로 들어오지 못하는 수많은 아이디어들을 '정통'이 아니라는 이유로 고사시킨다면 그로 인해 발생하는 피해는 고스란히 우리의 몫이 된다. 파동이 담긴 물을 먹으면 번거롭고 값비싼 호르몬 주사를 맞지 않아도 된다는 사실을, 아니 그렇게 될 수도 있을 일말의 가능성을 김현원 교수가 보여줬지만, 사이비로 낙인 찍힌 이 발견이 학계에서 인정받고 실용화되기란 요원한 일이 아닐 수 없다.

그뿐이 아니다. 하네만의 시절보다 좋아졌다고는 하지만, 의약제의 부작용으로 인한 폐해는 오늘날도 여전히 심각한 문제로 대두되고 있다. 특히, 항암제의 독성은 거의 독극물에 준하는 수준이다. '물의 기억' 원리를 적절히 응용한다면 부작용이 없는 암 치료가 가능할지도 모른다. 실제로 김현원 교수는 최근에 암을 억제하는 물질의 파동을 물에 전사함으로써 암세포의 성장과 전이가 억제되는 현상을 발견했다. 마찬가지로 동종요법 쪽에서도 이러한 치료가 가능하다고 주장하고 있다. 물론, 메커니즘을 명확히 규명해 학계의 인정을 받으려면 본격적인 검증과 연구가 필요하다. 그러나 이 또한 무수한 장애물로 첩첩이 가로막힌 실정이다.

과학의 정통성을 지키는 일이 인간의 생명을 지키는 일보다 중요할 수는 없다. 그 정통성이 제대로 정의된 것인지의 문제는 차치하고라도. 과학도 인간이 하는 일인 이상, 일부 과학자들이 기득권 유지에 위협이 되는 존재를 사이비로 몰아가며 견제를 하는 것까지는 그렇다 쳐도, 아무런 이해관계도 없는 일반 시민들 즉 암 치료에 절실한 환자들의 입장에서 사실을 한 번쯤 되짚어 보는 것은 어떨까 싶다.

물은 기억력을 갖고 있는가? 독일 슈투트가르트 대학의 우주항공 연구소에서 '礁의 과학'이라는 제목으로 진행된 일련의 연구 과정에서 이 질문을 던지며 연구를 하였다. 그들은 물에 여러 가지 영향을 준 다음에 현미경으로 확대한 후 사진을 찍어서 변화되기 전의 물의 사진과 비교해서 차이가 있는가의 비교를 해보았다. 연구소는 "만약 물에 변화가 있다면 물에 정보가 입력된 것이고, 이것은 물이 기억을 하고 있다고 말할 수 있을 것이다."라고 말했다.

여러 종류의 물에 휴대폰의 영향 아래서 50Hz~500Hz의 전자장의 변화를 주면서 현미경으로 조사를 하였다. 부가적으로 휴대폰 사용 시 체액의 변화상태를 관찰하기 위해 사람의 타액도 현미경으로 조사를 하였다.

결과는 물의 구조가 '전자장으로 용이하게 얻을 수 있는 자장'하에서 실제로 변화를 일으킨다는 것이다. 특히, 휴대폰의 경우와 자자기(Earth magnet) 위에 오랫동안 올려놓았던 물의 경우에는 물의 구조의 큰 변화를 보여주었다.

물이 기억을 한다? 참으로 믿기 어려운 이야기이고, 현대과학에서 의견이 분분한 가운데 주류의 의견이 아닌 관계로, 아직 정설로 받아들여진 분야는 아니다. 또한, 이 기억에 대한 해석이 컴퓨터의 데이터나 인간을 포함한 동물의 대뇌 활동의 기억, 즉 훈련 효과나 경험에 대한 회상을 기억으로 단순 정의하는 사회적 정서의 영향이기도 한 듯하다. 하지만 생명체가 아닌 어떤 물질이 기억을 한다는 개념 자체가 참 신기한 일이기도 한다.

물이 기억을 한다는 것은 물에 어떤 처리를 할 때 처리전과 처리 후에 다른 성향을 보이거나 재현성이 있는 경우를 말하는 것이다. 여기에서의 처리는 물리적 처리(원적외선, 파동, 초음파, 자석, 레이저광선, 자외선 등)를 말하는 것이며, 어떤 다른 물질을 섞었을 경우에는 다시 매우 많은 비율로 희석해(섞은 물질의 분자조차 검출되지 않을 만큼) 그 물질로 인해 물이 처리되기 이전의 상태로 되돌린 후에 나타내는 반응에 대한 검사를 말하는 것이다.

물의 기억력에 대하여 사람들은 '과학적이다', '비과학적이다' 이러한 말을 많이 사용하는데, 여기서 말하는 '과학적이다'라는 것은 '진실이다', '비과학적이다'라는 것은 '거짓이다' 혹은 '미신이다'라는 의미로 사용되는 경우도 많다. 하지만 엄밀한 의미에서 '과학적이다'라는 것은 '검증된 것이다', 즉 '재현성이 있다'라는 것으로 해석되어야 한다. 즉, 실험의 결과를 이해할 수 있느냐 없느냐로 해석되어서는 안 된다는 것이다. 재현성은 있으나 그 결과가 이해할 수 없다면 이는 비과학적인 것이 아니라, 초 과학적 즉 과학적이기는 하나, 현재 과학의 기술로는 설명할 수 없는 상태로 이해해야 한다. 즉, 더 과학적 기술을 발달시켜 미래에는 반드시 설명 가능하게끔 노력해야 하는 과제로 봐야 할 것이다. 사실 과학적 지식은 경험을 토대로 만들어낸 패러다임이지 진리 여부는 아닌 것이다.

물이 기억력이 있다는 부분은 처리된 물이 재현성 있게 반응한다는 의미이며, 이는 매우 신기한 사실이다. 다만, 상업적으로 그 결과가 과대 확대되어서 선전되고 재현성이 떨어지는, 즉 사업자가 주장한 내용이 실현되지 않을 때 문제가 되어 소위 엉터리가 되는 것이다. 하지만 많은 과학자들이 물의 기억력을 이용하여 실용적으로 적용할 수 있는 분야가 계속 확대되고 있고, 심지어 암이나 에이즈와 같은 불치병을 치료할 수 있는 곳으로 그 지평이 넓어지고 있다.

현재 물의 기억력을 이용하여 적용하는 연구 분야는 다음과 같다.

자력, 원적외선 등을 물에 조사해주면 물 집단을 구성하는 클러스터가 작아지고, 이는 체내에서의 물 흡수 또는 대사율을 높여 건강에 기여하는 분야이다. 또한, 특정 질환을 갖고 있는 환자가 약을 지속적으로 복용할 경우 부작용이 생기는 것을 우려하여 치료 약, 호르몬 등의 정보를 물에 전사하여 복용할 경우, 직접 약을 먹지 않고 물 만 먹었을 경우에도 질병의 치유효과가 나타나는 연구와 수분을 함유하고 있는 음식물에 좋은 정보를 전달해 신선도를 오래 유지토록 하거나 항 곰팡이 기능을 갖게 하는 경우, 특정 효소를 발효시켜 건강에 도움이 되게끔 하는 경우, 축산 농가, 작물재배를 좋게 하는 경우, 물에 특정 파동을 담은 물을 닭, 돼지, 소등에 먹인 경우 발육상태를 좋아지게 하고, 작물에 적용한 경우 병충해를 방지하고 작황을 좋게 유도하는 경우이다.

위와 같은 기능을 얻기 위하여 자석, 원적외선 등의 제품이 시장에서 유통되고 있으며, 퀀텀스틱이나 메루스링도 물의 기억력을 이용하여 설비의 수명연장이나 인체의 건강에 기여하는 바가 크도록 유도하는 제품이다.

물에 대한 연구는 활발하게 진행되고 있다. 미국 피츠버그 대학의 켄조단 박사가 슈퍼컴퓨터를 이용하여 양자역학적으로 계산하여 물의 가장 안전한 구조가 6각형이고, 이 6각형 고리를 이룰 수 있는 여러 가지 모델을 제시하였고, 일본의 카와다 카오루 박사는 액체질소에서 물을 단번에 얼려버린 후 전자현미경으로 사진을 찍었고, 물은 직경 0.0000000002m의 작은 1차 클러스터를 만들어 그것이 합하여져 직경 0.000000002m의 중간 정도의 2차 클러스터를 이루고, 또 그것이 합하여져 평균 직경 0.00000001m의 큰 3차 클러스터를 이루는 '계층구조'를 가지는 것을 증명하였다. 1차 클러스터에는 물 분자가 보통 40~50개 정도로 구성되어 있다고 한다.

미국의 초이 박사는 특정 주파수에 심하게 반응하는 알레르기 환자들을 대상으로 한 가지 실험을 했는데, 알레르기가 심하게 유발하는 구체적인 마이크로이브 웨이브 영역의 주파수가 있을 뿐만 아니라, 반대로 유발된 알레르기 증상을 없애주는 주파수도 있다는 것을 확인하고는, 그 주파수를 물에 전사하여 그 물을 환자들에게 마시게 하였는데, 그 물을 마신 환자들의 알레르기 증상이 사라졌다는 것을 확인하였다.

민간요법 중에 아픈 사람에게 건강한 사람의 소변을 먹이게 하여 병을 치료한 것(요로법)은 바로 이 소변이 건강한 사람의 인체를 순환하면서 인체가 가지고 있는 자연치유력의 정보를 그대로 담아오기 때문이라는 것이다.

물은 먹는 것으로만 치료가 끝나지 않는다. 생활하다가 어디를 삐거나 저리면 뜨거운 물로 찜질을 한다. 또 몸이 피곤할 때 반신욕이라고 해서 뜨거운 물에 배꼽 아랫부분만 담그는 목욕을 한다. 그렇다면 먹는 것을 제외한 물 치료법을 알아보자.

물로 하는 민간요법이란 질병의 예방과 치료, 몸 단련을 목적으로 여러 가지 온도의 물로 방법을 달리해서 몸에 적용시키는 치료법을 물 치료법이라고 한다. 물 치료법에는 욕조에서 하는 욕 치료가 있는데, 욕조에서 하는 욕조욕에도 전신욕, 반신욕, 국소욕으로 나눈다. 또 욕의 성분에 따라 단순욕, 광물질욕, 방향욕, 가스욕, 약욕, 장관장욕 등이 있으며 욕의 온도에 따라 찬물욕, 서늘한욕, 미온욕, 열욕, 고온욕으로 나눈다.

우선 찬물목욕을 할 때 몸에 나타나는 변화는 찬물목욕을 하면 교감신경의 긴장성을 높이며, 몸의 감각신경과 말초신경 기능을 강화하며, 신경의 흥분성을 높인다. 심장에서는 심근을 긴장되게 하며, 핏줄은 수축되고 혈압은 조금 높아지며, 피부 혈관이 수축하고 피부 온도가 높아진다.

찬물은 근육 긴장도를 높아지게 하면서 노동 능률을 제고시킨다. 또 찬물에는 호흡이 깊어지고 오랜 시간 찬물에 있으면 호흡이 깊어지면서 길어진다. 반대로, 더운물로 목욕할 때는 감각신경이 처음에는 높아지다가 점차 낮아지며 진정작용이 나타난다. 심장에서 심근은 이완되고 핏줄은 확장되면서 혈압이 낮아지며 고온에서는 오히려 핏줄이 수축한다.

더운물로 목욕하면 처음에는 몸의 피로를 풀어주지만 오래 하면 나중에는 근력이 저하한다. 더운물 목욕은 몸에서 흐르는 피를 몸의 표면으로 이동시키기 때문에 혈류속도가 빨라지며 혈당량이 낮아진다. 소화기에서 위 및 십이지장 액 분비가 적어지게 하지만 장운동은 세지게 된다.

보통 집에서 목욕을 할 때 물 온도는 찬물욕은 섭씨 15~20℃까지가 적당하다. 미온욕은 섭씨 34~35℃가 적당하고, 온수욕은 36~38℃, 고온욕은 43~45℃가 적당하다.

사람의 체온이 37℃ 정도라고 보고 우리가 느끼는 물의 온도를 쉽게 다시 정리하면 찬물이라고 할 때는 물에 손을 넣으면 물이 차다고 느낄 때이다. 손이 시리다고 할 때는 섭씨 10도 아래이다. 미온욕은 물이 따뜻하게 느껴질 때이고, 온수라 할 때는 피부가 뜨거운 감을 느끼게 되고, 고온수는 피부에 소름이 돋을 정도라 보면 된다. 온수까지는 사람들이 쉽게 욕조에 들어가지만, 고온수일 때는 쉽게 들어가지 못한다. 고온수에는 달걀도 익힐 수 있다.

미온욕은 진정작용과 피 순환을 좋게 하기 때문에 신경증이 있거나 여러 가지 원인으로 오는 불면증과 신장염, 폐기종, 만성기관지염을 앓고 있는 사람에게 적합한 치료방법이다.

미온욕으로 자신의 질병을 치료하려 할 때는 욕조 안에 누울 수 있게 물을 채워야 하며, 하루 한 번 하는데 15분씩 15번 정도 하는 것이 좋다.

온수욕은 심장수축 빈도를 증가시키며 피 순환이 강화되면서 혈류속도가 빨라지게 하고, 체온을 상승시키면서 몸에서 땀이 나게 하며, 신경계통에서 억제 작용을 하기 때문에 피로감이나 허약감, 심계항진이나 어지럼을 낮게 하는 작용을 한다.

온수욕의 치료 적응증은 중금속의 만성중독, 비만증, 류마티스성 다발성 관절염, 통풍, 근염, 다발성 신경염, 신경통일 때 좋다. 온수욕은 20분 정도 하루 한 번씩 약 10~15일간, 하는 것이 좋다. 심장혈관질병 때와 활동성 폐결핵, 출혈 증상이 있는 환자는 온수욕을 하여서는 안 된다. 이런 환자는 미온수로 목욕하는 것이 적합하다.

소금물욕, 즉 염욕은 물 200ℓ에 소금 2kg을 넣고, 물의 온도는 섭씨 36~38도 되게 하고, 하루 10~15분 동안 12회 정도 한다.

염욕은 피부에 대한 자극작용으로 몸에 온감을 주며, 피부 핏줄이 충혈되게 하며, 체온을 상승하게 하며, 피부염증에 좋은 효과를 나타내는 민간요법이다. 류마티스성 다발성 관절염, 신경통, 신경염, 피부소양증, 신경성 피부염, 구루병에 효과가 있는 것으로 연구 발표되었다.

염욕을 한 후에는 반드시 온수로 몸을 깨끗이 씻어야 한다. 염기를 깨끗하게 제거하지 않으면 땀구멍이 막히면서 피부가 불결해지는 역작용을 일으킨다.

찬물로 목욕하는 것은 모든 사람들에게 좋은 건강요법이라고 할 수 있다. 찬물목욕은 신체를 단련하는 데 가장 좋은 요법이며, 누구나 쉽게 할 수 있을 뿐더러 경제적인 부담이 없는 민간요법이다. 찬물목욕을 계획적으로 진행하는 사람은 추운 겨울에도 감기에 잘 걸리지 않을 뿐만 아니라 추위에 견디는 힘도 매우 강하다. 찬물욕은 3~5분 동안 진행하는데, 하루 한 번 하거나 격일로 하는 것이 좋다.

찬물욕을 하기 위해서는 물독에서 밤을 넘긴 물을 수건에 적신 후 먼저 웃통, 팔과 배를 마사지하듯 문지르다 나중에 가슴 부위를 마사지해야 한다. 그리고 잔등은 목 부위부터 시작해서 허리와 골반, 그리고 다리에 이르기까지 젖은 수건으로 마사지를 하면 온몸이 후끈 달아오르는 것을 느끼게 된다. 찬물욕은 자신의 건강 상태에 따라 매일 하여도 되고 하루 건너 하여도 좋다. 이렇게 찬물로 전신을 마사지 한두 달 하면 집 밖에서 해도 추운 감을 느끼지 못한다.

우리 몸의 면역을 높이는 운동 중에서 가장 좋은 운동요법이 걷는 운동과 아령 운동, 그리고 찬물목욕이다. 이 세 가지 운동을 꾸준히 하면 보약을 쓰지 않고서도 건강할 수 있으며, 그 어떤 병에도 걸리지 않는 튼튼한 육체를 가질 수 있다.

그러나 감기, 통풍, 경련이 있는 질병, 류마티스 관절염이 있는 사람들은 찬물목욕을 하지 말아야 한다. 이런 질병이 있을 때 찬물 요법을 사용하면 병이 더 진행될 수 있을 뿐만 아니라 합병증까지 생길 수 있다.

운동은 반드시 자기 몸에 맞는 것을 선택하고 진행하여야 자기 건강을 보장받을 수 있다. 다른 사람에게 좋은 운동이 나에게는 오히려 해가 될 수 있기 때문에 신중하게 운동항목을 선택하여야 한다.

우리처럼 다양한 종류의 물을 가지고 있는 나라도 드물 것이다. 동의보감에만 하더라도 정화수(井華水)를 비롯해서 한천수, 국화수, 엽설수, 춘우수, 추로수, 매우수, 감란수, 벽해수, 반천하수, 천리수, 역류수, 요수, 증기수 등이 소개되어 있다. 그뿐이 아니다. 물 분자가 육각형 모양을 이루고 있다는 육각수, 신비의 영약을 넣었다는 알칼리수, 우주의 파동을 담고 있다는 레민다수, 황토를 우려낸 지장수, 정체 모를 촉매로 만든다는 알파수도 있는 모양이다. 모두가 우리 몸에 도움이 되고, 심지어 암이나 치매와 같은 난치병을 말끔히 고쳐주기도 한다는 그야말로 신비의 명약이라고 한다.

사람 몸의 약 70%는 물로 되어 있고, 우리는 하루에 약 3ℓ 정도의 물을 섭취해야만 한다. 다른 음식물에 비해서 결코 적다고 할 수 없는 상당한 양이다. 우리는 그중의 절반 정도를 먹는 물로 마시고, 40% 정도는 음식물을 통해서, 그리고 나머지 10% 정도는 몸속에서 일어나는 생리작용에 의해서 공급받는다. 세포 속에서 탄수화물과 같은 영양분이 호흡으로 들여마신 산소와 결합하여 산화되면서 생기는 물을 뜻한다.

그런데 우리가 섭취하는 물이 탄수화물, 단백질, 지방처럼 우리에게 에너지를 공급해주지는 않는다. 비타민이나 호르몬, 또는 소듐이나 포타슘과 같은 미네랄(광물질) 성분처럼 특별한 생리작용을 일으키는 것도 아니다. 외부에서 침입한 독성 물질이나 미생물을 퇴치하는 면역작용에 관여하지도 않고, 의약품의 유효 성분처럼 질병을 고쳐주는 효능을 가지고 있는 것도 아니다. 물론, 그렇다고 아무 쓸모가 없는 것은 아니다. 실제로 물을 충분히 섭취하지 못하면 생리작용에 심각한 문제가 생기고, 자칫하면 생명을 잃을 수도 있다.

그렇다면 도대체 물은 우리 몸에서 어떤 역할을 할까? 정말 다양한 역할을 한다. 우선 세포의 내부를 채워서 우리 신체의 모양과 탄력을 갖도록 해준다. 액체의 물은 여간한 힘으로 눌러도 부피가 줄어들지 않기 때문에 그런 역할에는 정말 제격이다. 우리 피부가 탄력을 가지고 있는 것도 세포에 들어있는 물 때문이다. 물은 우리의 체온을 일정하게 유지시켜주는 역할도 한다. 물은 열용량이 크기 때문에 쉽게 온도가 바뀌지 않기 때문이다. 더욱이 땀의 경우처럼 피부에 노출되어서 증발될 때에는 피부에서 상당한 양의 열을 흡수하기 때문에 더운 여름에는 더욱 유용하다. 만약 우리의 체온이 2도 정도만 바뀌게 되면 우리 몸에서 일어나는 거의 모든 생리작용에 심각한 문제가 생기게 된다.

그러나 물이 담당하고 있는 가장 중요한 역할은 우리 몸에서 일어나는 정말 다양하고, 복잡하고, 정교한 생리작용을 위한 터전을 마련해주는 것이다. 우선 음식물에 포함된 영양분을 녹여서 몸속으로 흡수되도록 해주고, 필요한 세포로 운반해주는 역할도 담당한다. 세포로 운반된 물질들은 액체의 물속에서 일어나는 화학 반응을 통해서 에너지를 생산하고, 생리작용에 필요한 물질을 만들어내고, 외부의 자극을 받아들여서 뇌로 그 신호를 전달하고, 뇌에서 출발한 신호를 신체의 각 부위로 전해주어서 몸을 움직이도록 만들어준다. 그리고 온몸의 세포에서 만들어지는 노폐물을 운반해서 몸 바깥으로 배출하는 역할도 맡고 있다. 결국, 물이 없으면 우리의 생존에 필요한 생리작용은 아무것도 일어날 수가 없게 된다.

그렇다면 우리에게 필요한 물은 어떤 것일까? 물론, 아무것도 들어있지 않은 '깨끗한' 물이다. 그런 사실은 직접 마시거나 음식을 만들 때 사용하는 '음용수'의 수질 기준에서도 알 수가 있다. 음용수의 수질 기준은 음용수에 들어있어야만 하는 물질의 양을 정해놓은 것이 아니다. 원칙적으로 물 이외에는 인체에 영향을 줄 수 있는 물질은 아무것도 들어있지 말아야한다는 뜻이다.

그렇지만 문자 그대로 아무것도 들어있지 않은 '순수한' 물을 만드는 것은 현실적으로 불가능하다. 액체의 물 18mℓ에는 무려 6천만 경(6×10^{23}) 개의 물 분자가 들어있다. 만약 그런 물속에 불순물이 1ppm(백만분의 일)이 섞여 있다면, 그 수는 무려 60경(6×10^{17}) 개가 들어있다는 뜻이고, 1ppb(십억분의 일)가 섞여 있다고 하더라도, 그 수는 600조(6×10^{14}) 개가 들어있다는 뜻이다. 그러니까 18mℓ의 물속에 다른 분자가 수십억 개가 섞여 있다고 하더라도, 우리가 그런 사실을 알아낼 수 있는 방법은 절대 없다는 뜻이다. 그래서 수질 기준에서 '검출되지 말아야 한다'는 표현은 정말 아무것도 들어있지 말아야 한다는 뜻이 아니라, 현실적으로 사용할 수 있는 검사 방법으로 검출되지 않으면 우리의 능력으로는 어쩔 수가 없다는 뜻이다.

그러나 우리가 아무리 노력해도 어쩔 수 없이 물에 섞여 들어가는 물질이 있다. 공기 중에 들어있는 산소, 질소, 이산화탄소가 바로 그것이다. 물에 녹아 들어가는 기체의 양은 온도에 따라 크게 달라지지만, 기껏해야 수백 ppm을 넘지 않는다. 물 1ℓ에 들어있는 기체 분자의 양이 수백 밀리그램을 넘지 못할 뿐만 아니라, 물을 공기와 접촉하게 놔두면 아주 짧은 시간에 공기 분자가 물에 녹아 들어가게 된다. 더욱이 뭍에서 살게 된 우리 몸에는 그런 기체 분자를 흡수하는 기관이 남아있지 않다. 따라서 물에 녹아있는 '용존 산소'가 없는 '죽은 물'이 몸에 좋지 않다는 주장은 성립되지 않는다. 굳이 용존 산소가 필요하다면 뚜껑이 없는 넓적한 그릇에 물을 담아두고, 차갑게 해주거나 저어주기만 하면 용존 산소가 가득한 물이 된다.

물에 미네랄(광물질) 성분이 많아야 한다는 주장도 옳지 않다. 음용수의 수질 기준에서는 미네랄 성분도 엄격하게 제한하고 있다는 사실이 바로 그 증거다. 우리가 미네랄 성분을 필요로 하는 것은 사실이다. 그러나 우리는 그런 물질을 물이 아니라 음식물을 통해서 공급받는다. 특히, 칼슘이나 마그네슘과 같은 미네랄 성분이 많으면 마시는 데는 문제가 없더라도 비누가 풀리지 않는 센물이 된다.

　문제는 우리의 미각이 물의 '맛'을 아주 민감하게 느낀다는 것이다. 대부분의 경우에 물의 맛은 물의 온도와 물속에 녹아있는 수소 이온의 양에 의해서 크게 달라진다. 우리는 일반적으로 차가운 물을 좋아한다. 깊은 산속의 샘물이 맛있다고 느끼는 것은 대부분 그런 물이 이가 시리도록 차갑기 때문이다. 수소 이온이 많으면 신맛을 느끼고, 너무 적으면 미끈거리는 느낌을 받는다. 그래서 음용수 수질 기준에서는 수소 이온의 양을 나타내는 pH가 5.8~8.5의 범위가 되어야 한다고 규정하고 있다. 물론, 소량의 유기물이 들어있으면 후각을 통해서 그 냄새를 느끼기 때문에 물맛이 나쁘다고 여기게 된다.

　물이 우리 몸에서 유용하게 활용되는 이유는 지극히 단순하다. 산소 원자의 양쪽에 수소 원자가 구부러진 모양으로 결합한 물 분자가 상당히 큰 '극성'을 나타내기 때문이다. 더욱이 산소 원자는 전자를 아주 강하게 잡아당기기 때문에 물 분자들 사이에는 상당히 강한 '수소 결합'이 만들어진다. 그래서 액체의 물 분자들은 작은 막대자석들처럼 서로 달라붙고, 극성을 가지고 있는 이온이나 유기물들을 잘 녹여주는 화학적 특성을 나타낸다는 것이 물이 가지고 있는 신비의 전부다.

　최근 수소수의 함암 치료가 좋다는 이론은 이런 바탕으로 시작되었다. 수소수는 알칼리이온수와는 다른 물이다. 최근 수소수가 이슈가 되면서 알칼리이온수(또는 알칼리환원수)와는 어떤 차이가 있는지 궁금해하는 사람이 많다. 비슷하거나 같은 것으로 오해하는 경우도 있다. 이에 수소수기와 알칼리이온수기의 차이점에 대해 정확히 짚고 가고자 한다. 결론부터 말하자면 알칼리이온수와 수소수는 완전히 다른 물이다. 수소수는 수소수(H2)가 풍부하게 함유된 물을 말하며, 알칼리이온수는 전기분해를 하여 만들어진 산성수와 알칼리수를 의미한다. 알칼리 수의 경우 수소(H2)가 아닌 수산화이온(OH−)를 다량 포함한 물을 의미하며 pH9.0 이상의 알칼리수이다. 수소수는 이와는 달리 pH7.4 정도의 중성수이므로 같은 물이라 볼 수 없는 것이다. 물론, 알칼리이온수에도 미량(0.1ppm 이하)의 수소를 포함하고 있지만, 일반적으로 수소수는 0.3ppm 이상의 수소를 함유하고 있는 물을 의미한다. 그럼에도, 이름있는 한 이온수기 업체에서는 "수소수는 마케팅을 위해 수소수라는 말로 소비자를 현혹하는 것에 지나지 않다."라고 말하고 있다. 그러나 오히려 수소수의 급부상으로 인해 자사 이온수기의 매출감소를 우려하여 수소수에 물타기 하는 것이라 보일 뿐이다. 전해환원수의 권위자인 시라하타 교수의 논문을 인용하여 알칼리이온수를 마치 수소수라고 주장하고 있지만, 시라하타 교수는 알칼리이온수와 전해환원수(수소수)를 분명히 구분하고 있다. 이미 다른 연구진들로부터 수소수에 관한 논문이 200여 편 이상 나왔으며, 이온수가 아닌 전해환원수 또는 수소수라는 이름으로 분명히 구분되고 있다.

전해환원수는 일반적으로 알칼리이온수라고도 불리고 있지만, 이는 학회에서는 전해환원수와 알칼리이온수는 별개의 것이라 분류되고 있다. 특히 환원력을 갖는 활성수소를 풍부하게 함유한, 각종 활성산소를 제거하는 힘을 가진 물이란 의미에서 의도적으로 알칼리이온수와 구별해서 사용하고 있다. 알칼리이온수는 단순히 이온을 함유한 알칼리성 물이라는 것이다.

전해환원수의 경우 알칼리성이라는 점이 중요한 것이 아니다. 실제로 일본 큐슈대학의 연구진들은 체내의 과잉 활성산소를 제거하는 환원력을 가지고 있느냐 없느냐 하는 것이다. 충분한 환원력을 가진 전해환원수를 생성하는 것은 쉬운 일이 아니다. 환원력이 전혀 없으면서 단순히 알칼리성을 띠고 있다는 것만으로 혹은 칼슘이온 농도가 높다는 것만으로 알칼리이온수로 분류될 수도 있다.

핵심은 활성산소를 제거하는 수소의 용존량이다. 전해환원수(수소수)는 시라하타 교수가 1997년에 BBRC에 논문을 게재하면서 학계에 인정을 받았다.

BBRC에 게재한 시라하타 교수의 논문을 요약하자면, "전해환원수는 SOD(항산화효소) 유사활성을 통해 모든 활성산소(종)을 소거하고, DNA(유전자)를 산화 장해로부터 보호한다."라고 말하고 있다. 여기에서 핵심은 바로 활성산소를 제거하는 요소다. 바로 이 물질이 수소이며, 최근 들어 이 수소의 역할이 밝혀지고 있는 것이다. 전해환원수에서도 수소가 발생한다. 하지만 일반적인 이온수기에서는 0.1ppm(100ppb)이하 - 일본의 경우, 간혹 0.3ppm 정도의 수소를 발생하는 이온수기도 있다. -가 발생한다. 미미한 양의 수소지만, 활성산소를 소거하고 산화 장해를 보호함으로써 많은 질병에 효과가 있었던 것으로 보는 것이 타당하다.

일반적으로 300ppb 이상의 수소를 포함한 물을 수소수라고 한다. 현재 시중에 나와 있는 수소수 생성기는 대부분 400ppb 이상의 수소를 생성하며 800~1300ppb까지 만드는 고용량의 수소수기까지 나와 있는 실정이다. 따라서 수소수와 일반 전해환원수기와의 수소생성의 능력은 비교가 되지 않는다. 전해환원수기를 거쳐 수소수라는 또 다른 발명품이 나왔지만, 이 차이는 분명하다. 건강의 핵심요소인 수소를 극대화한 것이 바로 수소수기라고 보면 된다.

수소수는 인체에 무해한 중성수이다. 수소수와 알칼리이온수의 차이점은 또 있다. 이것은 알칼리이온수의 유해성 논란과도 연관되는 부분이기도 하다. 수소수는 수소 용존량이 높고 산화환원전위가 낮으면서도 산성도는 pH7.4 정도로 중성수에 가깝다. 이는 인체의 체액과 비슷한 수치이다. 그러나 알칼리환원수는 대개 pH9.0 이상의 알칼리수를 의미한다.

많은 알칼리이온수기 업체가 인체가 산성화되지 않기 위해서는 알칼리수를 많이 마셔야 한다는 주장을 가지고 한때 많은 이온수기를 판매했다. 하지만 사실과 달리 인체는 항상성을 유지하기 위해 pH7.35~7.4를 유지하고 있으며 0.5 정도 미량의 pH 변화만으로도 생명이 위험해질 수 있다. 그러므로 알칼리가 높은 물은 인체의 항상성을 유지하는 데 큰 도움이 못 된다는 것이 최근의 정설이다.

알칼리이온수기의 경우 의료물질 생성기기로 등록이 되어 있으며, 이는 위장장애 개선에 도움이 될 수 있다고 명시하고 있다. 하지만 정상인의 경우 알칼리 이온수를 많이 마실 경우 오히려 위장장애의 문제가 될 수 있다는 의견이 제시되어 TV에서도 방영된 바가 있다.

위에서 나오는 위산은 산성으로 음식물을 소화시키는 데 중요한 역할을 한다. 하지만 알칼리이온수를 마실 경우 위산의 산도를 낮춰 소화에 장애를 줄 수 있다는 것이다. 따라서 위산과다 등의 위 관련 트러블이 있는 사람들이 일시적으로 마시는 것은 증상개선에 도움이 되지만, 지속적으로 마시는 것은 오히려 위에 좋지 않다고 전문가들은 말하고 있다.

지금까지 이온수를 마시고 여러 증상이 개선된 이유는 이온수에 포함된 수소의 역할이 컸으리라 본다. 이미 시라하타 교수가 발표한 전해환원수의 효과도 활성산소 제거와 산화 장해로부터의 보호도 물에 녹아있는 수소의 역할일 뿐 다른 기능이라 보기는 어렵다. 따라서 알칼리이온수보다 수소수가 월등히 많은 수소수를 마시는 것이 건강에 더 효과적라는 것은 너무도 명약관화한 사실이다.

낮은 ORP만으로 수소가 용존됐다고 볼 수 없다. 산화환원전위(ORP)가 낮기 때문에 수소가 포함됐다고 주장하는 곳도 있다. 하지만 이는 사실과 다르다. ORP는 환원력을 나타내는 지수이기는 하나 그것이 수소를 포함했다고 볼 수는 없기 때문이다. 이는 더 이상 얘기할 필요도 없는 눈속임이다.

"비타민C를 예로 들어보자. 비타민C는 환원작용을 가진 물질로, 비타민C 주사(앰플)액을 수돗물에 떨어뜨리면 산화환원전위가 순식간에 마이너스 100~200mV까지 저하되는 것을 볼 수 있다. 즉, 비타민C 등을 넣었다고 물안의 용존수소량 등이 증가할 리가 없는 것이다. 따라서 산와환원전위 등을 표시하는 것 자체는 무의미하다."라고 시라하타 교수는 주장하고 있다.

따라서 수소수기를 구입하고자 한다면 반드시 용존수소량을 말할 수 있어야 한다. 이온수기 업체는 활성수소가 포함되었다 말하면서 자사 기기의 용존수소량을 밝히지 못한다. 바로 이것이 수소수가 아니라는 확실한 증거이므로 수소수를 마시고자 한다면 용존수소량을 반드시 확인해야 한다.

9. 암을 치료한다는 동양 의사들

📎 일본 편

일본에서 암을 고친다는 요법들은 너무나 많다. 그중 하나가 니시요법이다. 니시요법은 자연치유력을 길러 난치병 치료하는 요법이다.

일본의 와타나베 의원은 서식건강의학을 창안한 니시 가쓰조의 제자인 와타나베 쇼 박사와 의사부부인 아들(와타나베 간지)·며느리(와타나베 노부에)

세 사람이 니시요법으로 각종 난치병을 치료하는 곳으로 유명한 곳이다.

니시의학은 인체가 가진 자연양능(자연치유력)을 과학적으로 강화시켜 주는데 초점이 모아져 있다. 우선 건강 이상을 초래하는 직접적인 요인으로 영양 불균형으로 인한 숙변과 체질의 산성화, 척추의 만곡, 혈액순환장애 등으로 규정한다. 그래서 니시요법은 이 같은 문제를 해결하기 위해 '건강을 지키는 4대 원칙'과 '6대 운동법칙'으로 구성돼 있다.

4대 원칙이란 영양의 균형, 피부 활동의 강화, 손발의 운동, 병에 대한 관점을 바꾸는 생각의 전환이다. 이에 따라 건강 상태를 정상화·활성화시키는 방법으로 마그밀(수산화마그네슘제) 복용이나 관장·단식 등으로 숙변을 제거하고, 산성화되는 체액을 약 알칼리(pH7.35~7.45)로 유지시키기 위한 식사요법을 계속하면서 동시에 척추를 곧게 펴주고, 전신에 걸친 모세혈관까지 혈액순환이 원활해지도록 하는 운동요법들을 시킨다.

니시 식 식사요법은 아침을 먹지 않고 하루 두 끼를 먹는데, 주식과 부식을 50대 50으로 하면서 주식은 현미 또는 5분도 쌀과 잡곡, 부식은 세 가지 이상의 야채류 30%, 고기와 생선류 30%, 해초류 30%, 과일 10%로 섭취한다는 것이 핵심이다.

다음은 피부호흡을 활성화하여 체내의 일산화탄소를 배출시키기 위해 풍욕을 실시한다. 풍욕은 공기가 맑은 곳을 선택해 옷을 벗었다 입었다 하는 동작을 되풀이하는 것으로, 암 환자의 경우 매회 30분 정도가 소요되는 풍욕을 하루 11회까지 하도록 한다.

풍욕을 하는데 발가벗고 담요를 두르고 앉아서 주기적으로 담요를 개폐하여 피부의 호흡기능과 해독을 돕는다. 냉·온욕 역시 냉탕과 온탕을 번갈아 목욕을 하며 피부의 모공을 통한 해독과 호흡기능을 좋게 하는 것은 동일한 원리이다.

다음은 니시요법에서 권하는 일곱 가지 운동요법이다.

1) **평상요법**은 딱딱한 평상에서 반듯이 누워서 잠을 자면, 낮에 활동하면서 흐트러졌던 척추가 교정이 되는 효과가 있다.

2) **경침사용요법**은 목뼈가 C자 형을 유지하도록 딱딱한 나무로 만든 C자형 경침을 목에 베고 자면서 목뼈를 교정해준다.

3) **붕어운동요법**은 척추의 교정을 위하여 붕어가 헤엄치듯이 허리의 운동을 누운 자세로 흔들어준다. 본인이 할 수도 있고 누가 다리를 잡고 도와줄 수도 있는데, 요즈음은 운동기계도 나와 있다.

4) **모관운동요법**은 누운 상태에서 손과 발을 90도 각도로 올려서 손발을 털어주는 운동이다.

5) **합장합척운동요법**은 두 손바닥과 두 발바닥을 합장 합척한 상태로 뻗었다가 오므렸다가를 반복하는 운동이다.

6) **배복운동요법**은 고개를 젖히거나 돌리면서 복식호흡을 하여 장의 운동을 도모하는 운동이다.

7) **장 청소요법**은 말 그대로 생수에 마그밀을 타서 하는 장 청소 관장법이다.

시작 첫날은 ①번부터 ⑥번까지만 하고 둘째 날은 ⑦번까지, 이런 식으로 늘려간다. 암은 물론 천식·류머티즘·심장병·간장병·위궤양·피부병 등에 탁월한 효과가 있다는 것이 와타나베 박사의 주장이다.

또 하나는 면역 온열요법이다. 도쿄의 도시마구 스가모 네거리 근처에 위치한 교호쿠병원은 오히려 의료사단법인 교유카이의 이사장인 덴바야시 제네오 병원이라는 이름으로 더 많이 알려져 있다. 덴바야시 박사는 면역요법은 크게 다섯 가지로 구분된다.

첫째는 정신치료로 환자와 의사의 치료법에 대한 신뢰 쌓기 과정이다.

두 번째가 바로 온열요법으로 종양괴사인자(TNF) 유도요법이라고도 부른다. TNF란 백혈구가 만들어 내는 생리활성 물질로 암세포만을 괴사시키는 기능을 갖고 있다.

유전자공학을 이용해 만들어낸 TNF 주사는 정통의학에서도 제한적으로 사용하고 있는 치료법이다. 그러나 TNF도 종양을 완전히 제거하는 데엔 한계가 있다는 것이 정통의학계의 견해다. 그러나 덴바야시 박사의 주장은 약간 다르다. 일단 TNF를 주사한 후 체온을 섭씨 39~40도까지 올려주면 DNA에서 암세포 증식을 중지시키게 되고 42도가 되면 암세포가 죽기 시작하며, 43.5도에 이르면 모든 암세포가 죽게 된다는 것이다. 물론, 체온이 45도가 되면 정상 세포도 죽는다. 따라서 교호쿠병원에서는 덴바야시 박사가 직접 고안한 장치로 암 환자의 체온을 부분적으로 최고 43도까지 올려줌으로써 암세포를 소멸시킨다.

세번째는 림프구의 숫자와 활성도를 높여주는 림프구 치료로 림프구를 배양해 주사하는 백신요법을 사용한다.

백혈구와 림프구로 대표되는 우리 몸이 가진 자연치유력을 강화시켜 스스로 치료되게 한다는 원리다. 그리고 최악의 경우 혈액투석도 실시한다. 환자의 혈액을 체외로 뽑아 적외선으로 소독한 후 다시 집어넣는 치료법이다.

교호쿠병원은 이 같은 치료법 외에 원적외선 사우나를 비롯해 냉·온탕 목욕법, 니시식 6대 운동법 등을 처방한다. 입원 환자의 경우 아침은 마그밀·구연산·다시마 등을 섞은 숙변 제거용 주스, 점심은 클로렐라 소바(국수), 간식은 자연식 케이크 한 조각과 탕약, 저녁 식사는 자유롭게 먹도록 한다. 여기에 한국산 인삼과 머루·산포도 등이 포함된 탕약을 먹게 한다.

덴바야시 박사가 세계 대체요법계의 주목을 받는 또 한 가지 이유는 누구나 간편하게, 그리고 값싸게 실시할 수 있는 특유의 암 체질 검사법 이론이다. 암 체질 검사법 역시 양·한방 이론이 더해진 것인데, 아직 암이 발생하지 않았다 해도 앞으로 발생할 위험도를 수치로 파악할 수 있다는 것이다. 검사법은 네 가지로, 가장 먼저 CCM 측정을 한다.

CCM 측정은 국내에서도 한의사들이 사용하는 전자맥진기로 소양삼초경·소양담경 등의 경락에 흐르는 미세전류 저항치를 측정해 결과를 종합, 7 이상의 수치가 나타나면 혈액검사를 받도록 한다.

혈액검사는 세 가지로, 동맥경화 정도·심장부담 정도·혈류검사·분당 혈액량 검사·심박수·말초 혈관계수 등을 조사하는 혈압 및 심장혈관동태 검사로 부교감 신경의 과긴장 여부를 살펴보고, 백혈구 중의 중성구 수치가 5백/$\mu\ell$ 이하면 일단 암 체질 환자로 판단한다. 특히, 이미 수술한 환자의 경우 이 같은 검사로 미소전이암 잔존 여부를 정확히 알 수 있다. 최종적으로 비타민A 함유량을 검사하면 거의 확실한 암 체질 여부가 결정 난다.

🔖 중국 편

중국에서는 암 치료 대체의학이 너무나 많다. 그중에서도 대중에게 많이 알려진 것이 복방선술(함양중의종류연구소)과 복활렬소(함양종류방치연구소) 두 가지이다.

복방선술은 5대째 가업을 이어온 톈징펑 소장이 물려받은 사과 상자 5개 분량의 『비밀 처방집 수초본』에 나오는 기저효방을 근거로 만들어낸 묘약이다.

중국의 수초본에는 1천여 종류의 병증에 대한 처방이 나와 있는데, 그중 기분에 따라 목에 나타나는 멍울이 커졌다 작아졌다 하는 데 쓰는 기저효방을 임파선암에 써봤더니 효과가 있었다. 그래서 암이 바로 저의 일종이라는 확신을 갖게 됐고, 이후 연구를 거듭해 복방선술을 만들어냈다. 전소장은 73년 이후 복방선술을 16종류의 암 환자에게 투여해 80%의 환자가 효과를 보았는데, 임파선암을 비롯하여 간암·폐암·위암·뇌암에 특히 효과가 있었다고 설명한다.

이미 80년부터 산시 중의학원에서 여덟 차례의 임상실험을 거쳤는데, 암세포에 대한 체외실험에서는 100%, 체내실험에선 60%의 치료 효과가 있었다고 보고되고 있다. 이 사실은 곧바로 중앙인민정부에 보고돼 검토됐고, 국가 차원의 종합발전계획에 유일한 암 치료제 개발 대상품목으로 지정됐다.

복방선술은 10종류로 만들어져 있으며, 현재 중국 내 15개 종합병원에서 실제 임상에 사용되고 있으나, 필요한 만큼 충분히 공급하지 못하고 있다. 그래서 병원준공과 맞춰 미국으로부터 약품에 관한 생산공정 국제표준화를 위한 30개 항목 기술지원을 받아 대량생산을 추진 중에 있다.

또 하나의 신약 후보인 복활렬소를 개발해낸 리취핑 원장 역시 5대째 내려오는 한의사 집안 출신이다. 그러나 이 원장은 시안의과대학을 졸업하고 종양학을 전공한 서양식 외과의사다.

의과대학에 진학해 서양의학을 공부했으나, 중국의 현실에 진정으로 필요한 것은 동·서양의학의 결합이라는 사실과 신학문인 서양의학만으로는 암을 해결할 수 없다는 사실을 깨닫게 되면서 가문전래의 비방들을 재검토,복활렬소를 개발해 냈다.

복활렬소의 개발과정에서 생리학 부분의 미흡한 지식을 보충하기 위해 일본 오사카 대학병원에 1년간 연수를 다녀왔고, 이때 습득한 지식은 복활렬소의 효과를 세분화해 종류를 10종으로 구분하는 데 큰 도움이 됐다.

애초 연구의 시작은 치료라는 개념보다 인체면역력을 증강시켜 종양이 커지거나 전이되는 것을 억제하고, 마취에 관한 서양의학적 관점과 중의학, 특히 그중에서도 침구마취의 핵심인 경락설을 결합하는 독특한 이론으로, 말기암 환자들이 견디기 힘든 통증과 출혈을 완화시키는 데 목표를 뒀는데 기대 이상의 효과가 나타났다고 한다.

비교적 역사가 짧은 복활렬소가 신약 후보로 대두된 것은 폐암의 일종인 기저세포암 환자인 허전스의 이야기가 중앙TV를 통해 전국에 알려지면서부터다.

하는 지난 89년 암 중에서도 치료가 가장 어렵다는 폐암 말기 선고를 받고 이 원장을 만나 복활렬소의 임상실험대상이 됐다. 6년이 지난 지금 하의 모습은 암이 전신에 퍼져 이마에도 마치 살구만 한 크기의 종양이 튀어나와 있고, 특히 잔등은 절반 이상이 종양으로 뒤덮인 데다, 종양이 덩어리로 떨어져 나온 부분은 내장기가 들여다보이는 상태. 의학적으로는 절대로 살아 있을 수 없는 상태임에도 스스로 물을 길어 자신의 빨래를 할 정도의 활동을 하면서 살아 있는 것이다.

이후 이 원장은 베이징의 고위공직자들에게 알려졌고, 중기위의 최고 실력자 방모와 농업부 최고 실력자 주모의 뇌암, 중앙TV의 최고 실력자 종모의 폐암 등을 치료해 완치에 가까운 효과를 얻었다. 이 같은 사실은 지난해 7월 홍콩의 문회보가 세 차례에 걸친 특집기사로 보도하기도 했다.

알약과 마시는 물약 형태인 복활렬소의 또 다른 특징은 폐암을 비롯한 위암·식도암 등 직접적인 소화기관에 발생한 종양을 토해내게 한다는 것이다.

주로 치료를 시작한 지 30~45일 사이에 나타나는 탈리 현상에 대해선 이 원장 스스로도 원인을 알 수 없어 연구를 계속하고 있는데, 92년 이후의 임상결과 4~5% 환자에게서 탈리 현상이 나타났다고. 셴양시 의사협회로부터 치암대의라는 칭호를 받은 이 원장의 연구소를 겸한 셴양시 종류 의원은 시지정병원으로 80병상을 갖추고 있으나, 실질적인 외래환자 치료보다 오히려 연구개발 쪽에 비중을 둬 17명의 연구원들이 갖가지 동물실험을 진행 중이다.

📎 인도 편

인도의 대표적인 요법은 방향요법(아로마테라피)이다. 최근 오감(五感)의 자극을 통한 치료방법이 다양하게 개발되고 있다. 냄새를 맡고 그 자극으로 치료 효과를 노리는 향기요법도 그중 하나다. 냄새가 코점막에 도달하면 이 부위의 말초 신경에서 전기신호로 바뀌고, 이 전기 정보는 감정을 좌우하는 '변연계'라는 뇌 조직으로 들어간다.

변연계는 심장박동, 혈압, 호흡, 기억, 스트레스의 수준, 호르몬의 균형 등과도 연결돼 있다. 따라서 향유(香油)는 생리적·심리적 효과를 가장 빠르게 일으키는 수단이 된다.

향기요법은 우연한 사건에서 비롯됐다. 1920년대 향수산업에 종사하던 프랑스 화학자 가트포스가 손에 심한 화상을 입고 얼떨결에 옆에 있던 라벤더 오일 통에 손을 담갔다. 그러자 놀랍게도 불에 덴 자리와 통증이 급속히 사라졌다.

가트포스는 라벤더 오일에 치료 및 소독 효과가 있는 것으로 확신했다. 향기요법 전문가들은 향유에 살균, 항바이러스, 항경련, 이뇨, 혈관의 확장·축소 작용이 들어 있다는 것을 확인했다.

현재 향기요법은 감염·면역계 질환(인두염, 후두염, 감기 등), 피부 질환(대상포진, 단순성 헤르페스), 근골격 질환(근육의 통증이나 경련, 관절염의 통증, 산후통), 스트레스 관리(불면증, 불안증, 발기부전) 등에 많이 사용된다.

프랑스에서는 감염 질환 치료에 많이 이용되는데, 항생제의 부작용(콩팥 기능장애, 빈혈, 백혈구 감소증, 청력 감소 등)이 없다는 게 장점이라고 한다.

멍들거나 곤충에 물렸을 때, 가벼운 화상이나 소화장애 등에도 사용된다. 이용법은 손수건이나 가제에 향유를 몇 방울 떨어뜨리고 냄새를 맡는 법과 피부에 문지르는 방법, 목욕물에 타서 이용하는 것 등이 있다. 드물게는 향유를 먹기도 한다. 향기요법에 사용되는 향유는 다양한 꽃, 뿌리, 잎, 나무껍질, 과일 껍질에서 추출한 향내가 강하고 휘발성·인화성이 강한 물질이다. 대부분의 향유는 외용으로 만들어졌으므로 먹으면 위험하다. 인구의 5% 정도는 피부에 부작용이 생길 수 있다. 또 잘못 쓰면 부작용도 생긴다. 박하 오일은 소화기 질환에 효과가 있지만, 불면증에는 더 해롭다.

실제로 방향요법은 삶의 질을 향상시켜줄 수 있는 중재이기는 하다. 그러나 미국 암협회는 "현재 과학적 자료는 방향요법이 암을 예방하거나 치료한다는 것을 뒷받침하지 않는다."라고 밝혔다.

아로마테라피(aromathérapie)라는 말은 20세기에 들어가고 나서 프랑스의 과학자 루네 모리스 갓트포세에 의해서 만들어진 조어로, '아로마'는 방향, '테라피'는 요법을 의미하는 프랑스어이다.

방향 식물의 이용은 고대로 거슬러 올라가지만, 아로마테라피 그 자체가 제창된 것은 20세기에 들어가고 나서이다. 또 일본에 소개된 것은 1980년대 이후이다.

방향 식물의 이용은 동서양을 불문하고, 식물의 방향을 제사·의례·치료·미용에 이용해 왔다. 이집트에서 미라 만들기에 방부효과가 있는 유향(프란킨센스)이나 몰약(미르) 등의 식물 유래의 향료가 이용되고 있던 것은 유명한 예이다. 방향 식물의 이용은 세계의 각 지역에서 독자적으로 발전해 근대 의학이 발달하기 이전, 인간의 건강을 담당해 왔다. 지금도 그것들은 전통의학이나 민간요법으로서 계승되고 있다.

중세 유럽에서는 방향 식물의 재배와 이용은 오로지 수도원의 일이며, 식물 성분을 물이나 식물유·알코올에 침출해 이용했다. 한편, 이슬람권에서는 아라비아 의학이 발달해, 이븐 스나(980~1037년경)는 증류에 의한 정유의 제법을 확립해 의학에 응용했다. 이것이 아로마테라피의 원형이라고도 생각되고 있다. 이 아라비아 의학은 십자군 원정 등을 계기로 서서히 서구에도 전해져 갔다. 르네상스 시대에는 향수가 대유행해, 정유의 생산량이 증대했다. 19세기에 들어가면 합성향료가 출현하여 식물로부터 유효 성분만을 추출하고 약제로써 이용하게 되었다. 정유를 독에 채워 지게와 같은 것으로, 등에 메고 유럽등지를 돌며 장사하는 정유판매가 19세기에는 일대 산업이 된 적도 있다.

20세기 초두, 과학적인 분석·검증 후에 정유를 심신의 건강에 응용하려는 시도가 시작되었다. 1920년대 초두, 남프랑스의 프로방스 지방에서 향료의 연구자였던 루네 모리스 갓트포세(1881~1950년)는 실험 중에 손에 화상을 입어, 순간에 흔하게 있던 라벤더 정유에 손을 담갔는데 상처의 치유가 눈부시고 좋았던 일로부터, 정유의 의료 방면에서의 이용을 연구하기 시작했다. 그는 1928년에 연구의 성과를 학회에서 발표해, 또『방향요법(원제 Aromatherapy)』이라는 책을 출판했다.

프랑스의 의학박사 쟌 바르네(1920~1995년)는 정유를 사용한 의료를 실천하고 공적을 올려 1964년에『쟌 바르네 박사의 식물=방향요법』을 저술해(1984년 개정판 발행), 아로마테라피의 인지도를 올렸다. 한편, 갓트포세의 제자인 마르그릿트 모리(오스트리아 출생. ?~1963년)는 아로마테라피를 주로 미용 방면으로 활용할 수 있는 기술로 연구해, 영국에 전했다.

이 때문에, 현재의 아로마테라피는 프랑스계와 영국계라는 큰 두 개의 흐름이 존재하게 되었다. 프랑스계의 아로마테라피는 의사의 지도 아래 정유를 내복하는 등, 의료 분야에서 활용되고 있다. 영국계의 아로마테라피는 알로마세라피 파업으로 불리는 전문가에 의해서 베풀어지는 등, 의료와는 구별되어 심신의 릴렉스나 스킨 케어에 활용되고 있다.

일본의 아로마테라피는, 정유의 증류법은 에도시대에 전해져 네덜란드 의사학 등에서 이용되고 있었다. 메이지 시대에는 지속적으로 개인들에게 승계되어 다양한 대체의학으로 발전해 왔다.

아로마테라피의 주역인 정유가 심신에 제의하는 경로는 두 개 있다. 하나는 후각 자극, 또 하나는 피부나 점막을 통해 혈류를 타 체내에 들어가는 경로이다. 그러나 정유는 수십에서 수백의 휘발성 유기물의 혼합물이며 경구 독성이 있는 등, 하나하나의 성분이 어떻게 신체에 영향을 주는지를 추적하는 것은 용이하지 않다.

증산한 정유의 방향 성분은 코로 감지되어 후각 자극으로서 대뇌 변연계에 도달한다. 여기서 중요한 것은 후각을 주관하는 부위가 뇌 중에서도 본능적인 부분인 구피질에 존재하는 것이다. 뇌는 후각 자극을 받으면 무의식 가운데 정동을 일으켜 시상하부에 영향을 준다. 시상하부는 신체 기능의 조정을 실시하는 중추이기 때문에 냄새는 본능적으로 신체 제기관의 반응을 일으키는 열쇠가 될 수 있다. 정유의 향기에 의해서 얻을 수 있는 안심감·쾌감·긴장감·각성감·명상감 등에 동반하는 정동이 심신의 밸런스를 재촉하는 것이 기대된다.

정유가 혈류를 타는 경로는, 방향 성분이 혈류에 이르기까지 여러 가지 루트를 생각할 수 있다. 흡수된 성분은 최종적으로는 대부분이 간장이나 신장으로 대사되어 요(尿)와 함께 배설된다.

흡수 루트는 크게 나누면 다음의 4개이다. 보디 트리트먼트 등에 의해 피부로부터 진피의 모세혈관에 이르는 루트, 호흡에 의해 코로부터 목·기관지·폐에 닿는 동안에 점막에 흡착해, 점막하의 혈관에 들어오는 루트, 호흡에 의해 허파꽈리로의 가스 교환 시에 산소와 함께 혈류를 타는 루트, 경구로 입으로부터 소장에 이르는 소화관으로부터 흡수되는 루트(좌제로 항문이나 질의 점막으로부터 흡수시키는 예도 있다.) 등이 있다.

피부는 다층구조로 되어 있어 피부에 흡수된 방향 물질의 혈관에의 도달은 지극히 완만하다. 호흡기로부터의 흡수는 이것보다 빠르지만, 공기 중의 방향 물질의 농도를 생각하면 흡수되는 것은 미량이라고 생각된다. 피부나 호흡을 통해 흡수되는 루트에 비해 소화관으로의 흡수는 매우 급격하고 다량이다. 소화관의 점막에 대한 강한 자극이 예상되어, 또 이물인 정유 성분의 피중농도가 급속히 높아지기 때문에 대사계에 큰 부담이 갈 우려가 있다. 강산인 위산에 의한 성분의 변성의 가능성도 다 버릴 수 없다. 이 때문에 정유의 경구 사용은 충분히 지식이 있는 의사의 판단 아래에서 행해져야 하는 것이다.

정유의 체내에서의 작용으로는 생체 조직에의 직접적인 관여하는 로만 카모마일의 진정(근육 등의)작용, 로즈메리의 혈행 촉진작용, 라벤더의 지혈작용 등이 있으며, 방어 시스템을 돕는 기능으로는 티트리의 항균작용, 유향의 면역 강화작용, 유칼립투스의 거담작용 등이 있다.

대사를 돕는 기능으로는 주니퍼의 이뇨작용, 그레이프프루트의 림프액계 자극작용 등이 있으며, 심신의 밸런스에의 관여는 클라리 세이지의 에스트로젠과 같은 작용, 페퍼민트의 반고리관의 조정작용, 네롤리의 항불안작용 등이 있다.

또한, 이러한 작용은 각각의 정유의 기능의 일단에 지나지 않는다. 정유는 각각 여러 가지 성격을 갖고, 조합마다 다양한 작용을 보이는 경우도 있다. 또 경구 독성이 있기 때문에, 용법을 잘못하면 오히려 심신에 해를 가져오므로 주의가 필요하다.

수렴작용(아스트린젠트 작용)으로는 일랑일랑, 사이프러스, 샌들우드(백단), 주니퍼, 유향, 장미, 로즈메리 등이 있다.

보습작용(모이스처 작용)으로는 에몰리엔트 작용(피부를 부드럽게 하는 기능) 벤조인(안식향) 등이 있다.

치료 중 사고에 대하여는 아로마테라피를 업무로 가고 있던 에스테틱 살롱점에서 의류나 타올이 자연발화를 일으키는 사고가 연발해 문제가 되었다. 이것은 정유 중에 포함되는 불포화 지방산 등이 중합을 일으키거나 산화될 때에 생기는 열이 섬유의 단열성에 의해서 축적하거나 건조기에 걸쳐 반응이 가속해 발화점에 이르는 것이 원인이다.

다음은 아유르베다요법이다. 인도 아대륙에서 기원한 5,000년 된 전통의학이다. 그러나 영국 암연구소는, "아유르베다 의학이 암이나 기타 질환을 예방한다는 과학적 근거가 없다."라고 밝혔다.

게르만 뉴 메디슨 치료법(German New Medicine)은 리키겔드하머(Ryke Geerd Hamer 1935~)가 고안한 의료체계로, 모든 질병은 감정적 충격에서 비롯되며, 주류의학을 유대인이 날조한 음모론으로 치부한다. 이러한 주장을 지지할 근거도 없고, 저런 의료체계를 뒷받침하는 생물학적인 근거도 없다.

인도의 전통의학 분야는 오래전부터 고대 힌두교의 전통의학이었다. 아유르는 '장수', 베다는 '지식'이라는 뜻이다. 생명과학을 의미하며, Ayurveda라는 말은 '생활의 과학'을 뜻하는 산스크리트어다. 현존하는 가장 오래된 기록으로 알려진 베다(Veda)에 맨 처음 기록되었으며, 약 5천 년 동안 인도에서 일상생활에 활용됐다고 한다. 아유르베다는 개인의 신체, 정신, 영적인 기운의 상호균형이 깨졌거나 개인과 자연환경의 균형이 깨졌을 때 질병이 생긴다고 믿고 있다.

'인간은 소우주다', '질서는 건강이고, 무질서는 병이다'라고 보는 관점에서 우리나라 한의학과 공통점이 있지만, 차이점도 있다.

한의학의 오행(五行)은 목(木), 화(火), 토(土), 금(金), 수(水)지만, 아유르베다에는 에테르(공허), 공기, 불, 물, 흙의 다섯 가지 요소를 중시한다.

또 한의학에선 사람의 체질을 태양인, 태음인, 소양인, 소음인으로 분류하지만, 아유르베다에선 바타(공기와 허공), 피타(불과 물), 카파(물과 흙) 등의 세 체질로 구분한다.

병의 원인을 신체적·심리적·영적인 면에서 찾는 것은 아유르베다의 가장 큰 특징 중 하나다.

세계보건기구(WHO)는 2년 전, '영적인 건강'을 건강의 정의에 추가시켰는데, 인도에선 벌써 수천 년 전부터 '건강과 영의 상관관계'에 주목해 왔던 것이다.

어떤 의학이든 '이래야 건강하다'는 건강수칙이 있게 마련인데, 아유르베다에선 육체의 세 성분인 바타·피타·카파가 평형상태를 유지해야 하며, 소변·대변·땀이 정상적으로 배설돼야 하며, 감각 기관이 정상적으로 기능해야 하며, 육체와 마음과 의식이 조화로운 통일체로 작용해야 한다고 주장한다.

이와 같은 질서와 평형과 통일을 측정하기 위해 맥박, 혀, 얼굴, 눈, 손톱, 입술 등을 매일 관찰하는 게 아유르베다의 진단법이다.

아유르베다의 치료 원칙 중 하나는 몸속의 독소를 제거하는 것이고, 또 다른 원칙은 독소를 중화시키는 것이다.

대부분의 경우 약물치료, 침술, 척주지압, 마사지, 구토법, 하제, 관장제, 코안의 약물 투여, 방혈(放血), 음식조절, 맛 조절(인도에는 6가지 맛이 있다.), 생활방식과 규칙성, 요가, 호흡과 명상, 만트라(암송) 등을 병용한다.

아유르베다는 라이프 스타일을 통해 건강을 조절하는 '생활과학'이다. 여기서 소개하는 '건강 비결'을 소개하면 다음과 같다.

🗒 아유르베다에서 소개하는 '건강 비결'

1. 해 뜨기 전에 일어난다.
2. 태양 광선을 바라본다.
3. 눈을 뜬 뒤 방광과 창자를 비운다.
4. 식사는 천천히 한다.
5. 육체에 신선한 감각을 주기 위해 매일 목욕을 한다.
6. 아침 또는 저녁에 12가지 호흡훈련을 해 몸과 마음을 신선하게 한다.
7. 8시 이전에 아침을 먹는다.
8. 식사 전후에 손을 씻는다.
9. 식사 뒤 15분간은 가벼운 산보를 한다.
11. 음식에 대해 느껴가면서 식사를 하고, 식사 중에는 말을 하지 않는다.
12. 매일 손가락에 참기름을 묻혀 잇몸을 마사지한다.
13. 체내의 독소를 감소시키기 위해 일주일에 하루는 단식한다.
14. 밤 10시 이전에 잔다.

10. 암을 치료한다는 약초와 처방들

1. 간암과 유방암 치료에 좋은 효과 낭독(狼毒)

낭독(狼毒)은 버들옻과의 여러해살이풀인 오독도기의 뿌리를 말린 것이다. 키가 60센티미터까지 자란다. 봄과 가을에 뿌리를 캐서 햇볕에 말려 쓴다. 맛이 맵고, 성질이 평(平)하며, 독이 있다. 낭독의 약성은 담(痰)을 삭이고, 벌레를 죽이는 작용이 강하다. 약리 실험에서도 살균과 억균 작용을 하는 것으로 밝혀졌다. 옴과 악창(惡瘡), 뱃속에 덩어리가 생기는 징가(癥瘕), 적취(積聚) 등을 낫게 한다. 주로 내상(內傷)에는 식초에 볶은 낭독을 하루 0.4~1.5그램씩 달여서 복용한다. 외상(外傷)에는 잎과 뿌리 등 전초를 곱게 가루 내어 기초제에 섞어서 바른다.

최근의 임상에서는 낭독이 암을 치료하는 작용도 하는 것으로 확인됐다. 즉, 낭독대극(狼毒大戟) 주사액을 좀흰생쥐에게 투여한 결과, 간암의 치료율이 44~52퍼센트에 달하는 것으로 밝혀졌다. 이는 항암 약초인 활나물과 빈불스틴보다 간암 치료율이 훨씬 높은 것이다. 또 좀흰생쥐 육류-100에 대한 치료율도 월등히 높은 것으로 확인됐다. 정맥주사 실험에서도 암종의 치료율이 41~45퍼센트에 달했다. 복강 주사를 실시한 임상에서도 암종의 치료율이 38~44퍼센트로 높게 나타났다.

또한, 낭독전제(狼毒煎劑)는 진통 작용도 하는 것으로 밝혀졌다. 전기충격법과 열판법(熱板法)을 사용해 낭독전제를 흰 생쥐의 위(胃)에 6그램의 생약을 주입한 결과 통역(痛)을 20~50퍼센트까지 높일 수 있다는 사실이 밝혀졌다.

낭독의 주사액 제조 방법은 낭독 100그램을 1~2시간 정도 침수(浸水)한 뒤 2차례 끓인다. 이어 탕액을 넣고 잘 걸러낸 다음 물이 300~500밀리리터로 줄어들 때까지 끓인다. 그리고 졸인 물에 무수에타놀을 넣고, 에타놀 농도가 70퍼센트가 되게 하여 48시간 뒤에 걸러내서 에타놀을 회수한다.

이 약물에 증류수를 넣고 암모니아수로 ph8~9로 조절하여 침전시켜 여과시킨다. 최종적으로 여과액을 ph7로 조절하면서 'Tween 80'을 가미해 약물이 1천 밀리리터가 되도록 여과한 다음 앰플에 넣어 멸균하여 사용한다.

낭독 효능에 대한 문헌적 기록을 보면『본초통문(本草通文)』에서는 "충저(蟲疽)와 나력(瘰癧)을 다스린다."라고 했다.『보결주후방(補缺肘後方)』에서는 "급심복견증(急心腹堅症)과 양협하(兩脇下)의 기결(氣結) 증상에 낭독 60그램, 선복화(旋覆花) 30그램, 포부자(附子) 60그램을 가루 낸다. 이것을 꿀로 개어 환을 만들어 하루 2~3알씩 먹으면 효과가 있다."라고 했다.『고원중초약수책(高原中草藥手冊)』에서는 "임신부는 복용을 절대로 금하고, 만성 위궤양 환자에게는 조심해서 써야 한다."라고 기록했다.『중약대사전』에는 "낭독과 계혈등(鷄血藤)으로 주사약을 제조해 하루에 20~40밀리리터씩 1차 5퍼센트의 포도당을 섞어 정맥에 점적 주사를 놓거나 정제(錠劑)로 만들어서 쓴다."라고 했다. 특히, 이 처방으로 위암 말기 환자 20명을 치료한 결과 더 이상 세포가 괴사되어 암으로 변질되지 않았고, 치료 효과를 더 높였다."라고 했다.

낭독을 이용한 암 치료법

1. 간암:『절강중의잡지』는 "낭독 6그램 생별갑(生鱉甲), 단삼·건섬피(乾蟾皮)·생산사·반지련 각 30그램, 자전갈(炙錢渴) 5그램, 삼릉·봉출·맑은 대쑥 종자 각 15그램, 수질(水蛭) 10그램을 물로 달인다. 이 탕약을 하루 한 첩씩 복용하면 더 이상 화학 독소 등에 의해 세포가

죽어 암으로 변질되지 않고, 서서히 치료되는 효과를 볼 수 있다."라고 했다.

2. 위암·폐암·간암·갑상샘암·유두암: 『연대의약(煙臺醫藥)』은 "낭독 3그램에 200밀리리터의 물을 붓고 약한 불로 달여서 약재를 걸러낸다. 이어 탕액에 달걀 2개를 넣고 다시 끓인다. 복용법은 달걀을 먼저 먹고 탕약을 복용하면 갑상샘암과 폐암, 유두암의 초기 증상에 좋다."라고 했다.

3. 유선암: 『종류임증비요(腫瘤臨證備要)』는 "낭독과 대추 각 500그램을 물에 넣고 물이 절반으로 줄 때까지 달인다. 복용법은 탕약을 마신 뒤 마른 대추 5개씩을 하루에 2~3번 먹으면 약성의 효과를 더 높일 수 있고, 유선암종의 악화나 변종에 대해 예방 효과를 볼 수 있다."라고 했다.

2. 자궁암과 유선암 치료에 큰 효과 복령(茯笭)

복령(茯笭)은 죽은 소나무 뿌리에 혹처럼 균핵(菌核)이 자란 것을 말한다. 달리 운령(雲笭), 송령(松笭)이라고도 부른다. 보통 땅속 30센티미터 정도 깊이에 있다. 겉이 암갈색으로 소나무 껍질처럼 거칠고, 속이 희거나 분홍빛이다. 속이 흰색인 것을 백복령(白茯笭), 붉은 것을 적복령(赤茯笭)이라고 한다. 또 소나무뿌리를 싸고 있으면서 가볍고 푸석한 것은 복신(茯神)이라고 한다. 맛이 달고 싱겁다. 성질은 평(平)하고 독이 없다. 복신과 백복령이 약재로 더 많이 활용된다.

복령은 약성이 폐경(肺經), 비경(脾經), 심경(心經), 신경(腎經), 방광경(膀胱經)에 귀경(歸經)한다. 주로 이뇨·혈당 강하·진정 작용을 한다. 특히, 복령의 다당류는 면역력 강화와 항암, 항종양, 항염증에 효과가 높은 것으로 확인됐다. 또 비장이 허해서 붓거나 복수 찬 데, 담(痰)이 넘어오는 데, 만성 소화기 질환, 구토, 설사, 소변장애, 놀라서 가슴이 두근거리는 데, 불면증, 건망증 등에 효능이 있다.

복령을 이용한 최근의 자료를 보면, 포도당으로만 이루어진 파키만(Pachy-man)이 93퍼센트 이상 함유되어 있다. 이 파키만 성분과 그 유도체들이 면역력을 강화하고, 암 치료 작용을 하는 것으로 밝혀졌다. 중국에서는 복령을 배합한 '복령계지환(茯苓桂枝丸)'을 자궁근육암(子宮筋肉癌)을 앓고 있는 환자 100명에게 30일~7개월 정도 매일 한 첩씩 복용하도록 했다. 그 결과 46명은 종양이 완치됐고, 34명은 종양이 절반 이상 감소한 것으로 확인됐다. 이 처방의 구성은 복령·계지·목단피·도인·작약 각 4그램이다.

또한, 복령에 들어 있는 수용성(水溶性) 글루코마난 성분을 실험동물에 투여한 결과 '좀흰생쥐육유-180'의 억제율이 96.88퍼센트에 달하는 것으로 밝혀졌다. 아울러 복령의 에타놀 추출물은 '좀흰생쥐 육류-180'복수형에 대한 발생 억제율이 6.5퍼센트로 나타났다.

복령의 효능에 대한 문헌적 기록을 보면 『약성론』에서는 "복령은 위(胃)를 열고, 구역을 멈추게 하며, 심신을 안정시킨다. 특히, 폐위담옹(肺?痰壅)을 주치한다."라고 했다. 『일화자본초(日華子本草)』는 "오로칠상(五勞七傷)을 보(補)하고, 심(心)을 열며, 지(智)를 더한다."라고 했다. 『의학충중참서록(醫學衷中參西錄)』은 "복령은 전제(煎劑)에 들며, 그를 덩이로 썬 것은 하루 종일 끓여도 속까지 통하지 않는다. 얇은 조각으로 썰거나 작말(作末)해야만 완전히 끓여 진액을 얻을 수 있다."라고 했다. 『선경(仙經)』에는 "정신을 맑게 하고, 혼백을 안정시킨다. 구규(九竅)를 잘 통하게 하고, 살을 찌게 하며, 대·소장을 좋게 한다. 또 영기(榮氣)를 고르게 하고, 위(胃)를 좋게 한다."라고 했다. 단, 음(陰)이 허(虛)한 사람은 복용을 금해야 한다.

📖 복령을 이용한 암 치료법

1. 자궁근육류(子宮筋肉瘤): 『절강중의학원학보』는 "복령·단삼 각 15그램, 삼릉·아출(芽朮) 각 5그램, 계지·목단피·도인·천산갑·모려분 각 10그램을 물로 달여 하루 한 첩씩 복용하면 암이 치료된다."고 했다.

2. 방광암(膀胱癌): 『의학정황교류』는 "적복령·저령·반지련·대계·소계·백화사설초·포황탄(蒲黃炭)·관중탄(貫衆炭) 각 30그램, 지모·황백·생지황 각 12그램을 물로 달여 하루 3번 복용하면 효과를 본다."라고 했다.

3. 유선암(乳腺癌): 『강소중의』는 "복령 9그램, 황기·청피 각 4.5그램, 인삼·천궁·시호·감초·조각자 각 3그램, 당귀·백작약·생지황·모과 각 6그램을 물로 달여 하루 2~3번 복용하면 유선암종이 치료되는 작용이 있다."라고 했다.

4. 위암: 『임상응용한방처방해설(臨床應用韓方處方解說)』은 "복령·인삼·백출·반하 각 4그램, 진피·대추 각 2그램, 감초 1그램을 가루 내어 1회에 1그램씩 하루 세 번 미지근한 물로 복용한다. 이 처방은 '육군자탕(六君子湯)'의 방문(方文)으로 장복하면 위암을 낫게 하는 작용이 탁월하다."라고 했다.

5. 각종 암: 『중의약연구』는 "복령 15그램을 하루에 1첩씩 달여서 하루 세 번 복용하면 화학 독소 등에 의해 암으로 변질된 세포를 정상 세포로 생신시킬 수 있다."라고 했다.

3. 위암과 식도암 치료에 좋은 효과 호두

호두는 가래나무과의 낙엽성 교목이다. 키가 20미터까지 자란다. 열매가 둥글고, 털이 없다. 핵(核)은 갈색의 넓은 난형(卵形)으로 봉선을 따라 주름이 있다. 가을에 열매와 잎, 수피를 채취해 약재로 쓴다. 약성이 위경(胃經)과 신경(腎經)에 작용한다.

호두의 외과피(外果皮)에는 유글론과 타닌 성분이 많이 들어 있다. 또 열매와 잎에는 플라본과 사포닌 성분이 함유되어 있다. 종자에는 지방유와 단백질, 당류, 이노시톨 등이 함유되어 있다. 아울러 익지 않은 열매에는 비타민 C와 알칼로이드, 정유 성분이 포함되어 있다. 이들 성분은 주로 신허(腎虛)로 허리가 아픈 증상과 천식, 연주창, 경부 림프절염 등을 낫게 한다. 또 기혈(氣血)과 근골(筋骨)을 보(補)하고, 산후풍·자궁출혈·유선염·임파선염을 치료하는 데 효과를 발휘한다. 호두에 함유된 암 치료 성분은 유글론과 익지 않은 열매의 알코올 추출물이 대부분이다.

호두를 이용한 암 치료 작용은 최근의 여러 임상 실험에서도 확인됐다. 일례로『북경군구총병원(北京軍區總病院)』은 호두나무 가지로 각종 주사액을 제조해 종양 치료에 응용한 결과, 식도암(食道癌)과 분문암(噴門癌)의 증상을 개선했다. 또 조혈과 간 보호, 흑종의 유체(瘤體)를 축소시키는 데도 신묘(神妙)한 효과가 있는 것으로 확인됐다.

또 다른 임상 실험에서도 익지 않은 호두의 열매를 알코올로 침출하여 동물에 투여한 결과 '엘릿히 복수실체 암세포핵(腹水實體癌細胞核)'과 '좀흰생쥐 육류-180'에 억제 작용이 강한 것으로 밝혀졌다. 특히, 흑호도(黑胡桃)는 '좀흰생쥐 자발유선암'과 '엘릿히 복수암'을 억제하고, 유글론과 다당(多唐)은 '좀흰생쥐 육류-180'의 분열 작용을 억제하는 것으로 증명됐다.

호두 효능에 대한 문헌적 기록을 보면『본초강목』은 "보기양혈(補氣養血)하고, 윤조화담(潤燥化痰)한다. 명문(命門)에 익(益)하고, 삼초(三焦)에 이(利)하며, 온폐윤장(溫肺潤腸)한다. 특히 허한천수(虛寒喘嗽), 요각중통(腰脚重痛), 심복산통(心腹疝痛), 혈리장풍(血痢腸風)을 다스린다. 종독(腫毒)을 삭이고, 두창(痘瘡)을 밖으로 피게 하며, 동독(銅毒)을 누른다."라고 했다. 『용약법상(用藥法象)』에서는 "치질(痔疾)을 낫게 하고 나력(瘰癧)을 삭인다."고 했다. 『전신과용방(傳信過用方)』은 "식물초심(食物醋心)에 의한 병은 호두를 씹어 생강탕(生薑湯)으로 넘기면 즉시 효과를 본다."라고 했다. 불포화지방산이 풍부하여 체내의 포화지방산을 없애 주고, 머리를 맑게 하는 효능도 있다. 단, 몸에 열이 많은 사람과 대변이 묽은 사람은 과다 복용을 금한다.

📖 호두를 이용한 암 치료법

1. **위암(胃癌)**: 『중초약(中草藥)』은 "익지 않은 열매를 술에 담가 한 달간 우려내되, 한낮 햇볕에 말려 60퍼센트 농도의 청용의주(靑龍衣酒)를 만든다. 복용 방법은 1회 10밀리리터씩 하루 3번 나누어 마신다. 동시에 한 알에 1.5그램 크기의 가시오갈피 정제를 1회에 3알씩 하루 3번 나누어 복용하면 위암 치료 작용이 나타난다."라고 했다.

2. **식도암(食道癌)**: 『변증시치(辨證施治)』에는 "길이 30센티미터의 굵은 호두 나무가지 10개와 달걀 3개를 4시간 정도 달인 다음 달걀만 먹으면 좋다."라고 했다.

3. **백혈병**: 까만 호두의 과육과 우유, 사과를 함께 내복하면 치료 효과가 좋은 것으로 임상에서 밝혀졌다. 특히 중국에서는 일명 '7421주사제'를 만들어 임상에 응용하고 있다. 이 주사제는 푸른 호두 껍질 20킬로그램을 수차례의 침출과 여과 과정을 거쳐 만든다. 양방의 화학요법과 방사선 처치로 백혈구가 감소한 경우에 쓰면 백혈구 수가 급격히 증가한다. 또 각종 화학 처치로 인한 부작용을 개선하는 데, 효과가 있는 것으로 밝혀졌다.

4. **간암**: 호두나무가지·반지련·산두근·전과루·백화사설초·황기 각 30

그램, 포공영 60그램, 사삼·금은화·포산갑 각 15그램, 생감초 12그램을 하루 한 첩씩 달여 마시면 좋다.

5. 위임파육암(胃淋巴肉癌): 가래나무가지 120~150그램, 달걀 3개를 약한 불로 4시간 정도 끓여서 달걀을 건져 먹은 뒤 탕액을 여러 차례 나누어 마시면 임파선암이 회복된다.

4. 갑상샘암과 임파선암 치료에 좋은 곤포(昆布)

생약명이 곤포(昆布)인 다시마는 찬바닷물에 사는 한해성(寒海性) 식물이다. 지름은 2.5~3.5미터에 이른다. 다른 이름으로 윤포(綸布), 해대(海帶)라고도 한다. 줄기와 잎 사이에 생장대가 있어 매년 위로 자라고, 끝에서는 계속 녹아 없어진다. 말리면 녹갈색 또는 흑갈색이 되는데, 겉에 하얀 가루 같은 것이 생성된다.

곤포는 약성이 신경(腎經)과 간경(肝經)에 귀경(歸經)한다. 순환계와 신경계, 호흡계 질병을 다스린다. 담을 삭이고 굳은 것을 녹인다. 또 기가 몰린 것을 흩어지게 하고, 소변을 잘 나오게 한다. 약리실험에서도 강장과 갑상샘 기능 조절, 항암, 혈압 강하, 동맥경화 예방, 방사성 물질 배출 촉진 작용, 혈전 치료 작용 등이 밝혀졌다.

곤포를 이용한 암 치료 작용은 여러 실험에서도 확인됐다. 최근 일본에서 실시한 임상 실험에서 가는 잎 곤포와 긴 잎 곤포의 열수침출물(熱水浸出物)인 냉동 건조물을 하루 100밀리그램씩 좀흰생쥐에게 투여한 결과, '육류-180'의 억제율이 각각 76.3퍼센트와 83.6퍼센트로 나타났다. 또 내복해도 효과가 좋은 것으로 입증됐다. 이에 대해 다수의 과학자들은 "전통적으로 종양 치료에 쓰이던 곤포가 실용적인 암 치료 약의 하나로 보인다."라고 밝혔다.

또 다른 임상실험에서 곤포류의 열수침출물 100밀리그램을 '육류-180'을 접종한 좀흰생쥐에게 먹인 결과, 종양 억류률(抑瘤率)이 긴 잎의 곤포에서 92.8퍼센트, 가는 잎의 곤포에서는 94.8 퍼센트, 일반 곤포에서는 13.6퍼센트로 나타났다. 열수침출물의 주성분은 중성당(中性糖)과 산성당(酸性糖)으로 조성된 다당류로 확인됐다.

가는 잎 곤포의 투석내액(透析內液)을 투여하고 난 뒤 독소 등에 의해 암으로 변질된 세포에 접종한 결과에서도 종양 억류률이 68.6~80.4퍼센트로 나왔다. 또 먼저 청혈제를 접종하고 투석 내액을 투여하면 억제율이 92퍼센트로 월등히 높아지는 것으로 밝혀졌다.

곤포의 효능에 대한 문헌적 기록을 보면 『본초경소』는 "굳게 맺힌 것을 물렁물렁하게 풀어주고, 성질이 미끄러워 내리게 한다. 찬 성질은 제열(除熱) 작용을 한다. 따라서 맺힌 것을 풀어 12종의 수종(水腫)을 주치한다. 또 영류(瘤)와 결기(結氣), 누창(瘻瘡)을 다스린다."라고 했다.

『본초회』는 "곤포는 해조(海藻)보다 성질이 강해 영류와 누력(瘻)의 일격에 자주 쓰인다. 이는 오래된 담(痰)을 제거할 수 있기 때문이다."라고 했다.

📑 곤포를 이용한 암 치료법

1. 갑상샘암(甲狀腺癌): 『절강중의학원학보』를 보면 "곤포·해조·토패모(土貝母)·천규자(天葵子)각 10그램, 당귀·천궁·백작약 각 6그램, 팔월찰(八月札) 각 6그램, 현삼·해조 각 12그램을 하루 한 첩씩 달여서 마시면 낫는다."라고 했다. 또 『성혜방(聖惠方)』은 "소금기를 씻어낸 곤포 30그램을 가루 내어 솜으로 싸서 식초에 담갔다가 입에 물고 있으면서 침을 삼킨다. 약냄새가 없어지면 새 것으로 바꿔 물고, 침

을 삼키기를 반복하면 효과가 있다."라고 했다.

2. **식도암:** 『성제총록(聖濟總錄)』과 『격기일묘』에는 "곤포를 잘 씻어 말린 다음 쌀의 속겨 100그램을 함께 섞어 가루를 낸다. 이어 소의 타액(唾液)과 생백합즙(生百合汁), 꿀 각 100밀리리터를 함께 넣고 끓여 졸인다. 이 농축액에 이미 가루 낸 것을 개어서 대추알 크기의 환을 만들어 한 알씩 물고 조금씩 녹여 삼키면 암종(癌腫)이 가라앉는다."라고 했다.

3. **각종 암:** 곤포 40그램, 소맥(小麥) 1,000그램을 달여서 자주 마시면 암종이 작아진다. 현미와 야채 위주로 자연식을 하고, 화학 항암제 등 화학 약을 금하면 더욱 빠른 효과가 있다.

4. **악성 임파류(淋巴瘤):** 기관지와 임파선에 생기는 종양을 말한다. 『이륜변문(理淪?文)』을 보면 "곤포·해조 각 30그램, 생남성(生南星)·생반하(生半夏) 각 90그램, 사향·빙편(氷片) 각 6그램, 홍화(紅花)·모려(牡蠣) 각 60그램, 청염(靑鹽) 18그램을 모두 가루 내어 백급고(白膏)로환을 만들어 복용한다. 또는 환을 으깨어 고약에 섞어 붙이면 잘 낫는다."라고 했다. 백급고는 백급 250그램을 달여서 농축한 것이다.

5. 자궁경부암과 직장암 치료에 좋은 백화사설초(白花蛇舌草)

백화사설초(白花蛇舌草)는 꼭두서니 과에 속하는 한해살이풀이다. 키가 30센티미터까지 자란다. 잎이 선형이고, 잎자루가 없다. 중국의 복건성이 원산지다. 전초(全草)를 약재로 쓴다. 맛이 달면서 쓰고, 성질이 차다.

백화사설초에는 우르솔산, 올레아놀 산, 에리시모시드, 핸드리이코틴 등의 성분이 들어 있다. 이들 성분은 암 치료 작용이 매우 뛰어나 각종 화학 독소에 의해 암으로 변질된 세포를 정상 세포로 만드 는 데 탁월한 효능을 발휘한다. 특히 위암이나 간암, 식도암, 직장암, 자궁경부암, 방광암 치료에 효능이 있다. 또 항균과 소염 작용이 있어 간염과 이질, 충수염(蟲垂炎), 골반염 치료에 효과를 발휘한다. 또한, 폐열(肺熱)로 인한 해수, 편도선염, 인후염에도 좋은 효과를 발휘한다. 최근의 임상에서 100퍼센트의 백화사설초 주사액을 근육에 주사하여 자궁경 부암과 위암, 간암으로 고생하던 환자 각 1명을 치료한 것으로 확인됐다. 또한, 악성 임파선 종양 환자 23명을 치료한 결과 총 유효율이 83퍼센트에 달했고, 직장암 환자 3명도 치료하여 모두 효과를 보았다. 그밖에 충수염에 백화사설초 약물 40 그램을 물에 넣고 달여서 1일 2회 복용시킨 결과 현저한 개선 효과를 보였고, 수정관 결찰 수술 후 부작용으로 생긴 부고환의 부종 치료에도 좋은 효과를 나타냈다. 뱀에 물렸을 때 백화사설초 20그램을 물로 달여서 복용하면 빠르게 해독된다. 외용약으로 쓸 경우 적당량을 짓찧어 물린 부위에 붙인다.

백화사설초는 장기 복용이나 대량 복용해도 부작용이 없다. 백화사설초를 이용한 암 치료 작용은 여러 실험에서도 확인됐다. 1밀리리터 용액에 백화사설초 생약 6그램에 해당하는 농도로 체외에서 메틸-블루시험관법으로 측정한 결과 급성 임파세포형(淋巴細 布型), 입세포형, 단핵세포형, 만성세포형 등의 백혈병에 대해 강한 치료 작용이 있는 것으로 밝혀졌다. 또 호흡기측정법(呼吸器測定法)에 의한 실험에서도 급성 임파세포형, 입세포성 백혈병에 대한 치료 작용이 탁월한 것으로 확인됐다. 또한 메틸-블루시험관법으로 0.5~1그램의 생약을 섞은 결과 길전육류(吉田肉瘤)와 엘릿히 복수암에 강한 치료 작용을 하는 것으로 밝혀졌다.

백운사설의 효능에 대한 문헌적 기록을 보면 『조주지(潮州誌)』는 "줄기에서 짜낸 즙을 먹으면 직장암이 다스려진다. 장의 병증을 치료하는 데에도 효과가 있다."라고 했다. 『광서중양지』는 "어린이 감적(疳積)과 독사교상

(毒蛇咬傷), 암종을 다스린다."라고 기록했다.

🏷 백운사설초를 이용한 암 치료법

1. 위암: 『신편중의입문』을 보면 백화사설초 90그램, 백모근(白茅根) 60
   그램, 백당(白糖) 적당량을 달여서 하루 1번씩 복용한다고 했다.

2. 식도암, 직장암, 위암: 기관지와 대장 안쪽에 발생하는 종양을 말한
   다. 이런 경우 『전국중초약휘편』은 "백화사설초 70그램, 의이인(薏
   苡仁)·용규(龍葵)·황약자(黃藥子)·오약(烏藥)·오매(烏梅)·전삼칠(田
   三七) 각 5그램을 하루에 1첩씩 달여 먹으면 효과가 있다."라고 했다.

3. 직장암: 『절남본초신편』을 보면 "백화사설초·용규·인동덩굴 각 60그
   램, 반지련,·호제비꽃 각 15그램을 달여 마시면 낫는다."라고 했다.

4. 식도암: 『절남본초신편(浙南本草新編)』은 "백화사설초·반지련·소철엽(蘇
   鐵葉)·백모근·면화근(棉花根) 각 60그램을 달여 먹으면 암종이 서서
   히 사라진다."라고 했다.

5. 자궁경암: 백화사설초 60그램, 산두근·제대(臍帶)·귀중(貴衆)·황백
   각 30그램을 달여 하루 3번에 나누어 마신다.

6. 기타 암종: 『항암중조약제제(抗癌中草藥製劑)』를 보면 "백화사설초
   250그램, 지룡(地龍)·오공(蜈蚣)·봉방(蜂房)·전갈(全蝎)·사퇴(蛇退)
   각 30그램을 가루 내어 6그램 크기의 환을 만들어 하루 2회 1알씩
   먹는다. 또는 백화사설초 시럽을 만들어 20~30밀리리터씩 하루 3번
   식후에 복용한다."라고 되어 있다.

시럽 100밀리리터에는 백화사설초 70그램, 반지련 35그램, 해조(海藻), 곤
포(昆布) 85그램, 초두구 5그램, 노사 0.17그램, 오매 85그램에 해당하는 성
분이 들어 있다고 했다.

6. 폐암과 직장암에 활용하면 좋은 반지련(半枝蓮)

반지련(半枝蓮)은 꿀풀과에 속하는 여러해살이풀이다. 통경초로도 불린다. 키가 35센티미터까지 자란다. 줄기가 뭉쳐나고, 색이 어두운 자주색과 녹갈색이다. 잎은 삼각형의 달걀 모양 또는 피침형이다. 잎의 아랫면에 짧은 잎자루가 있다. 꽃이 여름에 줄기 상부의 잎겨드랑이에서 핀다. 전초(全草)를 채취하여 잘 씻은 다음 말려서 약재로 쓴다.

반지련에는 알칼로이드, 플라보노이드 배당체, 페놀, 타닌 성분이 다량으로 들어 있다. 이런 성분이 각종 암 종양을 해소하는 작용을 한다. 여러 임상 실험에서도 폐암, 위암, 간암, 유방암, 식도암, 직장암, 비인후암, 자궁경부암, 난소암, 악성림프종, 악성흑색소종, 전립샘암, 골육종, 담낭 담도암 등 다양한 악성 종양 질환 치료에 효과가 높은 것으로 확인됐다.

중국에서는 폐암을 치료하는 약물로 활용 빈도가 가장 높다. 우리나라에서도 위암, 유방암, 직장암 환자에게 반지련을 투여한 결과 화학 독소 등에 의해 암으로 변질된 세포가 정상 세포로 바뀌는 것으로 확인됐다. 특히, 위암과 식도암, 직장암, 비인후암, 자궁경부암 환자에게 반지련과 백화사설초를 20그램씩 배합하여 달여서 마시게 한 결과 세포가 화학 독소 등에 의해 괴사되어 암 종양이 되던 것이 억제됐다는 최근의 연구 보고도 있다. 또한 반지련은 해열, 해독, 지혈, 이뇨, 소염에도 뛰어난 작용을 한다.

따라서 피부 종기와 인후염, 폐결핵, 충수염, 토혈, 코피, 각혈, 피오줌, 전신 부종, 복수를 치료하는 데 사용하면 좋은 효과를 얻을 수 있다. 또 독충이나 뱀에 물린 데 사용하면 뛰어난 효과를 볼 수 있다. 중국에서는 반지련을 짓찧어서 외상과 화농성 질환 등의 치료에 외용약으로 사용한다.

반지련의 효능에 대한 문헌적 기록을 보면, 『천주초목(泉州本草)』은 "청열(淸熱)하고, 해독(解毒)하며, 어혈(瘀血)을 해친다. 또 행기(行氣)하고, 이수

(利水)하며, 지통(止痛)한다. 특히, 외용하여 옹저(癰疽), 정창(疔瘡), 종독(腫毒)을 다스린다."라고 기록했다.『전국중초약회편(全國中草藥匯編)』은 "종유(腫瘤), 간염, 간경화 복수, 폐농양(肺膿瘍)을 주치한다."라고 했다.『상용초약치료수책(常用草藥治療手冊)』은 "식도암, 위암, 자궁암을 다스린다."라고 기록했다.『항암고문』은 "반지련은 해독 작용이 매우 강해 여러 가지 종양에 신효하다."라고 했다.『중약대사전(中藥大辭典)』은 "종양에 반지련을 마른 것은 15~20그램, 생것은 30~60그램을 달여 마신다. 또는 즙을 내어 외용한다."라고 했다.

🔖 반지련을 이용한 암 치료법

1. 폐암·간암·위암:『신편중의입문』은 "위암은 반지련과 백모근(白茅根) 각 30그램을 배합해 달여서 마신다. 또 폐암과 간암은 반지련과 백화사설초(白化蛇舌草) 각 60그램을 배합하여 달여 마시면 치료 효과가 신효하다."라고 했다. 특히,『신의학자료』에서는 폐암 치료에 대해 "반지련과 백영사 각 30그램을 배합하여 하루 1첩씩 달여 마시면 병증이 가라앉는다."라고 했다.

2. 난소 종양: 여성의 자궁에 발생하는 혹으로 복부 팽만과 복통, 복부 압박, 질 출혈 등의 증상이 나타난다. 이런 경우『종유적진단여방치(腫瘤的診斷與防治)』에서는 "반지련 50그램, 까마중·백영사·백화사설초·별갑 각 30그램을 달여서 마시면 좋은 효과가 있다."라고 했다. 또 속발성 갈증이 있는 종양에는 "반지련 120그램, 포공영 30그램을 매일 달여서 차처럼 마시면 낫는다."라고 했다.

3. 비인후암: 코와 목 사이 발생하는 암이다.『중의학신편』에서는 "반지련과 독각련(獨角蓮) 각 50그램을 하루 1첩씩 달여서 복용하면 병증이 서서히 완화되면서 낫는다."라고 했다.

4. 직장암: 『중의임상수책(中醫臨床手冊)』은 "반지련, 백화사설초 각 30그램, 홍등(紅藤) 15그램, 의이인(薏苡仁), 금·은화, 백두옹 각 12그램, 자자위피(炙刺 皮), 고삼, 포산갑(山甲) 각 9그램을 배합하여 하루 1첩씩 달여서 마신다."라고 했다.

5. 각종 암종: 『종유적진단여방치(腫瘤的診斷與防治)』에서는 漆약침 액을 매일 또는 하루 건너 2밀리리터씩 근육 주사한다. 약침 액 제조법은 반지련, 백화사설초, 하고초를 같은 양으로 넣고 물로 달여서 졸인다. 여기에 2배 정도의 에탄올을 섞어 침전시킨 뒤 에탄올을 제거하여 ph 농도 5~7로 조절한다. 그리고 증류수를 넣고 생약의 10, 20, 100퍼센트 제제로 희석한다. 마지막으로, 2퍼센트의 안식향산(安息香酸)을 넣고 앰플로 만든다."라고 설명했다.

7. 폐암과 자궁암 치료에 쓰면 좋은 노관초

노관초는 쥐손이풀과에 속한 다년생 초본(草本)이다. 압각초, 세잎쥐손이풀, 이질풀이란 이름도 갖고 있다. 주로 산과 들의 반그늘 또는 양지바른 곳에서 자란다. 다 자라면 키가 40~80센티미터 정도 된다. 잎은 손바닥 모양으로 세 갈래 내지 일곱 갈래로 갈라져 있다. 쥐손이풀·선이질풀·이질풀은 잎이 크게 다섯 갈래로 깊게 갈라지고, 세잎쥐손이풀은 말 그대로 잎이 크게 세 갈래로 깊게 갈라진다. 꽃은 잎겨드랑이로부터 자라 나오는 꽃대 위에 한두 송이 핀다. 꽃의 지름은 1~1.5센티미터이고, 빛깔은 연분홍색이다. 꽃이 아름다워 관상용으로 심기도 한다.

노관초의 맛은 매우 쓰고, 매운 편이다. 성질은 약간 따뜻하다. 성분으로 타닌, 갈리크산, 호박산, 쿠에르체틴, 칼슘염, 베타인, 푸린, 아르기닌산 등이 들어 있다. 특히 항암 작용을 하는 휘발성 물질인 제라니올 성분과 비타민 E 유사물질이 다량으로 함유되어 있다. 이 성분이 발암성 독소를 해소하는 작용을 한다. 이 같은 항암 작용으로 인해 자궁경부암과 폐암, 직장암, 전립샘암, 유방암 등에 적절히 활용하면 상당한 효과를 거둘 수 있다.

노관초의 암 독소를 해소하는 작용은 박테리오파아제법에 의한 동물 체외 실험 결과에서도 밝혀졌다. 실제로 중국에서는 국화쥐손이풀을 이용한 방법으로 암 치료에 성공을 거두었다. 즉, 자궁경부암에 걸린 부인에게 국화쥐손이풀과 결명자, 어성초를 끓여 마시게 함으로써 자궁경부암을 치료했다고 한다.

노관초는 향균과 항바이러스에도 뛰어난 작용을 발휘한다. 특히, 황색포도상구균, 연쇄상구균, 폐렴쌍구균, 이질균, 유행성바이러스를 억제하는 작용이 뛰어나다. 또한 염증을 해소하고, 기침을 멎게 하는 작용을 한다. 따라서 해수, 장염, 설사, 옴, 악창 치료에 사용하면 좋은 효과가 있다. 아울러 풍습(風濕)을 제거하고 경락을 소통시켜 골격과 근육을 강건하게 하므로 사지마비, 동통, 관절통, 타박상 등에 활용해도 효과가 있다.

노관초에 대한 문헌적 기록을 보면, 『본초강목(本草綱目)』「습유편」에 "풍을 제거하고, 피의 흐름을 원활하게 한다. 또 소경활혈(疏經活血)하며, 근골(筋骨)을 튼튼하게 하고, 끊어졌던 맥을 통하게 한다. 손상(損傷), 비증(痺症), 마목(麻木), 피풍(皮風)를 다스리는 바 자주 먹으라."라고 했다. 『약재학(藥材學)』에서는 "청열(淸熱)하고, 해독(解毒)한다. 술에 담가 자주 마시면 소갈(消渴)하고, 옹저창종(癰疽瘡腫)을 다스린다."라고 했다.

한편, 노관초를 이용한 병증(病症)의 임상 보고를 보면 이질에는 매일 30그램을 물로 달여서 2~3회 복용하면 좋다고 했다. 또 급만성 장염의 치유율이 매우 높다고 했다. 포진성 각막염에 달인 물을 여과하여 눈에 바르면 즉시 효과를 볼 수 있다고 했다. 신경통에도 매일 20~30그램씩 물로 달여서 복용하면 효과를 볼 수 있다. 재생불량성 빈혈에도 매일 30그램을 달여서 유기농 설탕을 넣어 복용하면 좋고, 유선증식증(乳腺增殖症)에 30~60그램을 달여서 차처럼 수시로 복용하면 효과가 있다.

📖 노관초를 이용한 암 치료법

1. 자궁경부암: 두 개로 나눠져 있는 여성의 자궁 가운데 자궁의 질로 연결되는 목 부분의 경부에 발생하는 암이다. 발생 원인은 다양하지만, 최근 들어서는 화학 생리대 착용이나 화학 약과 화학 첨가제로 가공한 식품의 섭취 등으로 인한 화학 독소의 영향이 크다. 초기에는 아무 증상이 없다가 화학 독소가 심해져 암이 진행되면 성관계 후 비정상적 출혈과 배뇨 곤란, 아랫배와 다리의 통증 등이 나타날 수 있다. 이런 경우에 『근세부과중약처방집(近世婦科中藥處方潗)』에는 "흰꽃 국화쥐손이 12그램과 망강남(望江南) 15그램을 준비해 매일 달여 마신다."라고 했다. 또 "국화쥐손이 15그램과 차전자·어성초 각 9그램, 결명자·개오동나무열매 각 15그램을 푹 달인 뒤에 하루에 한 번씩 3일 동안 나눠서 복용한다."라고 명시했다.

2. 폐암, 직장암, 후두암, 전립샘암, 유방암, 백혈병: 『중초약통신』에 노관초의 줄기와 잎을 따서 진하게 달여 마시면 효능이 있다고 명시돼 있다.

3. 각종 암종: 『중의학연구자료』 1978년 6월호에 노관초의 줄기와 잎 10그램을 물로 달여 하루에 세 번 나눠서 복용하면 좋다고 적시했다.

8. 자궁암과 섬유종에 활용하면 좋은 홍화(紅花)

홍화(紅花)는 국화과에 속하는 두해살이풀이다. 달리 잇꽃이라고도 한다. 7~8월에 가지 끝에 붉은빛이 도는 노란색 꽃이 1개씩 핀다. 모양은 엉

경퀴와 같다. 이른 여름 노란 꽃이 빨갛게 변할 때 꽃을 따서 그늘에 말려 쓴다. 성미(性味)는 맵고 쓰며 달고 온(溫)하다. 약성이 폐경(肺經)에 들어가 어혈을 흩어지게 한다.

홍화에 대한 문헌적 기록을 보면, 『본초연의보유(本草衍義補遺)』에서는 "어혈을 없애고, 양혈(養血)한다. 양이 많으면 파혈(破血)하고, 양이 적으면 양혈한다."라고 했다. 『본초술구원(本草述鉤元)』에서는 "수전하면 양혈하고, 주전하면 파혈한다."라고 했다. 또 『외대비요방(外臺秘要方)』에서는 "귀에서 수년 동안 농수가 계속 흐르고, 악취가 나는 경우에 홍화 0.3그램과 고백반 30그램을 가루 내어 조금씩 귀에 넣는다."라고 했다.

동물을 이용한 실험에서 좀흰생쥐 육류-180에 대해 억제 작용이 있는 것으로 밝혀졌다. 수전액의 JTC-26 억제율은 90퍼센트 이상이었다. 체외 실험에서는 백혈병 세포에 대한 억제 작용이 있음이 밝혀졌다. 또 홍화 전제(煎劑)가 순환기 계통에 미치는 작용은 사프라닌이라 불리는 번홍화의 전제와 유사했지만, 독성은 오히려 훨씬 적은 것으로 나타났다. 흰 생쥐의 먹이에 6퍼센트의 홍화를 섞어도 독작용이 없었으나, 사프라닌은 2퍼센트만 섞어도 중독 현상이 나타났다.

홍화의 종자에서 짠 기름에는 불포화지방산인 리놀산이 많이 들어 있다. 따라서 꾸준히 복용하면 콜레스테롤 과다에 의한 동맥경화를 예방하고 치유하는 데 아주 큰 효과를 거둘 수 있다. 또 부인병·월경불순·생리통·산후 어혈·복통·타박상·두통·빈혈·관절염 등을 치료하는 큰 효과를 거둘 수 있다. 주로 심장과 간에 작용하여 온 몸의 혈액순환을 돕고, 어혈을 풀어주며, 통증을 완화시키는 효능이 크다. 소량을 복용하면 혈액순환을 원활하게 하고, 많이 사용하면 어혈을 풀어주는 효능을 발휘한다. 예전에는 홍화 종자유(種子油)를 등유(燈油)로도 많이 사용했다. 이 등잔불에서 얻은 검댕으로 만든 묵을 홍화묵(紅花墨)이라 하여 최상품으로 꼽았다.

📖 홍화를 이용한 암 치료법

1. 자궁경암(子宮頸癌): 한국 여성의 자궁암 중 95퍼센트를 차지하는 것으로 자궁경부 점막에서 발생한다. 특히, 외자궁구(外子宮口) 부근에 발생하는 경우가 많다. 초기에는 증상이 없다가 점차 출혈이 되고, 성교 후 출혈이 심하게 된다. 이런 경우『상해중의잡지』에서는 "홍화·백반 각 6그램, 와송 30그램을 물로 달여 외음부를 30~60분간 담근다. 탕액은 3~4일 연용(連用)한다."라고 했다.

2. 식도암(食道癌): 식도에 발생하는 악성종양으로 환자의 90퍼센트 이상이 음식물을 삼키기 힘든 증상을 겪는다. 처음에는 고형 음식을 삼킬 때에만 불편을 느끼지만, 점차 부드러운 유동식을 넘길 때에도 어려움을 겪는다.『종양자료휘편』에서는 이 같은 식도암 환자에게 "홍화·단삼·적작약·생지(生地)·당귀 각 9그램, 계혈등(鷄血騰) 30그램, 천궁 3그램을 물로 달여 먹는다."라고 했다. 또한,『중의종양의방치』에서는 "홍화·석창포·계혈등 각 6그램, 아차(兒茶) 4.5그램, 산자고 18그램을 물로 달여서 하루에 1첩씩 마신다."라고 했다.

3. 급성입세포성백혈병(急性粒細胞性白血病)으로 야기된 피부농종(皮膚膿腫): 화학 독소에 의해 피가 묽어져 피부에서 고름이 나오고 용종이 생기는 증상이다.『신중의』에서는 "홍화·유향·몰약 각 30그램, 소라산·진주초 각 150그램, 치자 60그램을 가루 내어 달걀 흰자위 또는 따뜻한 물로 개어서 상처에 붙인다."라고 했다. 소라산은 자금우(紫金牛)과의 풀로 뿌리 또는 전초를 쓴다. 진주초는 한국의 풀밭에서도 자라는 한해살이풀로 대극과의 여우구슬 전초다.

4. 췌장암(膵臓癌): 몸이 냉해지면 기(氣)가 수축되는데, 여기에 비자연적

인 음식이나 음료를 지나치게 섭취하면 비장의 공능이 결체되어 췌
장암이 생긴다. 이런 경우『종유임증비요(腫類臨症備要)』에서는 "홍
화·도인·삼릉·초영지(炒靈脂)·포황(蒲黃)·호황련(胡黃蓮)·황백·오
약·현호색·계내금·당귀·천산갑 각 30그램, 아출 15그램, 백화사설초
20그램을 물에 달여 마신다."라고 했다.

5. 각종 암종(癌腫): 기타 암에도 홍화는 뚜렷한 효과를 나타낸다. 이에
   대해『중의약연구자료』에서는 "홍화 5그램을 달여 하루 3번에 나누어
   먹는다. 장복해도 무방하다. 이는 일본 민간의 경험방이다."고 했다.

9. 방사선치료 해독에 토복령(土茯)

토복령(土茯)은 중국의 양자강 이남과 베트남, 인도 등에 분포하는 청미
래덩굴의 뿌리를 말한다. 한국과 일본에 자생하는 청미래덩굴도 토복령이
라고 부른다. 황해도 이남 각처에서 흔히 자라는 가시덩굴나무다. 뿌리가
굵고, 꾸불꾸불 뻗는다. 잎은 둥글고 가장자리가 밋밋하다. 흰색과 적색의
두 가지 종류가 있는데, 약으로 쓸 때는 흰 것을 쓴다.

토복령에 대한 문헌적 기록을 보면,『본초강목』은 "맛이 달면서 담백하
고, 성질이 평(平)하며, 독이 없다. 비위(脾胃)를 튼튼하게 하고, 근골(筋骨)
을 강하게 한다."라고 했다.『본초정의(本草正義)』에서는 "토복령은 몸 안의
습(濕)을 잘 빼고 열을 내리게 하므로 습열로 인한 독을 제거하는 데 좋다.
수은이나 중금속의 독을 풀어주고, 위로 솟구치는 독을 내려서 소변이나
대변으로 빠져나가도록 한다. 양매독창(楊梅毒瘡)이 백락(百絡)에 침입하여
관절이 아프거나 썩는 증상, 독이 위로 올라가 목구멍이나 기관지가 아프
고 괴란하는 등의 모든 악창에 대단히 뛰어난 효과가 있다."라고 했다. 또
『생초약성비요(生草藥性備要)』에서는 "맛이 달고 담(淡)하므로 몸을 보(補)

하면서 습을 빼낼 수 있다. 농창(膿瘡)에 토복령 삶은 물을 차처럼 자주 마시면 신묘한 효험이 있다."라고 했다. 『약초의 성분과 이해』에서는 "식도암, 위암, 결장암, 코암, 자궁암에 바위손과 까마중을 함께 써서 효과를 보았다."라고 했다. 체외 실험에서 토복령의 열수 침출물은 500㎍/㎖ 농도에서 JTC-26에 대한 억제율이 100퍼센트에 이르렀다. 육류(肉瘤)-180에도 억제 작용이 나타났다.

현대에서는 토복령을 주로 농약의 수은 독이나 중금속과 방사능 등을 해독하는 데 사용하고 있다. 농사를 짓다 보면 농약에 중독될 수 있는데, 이때 토복령을 끓여 놓고 보리차처럼 수시로 마시면 해독에 큰 도움이 된다. 또 팔다리와 몸을 쓰지 못할 정도로 한쪽으로 쏠리는 증상이나 힘줄과 뼈에 경련이 일어나면서 몹시 아픈 증세에도 좋다. 남녀노소 누구나 복용해도 문제가 없지만, 변비 증세가 심한 사람은 복용하지 않는 것이 좋다.

🗒 토복령을 이용한 암 치료법

1. 뇌막류(腦膜瘤): 선천적인 두개 결손에 의해 두개강 안의 압력이 높아지면 뇌의 일부가 두개강 밖으로 빠져나온다. 두개강 밖으로 밀려 나온 뇌의 실질은 혈액 공급에 이상이 생기기 때문에 표면에 괴사가 일어나고 감염이 생긴다. 이런 경우에 『요녕중의』에서는 "토복령 75그램, 하수오·조구등 각 25그램, 결명자 20그램, 국화·도인 각 15그램, 천궁 10그램, 당귀 50그램을 하루 1첩씩 달여서 복용한다. 병증을 보아서 가감한다."라고 했다.

2. 악성임파선암(惡性淋巴線癌): 임파선암은 림프종이라고도 하는데, 림프 조직이 아닌 부위에서도 발생할 수 있다. 통증은 없지만 림프종이 커져서 보이거나 만져지는 등의 증상이 특징적으로 나타난다. 이

런 경우『적덕당경험방(積德堂經驗方)』에서는 "토복령을 절편 또는
가루로 만들어서 달여 먹거나 죽에 섞어서 먹는다. 많이 먹을수록
좋다. 쇠그릇이나 모발이 닿아서는 안 된다."라고 했다.

3. 갑상샘암(甲狀腺癌): 대개 40~45세의 여성에게서 많이 발생하는 것
으로 요오드의 부족이나 갑상샘 절제 등으로 인해 발생한다. 최근
에는 갑상샘암이 있는 경우 절제 수술이나 화학 항암제 처치를 하지
않으면 생존율이 높다는 주장이 제기되고 있다.『절강민간중약』에서
는 갑상샘암 치료에 "토복령 15그램, 황약자(黃藥子) 9그램, 백모등
(白毛藤) 16그램, 포공영 12그램, 감초·금은화 각 6그램을 물에 달여
복용한다."라고 했다.

4. 방광유두이행성상피암(膀胱乳頭移行性上皮癌): 원발 병소는 주로 방광
이지만, 신우와 요관에서도 발생한다. 혈뇨를 주 증상으로 한다. 현
저하게 비후한 이행상피암이 방광 내강을 향해 유두상으로 증식하
며, 야채 모양의 종양을 만든다. 이런 경우에『신의약자료』에 의하면
"토복령 60그램, 종려자(棕櫚子) 30그램을 엑기스로 달여서 0.3그램
정도의 환을 지어 하루 3번 나누어 먹는다."라고 했다.

5. 방광암(膀胱癌): 화학 독소 등이 방광의 세포를 괴사시켜 발생하는
악성 종양이다. 남성이 여성보다 발병 위험도가 3~4배 높다. 화학 독
소가 가장 위험한 원인인데, 직업적으로 발암물질에 노출되는 경우
도 있다. 이런 경우 북경의학원 제1부속병원에서는 "토복령·등심초
(燈心草)·백영(白英)·용규(龍葵) 각 30그램, 해금사(海金砂) 15그램을
달여서 복용하는 한편, 섬여를 탕제로 하여 백화사설초탕과 함께 차
처럼 마시게 하여 완치했다."라고 한다.

10. 백혈병과 혈관암 치료에 좋은 포공영(蒲公英)

포공영(蒲公英)은 민들레의 전초를 말린 것이다. 꽃이 금비녀의 머리처럼 생겼다 하여 금잠초(金簪草)라고도 하고, 줄기가 하나만 있는 것이 정(丁)같이 생겼다 하여 지정(地丁)이라고도 한다. 긴 방추형의 뿌리와 긴 타원형의 날개 모양으로 갈라진 잎이 여러 개 붙어 있다. 약재로 쓸 때는 여름에 채취하여 말려서 쓴다.

포공영에 함유된 암 치료 성분으로는 스테롤, 콜린, 이눌린 등이 있다. 예로부터 미국의 민가에서는 엑기스 또는 환제로 만들어 여러 종양의 치료에 널리 사용하고 있다. 포공영의 열수 침출물을 실험용 쥐에게 주사한 결과, 좀흰생쥐 육류-180에 대한 억제율이 43.5퍼센트에 달했다. 하지만 알코올 침출물은 효과가 없었다. 또한 포공영의 열수 침출물은 다당류로서 인체 폐암 세포에 대하여 뚜렷한 억제 작용을 나타냈다. 이를 토대로 열수 침출물이 숙주의 항암 작용을 조절할 수 있는 일종의 면역 촉진제라고 판단할 수 있다. 그뿐만 아니라 좀흰생쥐 엘릿히 복수암에 체중 1킬로그램당 300밀리그램의 제량으로 복용했을 때 뚜렷한 치료 효과가 나타났다.

포공영에 대한 선현들의 기록을 보면, 『당본초(唐本草)』에는 "맛이 달고, 평하며, 독이 없다. 부인들의 유옹(乳癰)을 주로 치료한다."라고 하였다. 또 『본초경소(本草經疏)』에서는 "약성이 간경(肝經)과 위경(胃經)으로 들어간다. 해열과 양혈(涼血)의 요약이다. 부인의 유옹종(乳癰腫)과 유독(乳毒)에는 생으로 짓찧어 쓰는 것이 좋다."라고 하였다. 『본초신편(本草新編)』에서는 "포공영과 금은화는 모두 소옹화양지물(消癰化瘍之物)이다. 포공영은 약성이 양명경(陽明經)과 태양경(太陽經)에만 들어가지만, 금은화는 모든 경락에 들어가지 않는 곳이 없다. 금은화는 포공영을 함께 써야 그 공이 더 커진다."라고 했다.

📖 포공영을 이용한 암 치료법

1. **백혈병**: 화학 독소에 의해 피가 묽어진 현상이다. 특히, 화학 해열 진통제의 부작용으로 생기는 경우가 많다. 피가 묽어져 조혈(造血)하는 장소를 점거하기 때문에 감염증이나 출혈 등이 쉽게 일어난다. 『종류적진단여방치(中國腫瘤的診斷與防治)』에서는 이 같은 백혈병에 포공영·생지황·반지련·다래 뿌리 각 30그램, 금은화·석고 각 24그램, 당귀·판람근·현삼 각 12그램, 고삼 9그램, 천문동·맥문동 각 6그램을 하루에 1첩씩 달여 마신다고 했다.

2. **경악종상**: 혀를 들어올렸을 때 치아가 둘러싸고 있는 범위 안에서 닿을 수 있는 부분과 편도선 상부에 생긴 종양을 말한다. 『종류적진단여방치(中國腫瘤的診斷與防治)』에서는 이 같은 증상에 포공영·금은화·산자고 각 30그램, 지정 15그램을 하루 1첩씩 달여 마신다고 했다.

3. **자궁경암이 대장으로까지 악화된 경우**: 자궁경암은 한국 여성의 자궁암 중 95퍼센트를 차지하는 것으로 자궁경부 점막에서 발생한다. 특히, 외자궁구(外子宮口) 부근에 발생하는 경우가 많은데, 북경중의학원학보(北京中醫學院學報)에서는 자궁경암이 그릇된 처치로 대장암으로까지 악화된 경우에 포공영·금은화·동과자·생황기 각 20그램, 백화사설초·괴화 각 15그램, 제(製)몰약·향부자·초(炒)산사·신국 각 10그램, 당귀·지정·생지황 각 12그램을 달인 다음 인삼·혈갈·침향을 분말하여 1그램씩 타서 함께 먹는다고 했다.

4. **위암**: 위암은 초기에 뚜렷한 증상이 없다. 하지만 서구식의 그릇된 식습관이나 화학 약의 복용을 지속하면 점점 위 부위의 통증이나 팽만감, 메스꺼움, 식욕 부진 등의 증상이 나타난다. 토한, 내용물이나 대변에 피가 섞여 나오는 수도 있다. 이런 경우 『광서중의약(廣西中醫藥)』에서는 포공영·향부자·당귀·반변련·반지련·백화사설초 각

12그램, 적작약·자화지정·지실·목향·오약·도인·울금 각 9그램, 현호색 6그램을 달여 먹는다고 했다.

5. 인후암이 경부임파선으로 악화된 경우: 인후암은 술, 담배, 직업적인 요인 등에 의해 인두와 후두에 발생하는 악성종양으로 주로 50~60대 연령층의 남성에게서 자주 발생한다. 보통 목감기나 쉰 목소리 등의 증상이 나타난다. 인후부에서 생긴 암이 임파선으로 전이된 경우『상견종류적방치(常見腫瘤的防治)』에서는 신선한 포공영, 측백엽, 생지황을 각 같은 양으로 짓찧어 꿀을 가한 것을 경부종양에 붙인다고 했다.

6. 혈관암: 양성 혈관암은 유독성 사혈(死血)이 전신의 혈관을 돌아다니며 일정한 장소가 없이 여기저기 새알같이 툭 삐져나오면서 발병하였다가 없어지곤 한다. 음성 혈관암은 유독성 사혈이 뭉쳐서 혹이 된 것을 말한다. 이런 경우『중약대사전(中藥大辭典)』에서는 민들레 잎의 즙액을 취하여 하루 10여 차례 혈관암의 환부에 바른다고 했다.

11. 췌장암과 폐암 치료에 좋은 불갑초(佛甲草)

불갑초(佛甲草)는 돌나물과에 속하는 다년생식물이다. 달리 돈나물, 석상채(石上菜)라고도 한다. 밑에서 가지가 갈라져 지면으로 뻗고, 마디에서 뿌리를 내린다. 키가 15센티미터까지 자란다. 잎이 보통 3개씩 돌려나고, 잎자루가 없다.

잎 양끝이 뾰족하고, 가장자리가 밋밋하다. 5~6월에 노란색 꽃이 핀다. 맛이 달면서 차고, 약간의 독성이 있다. 생약명은 석지갑(石指甲)이다. 4~9월 사이에 채취하여 햇볕에 말리거나 생것을 약재로 쓴다. 비타민 A와 C, 인산, 칼슘, 리보플라민 등이 골고루 들어 있다. 특히, 칼슘은 우유의 2배다. 수분 함량 역시 수박보다 월등히 높아 봄철 건조한 피부를 촉촉하게 해 준다.

불갑초는 열을 내리고, 해독하는 작용이 매우 강하다. 따라서 목 안이 붓고 아픈 증상, 열림(熱淋), 옹종(癰腫), 화상, 사교창(蛇咬瘡)을 치료한다. 또 각종 부종을 빠르게 가라앉게 한다. 아울러 간염을 신속하게 회복시켜 주고, 간의 수치를 정상으로 돌아오게 한다. 내상(內傷)에는 달이거나 즙을 내어 복용하고, 외상(外傷)에는 줄기와 잎을 짓찧어서 환부에 붙인다. 특히, 벌레 물린 데나 불에 덴 데에 즙을 바르면 말끔히 낫는다.

최근의 임상을 보면 불갑초 추출 물질을 실험동물에게 투여한 결과, 화학 독소에 의해 세포가 죽어 암이 되는 것을 억제하는 작용이 매우 강한 것으로 확인됐다.

특히, 중국 '절강중의학원' 종양연구실에서 23명의 말기 폐암 환자에게 어성초와 불갑초를 물로 달여 복용시킨 결과, 이들 모두 1년 이상 생명을 유지하고, 통증과 식욕부진 등 합병증도 크게 개선된 것으로 밝혀졌다.

불갑초 효능에 대한 문헌적 기록을 보면 『화한약고(和漢藥考)』에서는 "잎의 생즙을 독충에 물린 곳과 화상에 바르면 흉터 없이 깨끗이 낫는다."라고 했다. 또 『본초강목습유』에서는 "옹정(癰), 편독(便毒), 황저(黃疽), 후선(喉癬)을 다스린다."라고 했다. 『본초추진(本草推陳)』에서는 "각종 화농증(化膿症)과 농독병(膿毒病), 독사상(毒蛇傷), 혈중독(血中毒)에 대량의 선초(鮮草)를 생즙 내어 먹이면 구급 해독작용이 매우 강하다."라고 했다. 『하란약경(荷蘭藥鏡)』에는 "오물을 깨끗이 쓸어내고, 악독(惡毒)을 누른다. 생즙을 그냥 먹거나 사탕과 함께 먹으면 고열을 내리고 번갈을 멈추게 한다. 특히, 인후병과 구설(口舌)의 열종(熱腫)을 삭이고, 설사나 적리(赤痢)도 다스린다."라고 했다. 또 『구생고해』에서는 "후선(喉癬)에 불갑초의 생즙에 오래된 경묵(京墨)의 마즙(磨汁)을 섞어 하루에 4~5차례 정도 목을 적시면 깨끗하게 낫는다."라고 했다. 『의종회편(醫宗匯編)』에서는 "천사두통(天蛇頭痛)으로 참기 어려운 증상 치료에 먼저 불갑초와 술 찌개미를 함께 짓찧는다. 이어 소금을 넣고 섞어서 아픈 곳에 붙이면 흉터 없이 낫는다."라고 했다.

📖 불갑초를 이용한 암 치료법

1. 췌장암: 『변증시치(辨證施治)』는 "불갑초 줄기와 잎 6~12그램, 냉이의 신선한 잎 9~18그램(말린 것은 4.5~9그램)을 하루에 한 첩씩 달여 먹으면 화학 독소 등에 의해 세포가 파괴되어 암으로 변질되는 것을 억제하는 작용이 있다."라고 했다. 중국 복건성 복주시의 제1의원에서는 이 처방을 췌장암 환자들에게 투여한 결과 세포가 더 이상 암으로 변질되지 않고 개선된 것으로 알려졌다.

2. 식도암(食道癌), 분문암(噴門癌): 『중초약통신』은 "불갑초 250그램을 물에 넣고 물이 절반으로 줄때까지 달여서 하루에 한 첩씩 꾸준히 복용하면 호전된다."라고 했다.

3. 폐암(肺癌): 『항암중초약제재(抗癌中草藥製濟)』는 "불갑초 30~60그램, 곤포(昆布)·해조(海藻)·상피(桑皮)·하고초(夏枯草) 각 15그램, 황금(黃芩)·산치자(山梔子)·연교(連翹) 각 9그램, 금은화(金銀花) 12그램, 생석고(生石膏) 30그램을 물이 절반으로 줄 때까지 달여서 하루 1첩씩 꾸준히 마시면 더이상 세포가 화학 독소에 파괴되어 암으로 진행되지 않는다."라고 했다.

4. 구강(口腔), 순설암(脣舌癌): 『하란약경(荷蘭藥鏡)』은 "불갑초 즙 12그램, 해당화 꿀 30그램, 몰약(藥) 6그램, 용뇌(龍腦) 15그램을 가루 내어 고약을 만든다. 이 고약을 '상처에 붙이면 효과가 빠르게 나타난다. 특히, 암궤양(癌潰瘍)을 치료하는 데에도 효과가 있다."라고 했다.

12. 직장암과 대장암 치료에 좋은 아담자(鴉膽子)

아담자(鴉膽子)는 소태나무과에 속한 상록대관목이다. 달리 고삼자(苦參子), 압단자(鴨膽子)라고 불린다. 열매가 계란 모양이고, 유질(油質)로 되어 있다. 가을에 열매를 채취해 햇볕에 말려 약재로 쓴다. 맛이 쓰고, 성질이 차며, 약간의 독이 있다. 약성이 간경(肝經)과 대장경(大腸經)에 귀경한다.

아담자 열매에는 알칼로이드계의 브루카마린과 야타닌 성분이 많이 들어 있다. 또 브루체알린 배당체와 페놀유 성분도 함유되어 있다. 씨에는 약 56퍼센트의 기름과 적은 양의 정유가 들어 있다. 이들 성분은 주로 청열해독(清熱解毒), 절학치리(截瘧治痢), 부식췌우(腐蝕贅) 작용을 한다. 따라서 이질, 학질, 사마귀, 티눈, 질염, 치창(痔瘡), 복사(腹瀉) 등의 질환 치료에 효과를 발휘한다. 특히 암 치료 작용이 강해 식도암과 대장암, 피부상피암, 자궁경부암 등에 쓴다.

아담자를 이용한 치료 방법을 보면 이질의 경우, 아담자를 가루 내어 환을 만들어 한 번에 10~20알씩 하루 3번 복용한다. 또 사마귀와 티눈에는 아담자를 짓찧어 붙이거나 아담자 기름을 바르면 조직이 괴사되어 떨어진다.

아담자를 이용한 암 치료 작용은 최근의 임상에서도 확인됐다. 아담자 유제(油劑)와 수제(水劑)가 실험성 유두상류(乳頭狀瘤)의 암세포를 정상 세포로 변화시키는 것으로 밝혀졌다. 아울러 '좀흰생쥐 육류-180'과 '와크씨암(氏癌)-256'의 정모세포(精母細胞)에도 강력한 치료 작용이 있는 것으로 확인됐다. 동물에 대한 체외 실험에서도 열수 추출물아 'JTC-26육종'을 90퍼센트 이상 치료하는 것으로 증명됐다.

또 다른 임상 실험에서는 아담자에서 추출한 10퍼센트의 유탁액(乳濁液)이 체외에서 배양한 '좀흰생쥐의 복수형간암세포(腹水型肝癌細胞)'를 치료하는 것으로 밝혀졌다. 또한 아담자 유제를 좀흰생쥐의 복강에 주사한 결과, 복수형 간암의 복수가 줄어들고, 암세포도 현저하게 정상 세포가 되는 것으로 확인됐다.

아담자 효능에 대한 문헌적 기록을 보면 『중국약학대사전』은 "양혈지혈(凉血止血)하고, 어혈(瘀血)을 삭이며, 새 피를 생기게 한다. 또 열리(熱痢)에 즉효를 발휘한다."라고 했다. 『이질신방(痢疾神方)』에서는 "석류소탄(石榴燒炭) 3그램, 진아편절편(眞鴉片切片) 6그램, 기름을 제거한 아담자 90그램, 인삼 0.9그램, 고백반(枯白礬) 0.6그램, 침향 0.9그램을 가루 내어 죽으로 만든다. 이것을 0.03~0.06그램의 환(丸)으로 만들어 한 번에 1~2알씩 복용한다."라고 했다. 다만, 비위 허약자와 위궤양, 만성 장염, 간신(肝腎) 기능 쇠퇴, 임신부에게는 쓰지 않는다.

📖 아담자를 이용한 암 치료법

1. 직장암: 『종유적진단여방치(腫瘤的診斷與防治)』는 "아담자로 10퍼센트의 주사액을 만들어 하루 또는 이틀에 한 번식 2밀리리터를 주사한다. 15번을 하나의 치료 단계로 해서 반복적으로 주사하면 직장암종이 치료되는 효과가 있다."라고 했다.

2. 식도암(食道癌): 『신편중의입문(新編中醫入門)』은 "아담자·수질(水蛭) 각 60그램, 도인 120그램, 자석(石) 150그램을 준비한다. 먼저 수질과 도인, 생자석을 분말한 뒤 아담자를 넣고 가루 낸다. 1회에 9~12그램씩 하루 2~3번 나누어 복용한다. 이때 약 가루에 연꽃 지하경의 가루를 섞어 복용하면 효과가 더 빠르게 나타난다."라고 했다.

3. 외이도피부인상상피암(外耳道皮膚鱗狀上皮癌): 『광서중의약』은 "아담자를 가루 내어 7일간은 1회에 9알씩 복용한다. 이어 매주 한 알씩 추

가해서 1회에 15알씩 하루 3번 복용한다. 반드시 용안육(龍眼肉)으로 싸서 먹어야 한다. 외용할 경우에는 아담자인을 가루 내어 바셀린으로 갠 다음 아픈 곳에 하루에 한 번씩 붙인다."라고 했다.

4. 대장암(大腸癌): 아담자를 가루 내어 물로 달여서 관장하면 서서히 치료 효과가 나타난다.

5. 자궁경부암(子宮頸部癌): 아담자·생마전자·생부자·경분(輕粉) 각 4.5 그램, 웅황 9그램, 비석(砒石) 6그램, 청대(靑黛) 9그램, 노사 6그램, 조매탄(烏梅炭) 15그램, 빙편(氷片) 1.5그램, 사향(麝香) 3그램을 모두 가루 내어 아픈 곳에 바르면 낫는다.

13. 악성 종양과 비인암 치료에 좋은 황금(黃芩)

황금(黃芩)은 꿀풀과의 여러해살이풀이다. 편금, 고금, 자금, 조금으로도 불린다. 키가 60센티미터까지 자란다. 잎줄기 전체에 털이 나 있고, 한군데에서 여러 줄기가 나온다. 잎은 양끝이 좁고 피침형이다. 맛이 쓰고, 성질이 차다. 가을과 봄에 뿌리를 채취하여 말려서 약재로 쓴다. 막걸리에 불려서 쓸 때 플라보노이드 성분이 가장 많아 막걸리에 적셔서 볶아 쓰기도 한다.

황금은 약성이 폐경(肺經)과 대장경(大腸經), 담경(膽經)에 작용한다. 폐열(肺熱)을 내리고, 습(濕)을 없애며, 태아(胎兒)를 안정시키고, 출혈을 멈추게 한다. 또 황달, 열림(熱淋), 토기(吐氣), 코피, 자궁출혈, 유정(遺精), 목적종통(目赤腫痛), 옹종정창(癰腫瘡), 위염, 대장염, 기관지천식 등을 치료한다. 약리 실험 결과 해열, 이담, 이뇨, 위액 분비 억제, 암 치료 작용이 있는 것으로 밝혀졌다. 특히 황금에 함유된 암 치료 성분은 바이칼린, 오고닌 등 플라본류가 대부분인 것으로 확인됐다.

황금을 이용한 최근의 임상에서도 암 치료 작용이 확인됐다. 일본의 한

명의(名醫)는 대장 부위에 매실만 한 악성 종양이 있는 부인에게 황금을 배합한 '십육미류기음탕(十六味流氣飮湯)'을 처방해 15일간 복용하도록 한 결과 악성 종양이 완치됐다. 이 처방의 구성은 황금·백지·목향·오약·후박·지각·빈랑·방풍·감초 각 2그램, 당귀·천궁·작약·계피·인삼·소엽·길경 각 3그램이다. '십육미류기음탕'은 『만병회춘(萬病回春)』에 나온 처방으로 원인 불명의 악성 종양 치료에 기효(奇效)를 발휘한다.

또 황금의 에타놀 추출물을 실험동물에 투여한 결과 '좀흰생쥐 육류-180'의 억제율이 38퍼센트, 열수추출물은 11.5퍼센트로 나타났다. 그밖에 오고닌 성분이 강한 암 치료 작용을 하는 것으로 밝혀졌다. 주로 백혈병을 치료하는 작용이 있는 것으로 약리와 임상에서 증명됐다.

황금 효능에 대한 문헌적 기록을 보면 『약대(藥對)』에서는 "황금에 후박과 황련을 가미해서 쓰면 복통이 멎는다. 또 오미자와 두충, 모몽(牡蒙), 모려를 가미하면 잉태(孕胎)할 수 있다. 또한 백렴(白斂)과 적소두(赤小豆)를 가미하면 서루(鼠瘻), 즉 목이 곪아 뚫린 구멍으로 고름이 나는 병을 다스린다."라고 했다. 『주치비결』은 "폐경의 열을 사(瀉)하고, 상초(上焦)와 피부의 풍열(風熱)을 다스린다. 제반 열증(熱症)과 부인들의 산후 양음퇴양(陽陰退陽)을 해소하며, 소갈상담(消渴上痰)한다. 또 비습(脾濕)을 없애고, 안태(安胎)를 돕는다."라고 했다. 『명의별록』은 "원주형으로 된 것이 품질이 좋은 것이다. 속이 썩지 않고, 빛이 짙고, 굵은 것이 가장 좋은 약재다."고 했다.

한편, 황금은 약성이 차기 때문에 임신부와 혈압이 낮거나 냉한 사람, 설사를 하는 사람은 복용을 금하는 게 좋다. 다만, 볶아서 쓰면 임신 중에 태동불안 등으로 인한 괴로움을 겪을 때 진정시키는 효과가 있다.

🗒 황금을 이용한 암 치료법

1. 비인암(鼻咽癌): 『중의종류학(中醫腫瘤學)』「상급편」을 보면 "황금·목통·고본(藁本)·만삼(蔓參) 각 12그램, 패모(貝母)·야국화(野菊花)·연교(連翹) 각 9그램, 백작약(白芍藥) 15그램을 달여서 먹으면 깨끗하게 낫는다."라고 했다.

2. 장암하혈(腸癌下血): 『본초강목』에는 "황련 30그램을 가루 내어 하루 6그램씩 달여 찌꺼기까지 따뜻한 물에 마시면 하혈이 멈추고, 장이 편해진다. 특히 이것을 꾸준히 마시면 독소에 의해 장내의 세포가 괴사되어 점점 종양으로 되는 것을 억제하는 작용을 한다."라고 했다.

3. 외이도(外耳道) 중이암(中耳癌): 『위생실감(衛生實鑑)』은 "황금 7.5그램, 웅황(雄黃) 22.5그램, 증청(曾青) 15그램을 모두 가루 낸 다음 소량을 귓속에 자주 넣으면 세포가 독소에 의해 괴사되는 게 억제되어 더 이상 암종이 되지 않고 낫는다."라고 했다.

4. 폐암, 난소암, 자궁암: 황금 60그램, 용규(龍葵) 30그램, 지치(紫芝) 15그램을 달여서 먹으면 암을 치료하고 예방할 수 있다.

14. 악성 임파선암과 뇌종양에 치료에 좋은 백강잠(白蠶)

백강잠(白蠶)은 가잠과에 속하는 누에의 충체(蟲體)다. 누에나방의 새끼가 흰 가루병에 걸려 죽은 것을 말린 것이다. 맛이 맵고 시며 아리면서 짜다. 두 번에서 세 번 잠을 잔 누에가 습사를 만나 죽은 것을 약재로 쓴다. 약성이 간경(肝經), 폐경(肺經), 위경(胃經)에 귀경한다.

최근의 임상에서 백강잠 가루와 마전자(馬錢子)를 섞어 환자에게 복용시킨 결과 식도암을 고친 것으로 확인됐다. 또 백강잠 가루를 백마(白馬)의 오줌으로 환을 만들고, 여기에 가감한 '소요산(消遙散)'을 배합하여 간암을 고친 사례도 있다. 또 시체(薺)와 백강잠, 죽여(竹茹)를 섞어 만든 수전제를 악성 종양 환자에게 투여한 결과 환자의 상당수에서 류체(瘤體)가 축소되었다. 아울러 폐암과 위암, 식도암 환자의 암 종양이 줄어드는 효과도 확인됐다. 뇌일혈에는 말린 백강잠 4~5그램을 1회분으로 달여 하루 2~3회 3~4일 복용하면 효과가 있다. 그밖에 경련과 간질, 중풍에 백강잠을 약한 불에 볶아 가루 내어 1회에 6~8그램씩 하루 3번 복용하면 탁월한 효과가 있다. 또 열이 심하게 나면서 경련이 있는 경우 백강잠, 조각자 각 15그램을 달여서 먹으면 낫는다. 다만 백강잠은 심허(心虛)로 인해 신혼(神昏)이 불령(不寧)한 병증과 혈허(血虛)로 경락이 경급(痙急)한 병증이 있으면 복용을 금한다.

　백강잠의 암 치료 작용은 여러 실험에서도 확인됐다. 동물 실험에서 백강잠의 알코올 추출물이 좀흰생쥐 육류(肉瘤)-180의 생장을 억제하는 것으로 밝혀졌다. 또 체외 실험에서 암으로 변질된 간암 세포를 빠르게 건강한 세포로 생신시키는 것으로 확인됐다. 또한 최근 백강균을 누에 번데기에 접종하여 얻은 강용()을 이용한 약리 실험에서 최면(催眠)과 항암 등의 효능이 백강잠보다 월등한 것으로 밝혀져 백강잠 대체 약재로 쓰이고 있다. 이에 대해 『중초약통신』은 "강용에 대한 실험에서 좀흰생쥐 육류-180을 억제하였고, 50퍼센트의 강용 수전액(水煎液)을 좀흰생쥐의 위(胃)에 하루 0.2밀리리터 주입한 결과 종양 억류율(抑瘤率)이 71.4퍼센트에 달했다."라고 했다.

　백강잠 효능에 대한 문헌적 기록을 보면 『본초강목』은 "풍담(風痰)으로 알맹이가 맺힌 것을 흩으며, 나력과 담학담결(痰談結)을 삭인다."라고 했다. 『적덕당경험방(積德堂經驗方)』은 "혀에 주로 발생하는 암 종류인 중설(重舌), 목설(木舌) 등에 백강잠 3그램, 황련 6그램을 가루 내어 혀에 뿌리면

효과가 있다."고 했다. 『일화자본초(日華字本草)』에는 "백강잠 7마리를 가루
내어 술과 함께 복용하면 중풍으로 말을 하지 못하는 증상과 모든 풍병(風
病), 남성의 음부소양증, 여성의 대하를 치료하는 묘약이 된다."라고 했다.

🗒 백강잠을 이용한 암 치료법

1. 악성 임파류(淋巴瘤): 기관지와 임파선에 생기는 종양을 말한다. 『천금
   방』을 보면 "백강잠 가루를 1.5그램씩 하루 2번 더운물로 마시면 낫
   는다."라고 했다.

2. 안내종류(鞍內腫瘤): 『절강중의학원학보』를 보면 "백강잠, 감탕나무,
   여정자(女貞子), 하고초(夏枯草), 속단(續斷) 각 9그램, 고본(藁本) 15
   그램, 상엽(桑葉), 강반하(薑半夏), 야국화(野菊化) 각 6그램, 오공(蜈
   蚣) 1개, 전갈(全蝎) 4개를 증상에 따라 가감하여 달여 마시면 효과
   가 있다."라고 했다.

3. 뇌종양: 『실용항암약물수책』은 "백강잠과 어뇌석(魚腦石) 각 15그램,
   규수자(葵樹子) 30그램을 가루 내어 하루 6그램씩 2회 나누어 복용
   하면 증상을 완화할 수 있다."라고 했다.

4. 위암: 『중의잡지』는 "자강잠(炙蠶) 60그램, 자오공(炙蜈蚣) 24그램, 포
   산갑(山甲) 24그램, 껍질을 벗긴 마전자 12그램, 유황(硫黃) 4.5그램을
   모두 가루 낸 다음 꿀에 개어 환을 만든다. 하루 1알씩 증상이 없어
   질 때까지 복용한다."라고 했다.

5. 장암하혈(腸癌下血): 『위생잡흥(衛生雜興)』은 "볶아서 입과 발을 떼어
   낸 백강잠과 불에 살짝 쬐인 오매육(烏梅肉) 각 30그램을 가루 내어
   쌀풀로 오자대(梧子大)만 한 크기로 환을 만들어 하루 3번 100알씩
   식전에 복용하면 효과가 있다."라고 했다.

15. 종양과 복수 찬 데 쓰면 치료가 좋은 석산(石蒜)

석산(石蒜)은 수선화과에 속하는 여러해살이풀이다. 꽃무릇이라고도 부른다. 산기슭이나 습한 땅에서 무리 지어 자생한다. 키가 50센티미터까지 자란다. 잎이 길쭉하다. 가을에 꽃대 머리에 가늘게 퍼진 형태로 4~5개의 붉은 꽃이 뒤로 말려 핀다. 꽃잎이 거꾸로 세운 우산 모양이다. 원산지는 중국의 양쯔강 유역이다. 인경(鱗莖)의 알뿌리를 채취하여 깨끗이 씻은 다음 말려서 약재로 쓴다. 석산의 인경에는 호몰리코린과 리코리치디놀, 라이코린, 세키사닌 등 8가지의 독성이 있는 알칼로이드 성분이 함유되어 있다. 이들 성분은 해독 작용이 뛰어나 화학 독소에 의해 암으로 변질된 세포를 정상 세포로 만드는 데 탁월한 효능을 발휘한다. 또 몸속에 불필요한 체액인 담(痰)을 제거하는 작용을 한다. 이뇨 작용도 있어 소변불통 등에 쓰면 효과를 본다. 인후염과 편도선이 붓는 증상, 림프절염 등에도 인경을 1회에 0.5~1그램씩 200cc의 물로 달여 마시면 효과를 본다.

또 종기와 악창에 인경 뿌리를 짓찧어 붙이면 즉각 효력을 발휘한다. 복막염과 흉막염에 구토제로도 쓴다. 치루와 자궁탈수증에 인경 20그램을 물 1리터에 넣고 물이 절반으로 줄 때까지 달여서 병증이 있는 환부에 발라 주면 신묘한 효과가 있다. 독을 풀어주고, 구토를 유발하는 효능이 있기 때문에 독성이 있는 약초 등을 먹었을 때 비상약으로도 쓴다. 다만, 체력이 약하거나 구토증이 있을 경우는 사용을 금한다.

석산의 암 치료 작용은 여러 실험에서도 확인됐다. 석산이 함유한 호몰리코린은 체내와 시험관 실험에서 생쥐의 복수암 세포를 건강한 세포로 바꾸는 작용이 탁월한 것으로 밝혀졌다. 또 다른 실험에서도 호몰리코린이 복수형 간암 AH130과 넓게 퍼져 있는 혹인 길전육류(吉田肉瘤)를 해소하는 것으로 확인됐다. 또 다른 연구에서는 석산에서 추출한 슈도리코린이 암으로 변질된 세포를 건강한 세포로 활성화시키는 것으로 밝혀졌다.

석산 효능에 대한 문헌적 기록을 보면『본초강목습유』는 "폐옹(肺癰) 증상에는 술을 붓고 함께 달여 먹는다."라고 했다.

『본초강목』은 "정창에 악핵(惡核)이 맺힌 경우에 석산을 달여 먹고 땀을 내는 한편 짓찧어 상처에 붙인다."라고 했다.『중약대사전』은 "몸이 허약하고, 실사(實邪)가 없으며, 구역증이 있는 사람은 금한다."라고 했다.『약학연구』에서는 "석산의 성분 가운데 하나인 호몰리콜린은 진통 작용이 없는 듯하다. 그러나 코리다일리스 B 및 모르핀의 진통 효과를 조장한다. 따라서 암 치료의 보조약으로 사용할 수 있다."라고 했다. 또 엽귤천(葉橘泉) 선생이 펴낸『실용경험단방(實用經驗單方)』에는 "석산과 피마자를 족심(足心)에 붙이는 방문(方文)을 자세히 소개했다. 이 약방문으로 여러 가지 원인에서 온 복수(腹水)와 수종(水腫) 치료에 좋은 효과를 낸 것에 대해 매우 신비한 효과라고 찬탄했다."라고 기록되어 있다.

📑 석산을 이용한 암 치료법

1. 암성(癌性) 흉복수(胸腹水):『중의종류의방치』는 "암성 흉복수는 석산과 피마자를 절반씩 섞어짓찧어 족심(足心)에 붙인다. 하루에 한 차례 시행한다. 발포(發砲)가 되면 씻어 버리고 꿀을 바른다."라고 했다.

2. 체표암(體表癌): 몸의 표면에 주로 발생하는 종양을 말한다. 이런 경우『항암중초약제제』에서는 "석산, 파, 생강, 홍탕을 적당히 섞어 짓찧어 가제에 싸서 종양의 겉에 붙이면 탁월한 효과가 있다."고 했다.

3. 여러 종류의 소화기 종양:『신중의』에서는 "석산에 함유되어 있는 호몰리코린의 암모늄염을 정맥에 점적(點滴射) 주사한다. 주사를 할 때 용량은 한번에 100~150밀리그램을 5~10퍼센트 포도당주사액

250~500밀리리터에 희석해서 쓴다. 매일 주사를 맞거나 하루 건너한 번씩 맞는다. 1차 치료 단계의 주사액 총량은 1500밀리그램으로 제한한다. 1차 주사가 끝난 다음 1주일 쉬고, 2차 치료단계로 들어간다."라고 설명했다.

16. 난소종양과 비인두암 치료에 좋은 상기생(桑寄生) 겨우살이

상기생(桑寄生)은 겨우살이과에 속하는 상록기생소권목이다. 겨우내 낙엽 진 나무에 홀로 푸르게 자란다 하여 동청(冬青)이라고도 부른다. 우리에겐 겨우살이란 이름으로 더 알려져 있다. 잎과 줄기가 모두 진한 홍갈색이다. 줄기는 원추형으로 길이 3~4센티미터, 지름 0.2~1센티미터다. 표면에는 가는 세로 주름이 약간 볼록하게 나와 있다. 주로 참나무, 뽕나무, 떡깔나무, 자작나무, 버드나무, 단풍나무에 기생한다. 겨울부터 다음해 봄 사이에 채취해 햇볕에 말려 약재로 쓴다.

상기생의 성미(性味)를 보면 맛이 쓰면서 달며, 성질이 평하고, 독성이 없다. 약성이 간경(肝經)과 신경(腎經)에 작용하여 풍(風)을 제거하고, 습(濕)한 것을 마르게 한다. 또 간신(肝腎)을 보(補)하여 힘줄과 뼈를 튼튼하게 하고, 요통(腰痛)과 옹종(擁腫)을 치료한다. 또한 음혈(陰血)을 자양(滋養)하는 작용을 하여 임신 중에 태아와 산모를 보호하고, 자궁출혈을 막으며, 산모의 젖을 잘 나오게 한다. 이외에도 혈압을 강하시키는 작용이 있어 고혈압으로 인한 현운(眩暈), 즉 머리가 어지러운 것을 치료한다.

겨우살이는 약리 실험에서 아주 강력한 항암 작용을 하는 것으로 확인됐다. 유럽에서는 암 치료에 가장 탁월한 효과가 있는 식물로 겨우살이와 털머위를 꼽았다. 실제 임상에도 겨우살이를 약재로 활용해 암을 치료하고 있다. 전 세계적으로 암 치료법의 하나로 사용되고 있는 미슬토 요법은 바로 겨우살이에서 추출한 약물을 이용한 치료법이다. 우리나라에서도 겨우살이를 달여 먹고 위암, 신장암, 폐암 등을 치유한 사례가 있다. 또 관상동맥 장애로 인한 심장 부위의 통증과 심장 박동 이상에 겨우살이를 약침제제로 치료해 효능을 입증한 사례도 있다. 그밖에 만성기관지염에 겨우살이와 진피(陳皮)를 배합하여 마시면 효과가 있는 것으로 확인됐다.

겨우살이의 효능에 대한 문헌적 기록을 보면, 『본초구진(本草求眞)』은 "보신보혈요제(補腎補血要劑)"라고 했다. 『본초경소(本草經疏)』는 "맛이 쓰면서 달고, 기(氣)가 평(平)하여 차지도 덥지도 않으며, 독이 없다."라고 했다. 『본초종신(本草從新)』은 "음허(陰虛)를 다스리고, 양(陽)을 돋우며, 부러진 뼈를 단단하게 한다. 또 경수(經水)를 통하게 하고, 보혈활혈(補血活血)하며, 태아를 안정시키고, 통증을 누그러뜨린다."라고 했다. 『향약집성방』은 "상기생은 뽕나무에 기생하는 식물의 하나다. 뜯어서 뿌리, 가지, 줄기를 구리칼로 잘게 썰어 그늘에서 말려 쓴다. 약효가 매우 신기하다."라고 기록했다.

📖 상기생을 이용한 암 치료법

1. 비인두암(鼻咽頭癌): 코와 목에 화학 독소가 쌓여 세포가 괴사되어 발생하는 암이다. 발생 빈도가 전 악성종양의 2~5퍼센트로 우리나라 남성에게서 발생하는 전체 악성종양 중에서 아홉 번째로 많다. 초기 증상은 쉰 목소리와 목 통증이 계속해서 나타난다. 인공 화학요법 등 그릇된 처치를 하여 코와 목에 화학 독소가 더욱 축적되면 악성으로 발전한다. 이런 경우 『중의종유학(中醫腫?學)』에서는 "상기생·반지련(半枝蓮)·아출(芽朮) 각 15그램, 조구등(釣鉤藤)·주마태(走馬胎)·산자고 각 12그램, 규수자(葵樹子)·오공(蜈蚣) 각 3개, 노봉방(露蜂房) 3그램을 달여 마시면 좋은 효과가 있다."라고 했다.

2. 분문암(噴門癌): 식도와 위가 연결되는 부분에 생긴 암이다. 이런 경우 『빈호집간방(瀕湖集簡方)』에서는 "생으로 된 상기생을 채취하여 즙을 만들어 수시로 한 잔씩 마시면 치유되는 효과를 얻을 수 있다." 라고 했다.

3. 난소종양(卵巢腫襄): 여성의 자궁에 발생하는 혹으로 악성인 경우 난소암으로 발전하는 경우가 많다. 복부팽만과 복통, 복부 압박, 질 출혈 등의 증상이 나타난다. 이런 경우 『절강중의학원학보』에서는 "상기생·당귀·상지·향부자·생대황 각 15그램, 도인·지실·적작약·백작약·초(醋) 삼릉·초(焦) 백출·초(炒) 산사 각 12그램을 하루 한 첩씩 달여 마신다."라고 했다.

4. 두상육류(頭上肉瘤): 머리 속에 난 큰 상처나 염증성 질환이다. 이런 경우에 『험방신편(驗方新編)』〈류문(瘤門)〉에서는 "석류나무에 돋은 상기생을 잘라 식초에 담근 뒤 가루를 내어 상처에 자주 바른다."고 했다.

5. 각종 암종: 『중의학 연구 자료』에 "상기생의 잎·화간 각 15그램에 물 300밀리리터를 붓고 달여서 하루 3번 나눠 마신다."라고 했다.

17. 가려움증과 악성 종양에 치료에 좋은 백선피(白鮮皮)

백선피(白鮮皮)는 전국의 산과 들에 자라는 여러해살이풀인 백선의 뿌리 껍질이다. 전 세계에 분포되어 있는데, 우리나라에는 백선과 털백선이 있다. 다 자라면 키가 60~80센티미터 정도 된다. 뿌리는 흰색으로 토실토실하다. 줄기는 튼튼하고, 곧게 서며, 윗부분에 털이 퍼져 난다. 꽃은 흰색이나 연한 붉은색이며, 꽃자루의 포에 강한 냄새를 내는 선점이 있다. 민간에서는 오래된 뿌리의 모습이 봉황을 닮았다고 하여 봉황삼 또는 봉삼이라고도 부른다.

백선피의 성미를 보면 맛이 쓰면서 짜고, 성질이 차며, 독성이 없다. 풍(風)을 제거하고, 습한 것을 마르게 하며, 열을 내리는 효능이 있다. 또 관절을 통하게 하며, 구규 및 혈맥을 이롭게 한다. 또한, 일체의 풍에 의한 마비와 근골의 쇠약을 이롭게 하고, 소장의 수기를 통하게 하며, 해독하는 효능이 있다. 풍열(風熱) 창독, 개선(疥癬), 피부양진(皮膚疹), 풍습비통(風濕痺痛), 황달을 치료한다.

실제로 중국의 요녕성 병원에서 백선피 주사약을 하루에 2~4밀리리터씩 두 차례 근육 주사하면서 7명의 악성종양성 흉막염을 치료했다. 그 중 4명은 흉수가 없어지고, 3명은 50퍼센트 이상 감소되었다. 또한, 5명의 악성종양성 복막염을 치료한바, 그 중 1명은 복수가 없어지고 3명은 효과가 명확하지 않았다. 대개 폐암과 위암을 치료할 때 쓰는 기초적 처방은 백선피 50그램, 백화사설초 100그램, 심골풍(尋骨風) 25그램, 대추 30그램을 하루 1첩씩 달여 아침 4~5시에 먹는다. 이때 백선피는 마지막에 넣어야 한다.

백선피에 대한 문헌적 기록을 보면, 『본초강목(本草綱目)』은 "제황풍비(諸黃風痺)의 요약이다. 지금의 의사는 다만 창(瘡)에만 쓰고 있는 바, 이는 천박한 일이다."라고 했다. 『장산뢰(張山雷)』에서는 "지금 사람들은 이것으로 피설지병(皮舌之病)을 다스리는 바, 이는 비(痺)를 해치고 낙(絡)을 개통하는 위력을 모르기 때문이다."라고 했다. 또 『주후방(後方)』에서는 "서루(鼠瘻)가 이미 궤(潰)하여 농혈이 밖으로 흐르면 백선피 전즙(煎汁)을 복용하라."라고 했다. 『보결주후방(補缺後方)』에서는 "백선피 전즙을 먹으면 서루에 맺혔던 알맹이와 농혈이 없어진다."라고 했다. 또 『본초경소(本草經疏)』에서는 "하부(下部)가 허한(虛寒)한 사람은 습증(濕症)이 있더라도 금기해야 한다."라고 했다. 동물을 이용한 체내 실험에서는 좀흰생쥐 내유-180을 억제하는 활성 작용이 있는 것으로 밝혀졌다. 백선피의 1:4 수침제(水浸劑) 실험에서는 황색 백선균, 동심성 모선균 등 여러 가지 병원성 곰팡이에 대한 억제 작용이 있는 것으로 나타났다.

참고로, 백선피를 과다하게 섭취하면 간 수치가 상승할 수 있다. 따라서 간염, 간경화, 지방간, 중풍을 앓고 있는 경우에는 심을 빼고 말린 백선 뿌리 10그램에 물 5리터를 붓고 2~3시간 달여서 차처럼 연하게 하여 소량으로 먹는 것이 좋다. 『방약합편(方藥合編)』에서도 "흙을 깨끗이 씻어버리고, 수염뿌리와 거친 껍질을 제거한다. 신선할 때 세로로 쪼개서 중심부의 목심(木心)을 제거하고 햇볕에 말려서 쓴다."라고 했다. 이렇게 심을 버리고 쓰면 답답한 증세가 생기지 않는다. 너무 과다 복용을 하면 피부 발진이 일어날 수도 있다.

📖 백선피를 이용한 암 치료법

1. 악성임파류(惡性淋巴瘤)로 인한 피부소양증(皮膚瘙痒症): 악성임파류는 임파 조직이 아닌 부위에서도 발생할 수 있다. 통증은 없지만 보이거나 만져지는 증상이 나타난다. 특히, 전신 피부에 가려움증이 나타나기도 하는데, 이런 경우에 『종류임증비요(腫瘤臨症備要)』에서는 "백선피·지부자(地膚子)·균진(菌陳)·단삼 각 30그램, 고삼 15그램, 백부근(百部根) 10그램을 달여서 하루에 1첩씩 복용한다."라고 했다.

2. 외음부암(外陰部癌): 여성들의 외음부에서 발생하는 암으로 전체 산부인과 암 중에서 3퍼센트 정도를 차지한다. 소음순보다는 대음순에서 주로 발병한다. 명확한 원인은 아직 밝혀진 바 없다. 이런 경우 『중의피부병학간편(中醫皮膚病學簡編)』에서는 "백선피·의이인 각 5그램, 목통·대두황권(大豆黃卷)·용담초(龍膽草)·산약 각 9그램을 달여서 하루에 1첩씩 복용한다."라고 했다.

18. 자궁암과 섬유종에 활용하면 좋은 까마중

까마중은 가짓과에 속하는 한해살이풀로 70센티미터 안팎의 크기로 자란다. 잎이 서로 어긋나며, 계란 꼴로 얇고 작다. 우리나라 밭과 들에 두루 분포한다. 전초(全草)를 약으로 쓴다. 약재명은 용규(龍葵)다. 용(龍)은 까마중의 줄기가 부드럽고, 길게 연장되어 꿈틀거리는 듯하다는 뜻이다. 규(葵)는 한량(寒凉)하여 활리(滑利)하기 때문이다.

까마중에 대한 문헌적 기록을 보면, 『본초강목』은 "청열(淸熱)하고, 산혈(散血)하며, 단석(丹石)의 독(毒)을 누른다. 종자는 불에 덴 것처럼 부르트고, 속에 물이 드는 부스럼을 다스린다. 뿌리는 소변(小便)을 통리(通利)한다. 소종(消腫)하고 산혈(散血)하므로 줄기와 잎을 짓찧어 흙에 개어 부스럼과 화단창(火丹瘡)에 붙이면 좋다."라고 했다. 『본초정의(本草正義)』는 "까마중을 달여 먹어도 좋고, 피부에 붙여도 좋다. 청열하고, 통리한다. 타박좌상의 어혈을 다스리는 퇴열소종(退熱消腫)의 외과(外科) 양약(良藥)이다."라고 했다. 또 『가우도경본초(嘉祐圖經本草)』는 "풍(風)을 다스린다. 남자의 원기(元氣)를 보익(補益)하고, 부인의 패혈(敗血)을 없앤다."라고 했다. 동물을 이용한 체내 실험에서는 위암에 대한 억제 작용이 있는 것으로 밝혀졌다. 메틸-블루 시험관법으로 실시한 체외 실험에서는 백혈병에 억제 작용이 있음이 밝혀졌다. 또 엘릿히 복수암, 임파성 백혈병-615, 육류(肉瘤)-180, 육류(肉瘤)-37 등의 종양 세포를 접종한 흰 생쥐에게 투여한 결과 모든 종양에 억제 작용이 있었다.

까마중은 활리 작용이 강하므로 타닌 성분이 많은 선학초 또는 지유와 배합하면 암 치료 작용이 강해진다. 뿐만 아니라 이 약들의 떫은맛을 감소시킬 수 있다. 까마중에는 약간의 독(毒)이 있지만, 달이면 감소된다. 왕우민(王祐民)의 약방문에는 까마중이 암 치료의 중요한 성분으로 되어 있다.

기본 방문은 까마중·사매(蛇)·촉양천(蜀羊泉) 각 45~60그램이다. 여기에 위암에는 반지련·석견천 각 30그램을 가하고, 유선암에는 포공영·목만두 (木饅頭) 각 30그램과 칠엽일지화 30그램을 가한다.

🗒 까마중을 이용한 암 치료법

1. **간암(肝癌):** 간의 대부분을 차지하는 간세포에서 기원하는 악성 종양으로 화학 첨가제를 가공한 식품과 화학 약의 섭취로 인한 화학 독소, 화학주의 과음, 과도한 스트레스 등에 의해 발생한다. 이런 경우에 『신편중의입문(新編中醫入門)』에서는 "까마중 60그램, 십대공로(十大功勞) 30그램을 달여서 하루에 1첩씩 복용한다."라고 했다.

2. **자궁경암(子宮頸癌):** 자궁경암은 한국 여성의 자궁암 중 95퍼센트를 차지하는 것으로 자궁경부 점막에서 발생한다. 특히, 외자궁구(外子宮口) 부근에 발생하는 경우가 많다. 초기에는 증상이 없다가 점차 출혈이 되고, 성교 후 자주 출혈하게 된다. 이런 경우 『과학실험(科學實驗)』에서는 "전제(煎劑)로 쓸 때는 까마중 30~60그램을 물에 달여 세 차례 나누어 복용한다. 15일을 한 번의 치료 과정으로 한다. 주사제로 쓸 때는 전초를 진하게 달여 여과하고, 여과 약에 1.5배의 에탄올을 넣고 여러 번 여과하여 침전물을 버린다. 이 여과액의 에탄올을 회수하면 엑기스가 되는데, 여기에 증류수를 적당히 넣고 다시 여과한다. 그런 다음 활성탄과 안식향산(安息香酸)을 적당히 넣고 여과한 다음, 여과액을 앰플에 분장하고 섭씨 100도에서 30분간 멸균 처리해서 사용한다. 4~6밀리리터씩 하루에 1~2회 근육에 주사한다."라고 했다.

3. **암성흉복수(癌性胸腹水):** 복수 및 흉수를 동반하는 종양에 대해 『변증시치(辨症施治)』에서는 "까마중 500그램을 하루에 1첩씩 달여 마

신다."라고 했다.

4. **방광상피조직종양(膀胱上皮腫瘍):** 원발 병소는 주로 방광이지만, 요관과 방광에서만 볼 수 있는 특수한 상피조직에 생기는 이행상피암이다. 이런 경우에『종류의 진단과 방치』는 "까마중·백영(白英) 각 30그램을 달여서 하루 1첩씩 마신다."라고 했다.

5. **자궁융모막상피암(子宮絨毛膜上皮癌) 수술 후유증:**『종류의 진단과 방치』에서는 "까마중 45그램, 반지련(半枝蓮) 60그램, 자초(紫草) 45그램을 함께 달여서 하루 1첩씩 마신다."라고 했다.

6. **섬유종(纖維腫):** 화학 독소에 의한 알레르기 반응으로 신체의 여러 장기에서 단발성 혹은 다발성의 종양성 병변을 형성한다. 이런 경우에『중약대사전』에서는 "까마중 60~90그램을 달여 하루에 1첩씩 복용한다."라고 했다.

19. 인후암과 혈관암에 활용하면 좋은 황기(黃芪)

황기(黃芪)는 콩과에 속하는 여러해살이 초본식물이다. 잎겨드랑이에서 총상으로 대가 긴 꽃이삭이 나오며, 5~10개의 꽃이 달린다. 약재로 쓸 때는 가을에 채취하여 노두(蘆頭)와 잔뿌리를 제거하고 햇빛에 말린다. 맛이 달고, 성질이 미온(微溫)하다.

황기에 대한 선현들의 기록을 보면,『득배본초(得配本草)』에는 "보허(補虛)에는 밀초(蜜炒)하고, 조잡병(粗雜病)에는 유초(乳炒)하며, 해독에는 염수초(鹽水炒)한다. 위허(胃虛)에는 쌀뜨물에 담갔다가 볶아서 사용하고, 위(胃)을 덥혀 사리(瀉痢)를 멎게 하는 데는 주초(酒炒)한다. 또한 심화(心火)를 사(瀉)하고, 허열(虛熱)을 물리치며, 창양(瘡瘍)을 없애는 데는 생용(生用)한다. 만약 체기(滯氣)의 우려가 있을 경우에는 상백피(桑白皮)를 가미한다."라고 하였다.

또 『화제국방(和劑局方)』에서는 "옹저발배(癰疽發背)나 유옹(乳癰), 무명종독(無名腫毒)의 열통(熱痛), 그리고 열이 오르면서 오한이 있어 상한(傷寒)과 유사할 때는 누구를 막론하고 인동초·황기 각 150그램, 당귀 36그램, 자감초 30그램을 곱게 분말하여 6그램씩 술로 달여 복용한다. 이때 병이 상부에 있을 때는 식후에 복용하고, 병이 하부에 있을 때는 식전에 복용한다. 먹고 남은 찌꺼기는 외용약으로 겉에 붙인다. 고름이 없는 것은 삭아지고, 고름이 있는 것은 곧 터진다."라고 했다.

황기에 함유된 암 치료 성분으로는 글루쿠론산, 콜린, 셀레늄 등이 있다. 체내 실험에서는 황기의 다당류에서 항암 작용이 나타났지만, 체외 실험에서는 나타나지 않았다. 이는 다당류가 생체의 면역력을 증가시키기 때문인 것으로 보인다. 황기의 달인 액은 생체 내부에서 항암 인자의 생성을 촉진시키는 것으로 밝혀졌다. 또한, 열수 침출물은 41.7퍼센트의 종양 억제율을 가지고 있다. 그러나 알코올 침출물은 종양 억제 작용이 없었다.

📖 황기를 이용한 암 치료법

1. **폐암토혈(肺癌吐血)**: 기관지 또는 폐포(肺胞) 조직에 발생하는 악성종양이다. 일반적으로 폐에서 기원한 원발성 폐암을 의미하며, 크게 소세포 폐암과 비소세포 폐암으로 구분한다. 폐암의 원인으로는 화학물질에 오염된 공간에서의 생활과 중금속에 오염된 공기가 꼽히고 있다. 『성제총록(聖濟總錄)』에서는 토혈을 하는 폐암 환자에게 "황기 6그램에 부평초(浮萍草) 15그램을 섞어서 가루 내어 한 번에 3그램씩 복용하게 하면 효과가 있다. 이때 건강 가루와 꿀을 혼합한 강밀수(薑蜜水)를 함께 마시게 하면 더욱 좋다."라고 했다.

2. **혈관암(血管癌)**: 양성 혈관암은 유독성 사혈(死血)이 전신의 혈관을

돌아다니며 새알같이 툭 삐져나오면서 발병하였다가 없어지곤 한다. 음성 혈관암은 유독성 사혈이 뭉쳐서 혹이 된 것을 말한다. 이런 경우 『상해중의잡지(上海中醫雜誌)』에서는 "황기 6그램, 백영(白英)·목만두(木饅頭)·토복령 각 30그램, 만삼(蔓蔘)·백작약 각 12그램, 자초(紫草)·목단피(牧丹皮) 각 9그램을 달여서 복용한다."라고 했다.

3. **인후암(咽喉癌):** 인후암은 인두와 후두에 발생하는 악성종양이다. 보통 목감기나 쉰 목소리 등의 증세가 나타난다. 이러한 경우에 『중의잡지(中醫雜誌)』에서는 "황기 15~30그램, 적작약·천궁·도인·홍화·창포근(菖蒲根) 각 10그램, 당귀 10~12그램, 계혈등(鷄血藤)·단삼(丹蔘) 각 15~24그램, 진피 9그램을 증상에 따라 가감하여 달여서 마신다."라고 했다.

4. **골암(骨癌):** 골암은 대부분 절단 처방이 내려지는 암이다. 그 중 가장 치명적인 것은 다발성 골수종으로 골암 사망자의 대부분을 차지하고 있다. 다발성 골수종은 골 조직 및 혈액 내의 혈장 세포에 영향을 주며, 보통 50대 이상의 성인들에게서 발생한다. 어린이와 청소년에게서 볼 수 있는 것으로는 골수종이 있다. 이런 경우 『호북중의잡지(湖北中醫雜誌)』에서는 "황기·생산사·복령피·의이인·백화사설초 각 30그램, 당귀·오매·천화분 각 10그램, 구척(狗脊)·황약자(黃藥子) 각 12그램, 산약 15그램을 하루 1첩씩 달여서 복용한다."라고 했다.

5. **암으로 인한 식욕부진:** 화학 항암제나 방사선 처치를 받는 과정에서 인체의 장기가 파괴되어 음식을 먹지 못하는 환자들이 많다. 암 자체로 인한 사망보다 화학 항암제나 방사선 독소의 부작용과 영양실조로 사망하는 사람이 오히려 더 많은 실정이다. 이런 경우 『국방(局方)』에서는 "황기 180그램을 씻어 말린 다음 얇게 썰어서 연밀(煉蜜)과 함께 볶는다. 여기에 자감초(炙甘草) 30그램을 세절(細切)하고 섞

어서 하루에 6그램씩 대추 1개와 함께 넣고 달여서 마신다."고 했다.

20. 위암과 자궁암 치료에 좋은 오매(五梅) 매실(梅實)

매실은 살구류에 속하는 매화나무의 열매다. 5월 말에서 6월 중순에 녹색으로 익는다. 원산지는 중국이다. 청매(靑梅)는 껍질이 연한 녹색이고, 과육이 단단하며, 신맛이 강하다. 청매를 쪄서 말린 것을 금매(金梅)라 하고, 소금물에 절여 햇볕에 말린 것은 백매(白梅)라고 한다. 청매 외에 향이 좋고 빛깔이 노란 황매(黃梅)도 있다.

매실은 맛이 시고, 성질이 평(平)하며, 독이 없다. 과육의 약 85퍼센트가 수분으로 이루어져 있으며, 당질이 약 10퍼센트를 차지한다. 구연산 및 사과산이 많이 함유되어 있어 그대로 발효시켜서 식용할 수 있다. 또한, 매실에는 사과보다 칼슘이 4배, 철분이 6배, 마그네슘은 7배, 아연은 5배 이상 많이 들어 있다. 그밖에 카테킨산, 펙틴, 타닌 등을 함유하고 있다. 특히, 카테킨산은 강한 해독·살균 효과가 있어서 장염을 치료하고, 설사를 멎게 한다. 최근에는 매실에 항암 효과가 있는 것으로 알려져 많은 관심을 받고 있다.

매실을 약재로 쓸 때는 지푸라기로 태워서 쓰거나 술에 담가서 쓰기도 하고, 소금에 절인 다음 말려서 쓰기도 한다. 이것을 오매(烏梅)라고 한다. 오매는 위장병과 당뇨병 질환 치료에 많이 쓰인다. 또한, 설사와 오래 된 해수, 구충에도 특효를 발휘한다. 최근 실시한 체외 실험에서는 화학 독소에 의해 괴사되어 암이 된 세포를 정상 세포로 생신(生新)시키는 효능이 있는 것으로 밝혀졌다. 체내 실험에서도 좀흰생쥐 육류(肉瘤)-180을 해소시키는 작용이 있다는 게 증명되었다. 또 백혈구의 박테이로파아제 기능을 강화시키며, 이를 통해 생체 면역력을 증가시키는 것으로도 알려졌다.

오매에 대한 선현들의 기록을 보면, 『명의별록(名醫別錄)』에서는 "오매는 신체 마비를 풀고, 근맥(筋脈)을 이롭게 한다. 또 하리(下痢)를 그치게 하고, 침을 솟아나게 해 구건(口乾)을 해소한다. 물에 담가 즙을 마시면 상한번열(傷寒煩熱)을 다스린다."라고 했다.

『본초강목』에서는 "오매는 폐와 장을 좋게 하고, 오랜 기침과 설사를 그치게 한다. 또 구토증을 없애고, 종기를 사라져 버리게 하며, 담을 제거한다. 또한 충(蟲)을 죽이고, 어독(魚毒)·경간(驚癎)·담(痰)·설사·번갈(煩渴)·토사곽란·하혈·혈붕(血崩) 등을 다스린다."라고 했다.

『일화본초(日華本草)』에서는 "오매는 허로(虛勞)와 골증(骨症)을 다스린다. 또 주독(酒毒)을 풀고, 잠을 잘 오게 한다. 건강(乾薑)과 함께 환(丸)을 만들어 먹으면 설사를 다스리는 데 큰 효험이 있다. 그 외에 토역(吐逆)과 곽란을 그치게 하고, 이질을 없앤다."라고 했다.

『성혜방(聖惠方)』에서는 "종기가 하부(下部)에 난 것을 치료한다. 오매육 150그램을 초(炒)하여 분말한 다음, 졸인 꿀로 오동나무 씨 크기로 환을 만들어 유근피 끓인 물로 빈속에 20~30알 씩 먹는다."라고 했다.

🍃 오매를 이용한 암 치료법

1. 위·식도암: 위암 환자가 서구식의 그릇된 식습관이나 화학 약의 복용을 지속하면 점점 위 부위의 통증이나 팽만감, 메스꺼움, 식욕 부진 따위의 증상이 나타난다. 식도암은 식도에 발생하는 악성종양으로 환자의 90퍼센트 이상이 음식물을 삼키기 힘든 연하 곤란을 겪게 된다. 『종류적진단여방치(中國腫瘤的診斷與防治)』에서는 이 같은 위·식도암 환자는 "반지련(半枝蓮) 100그램에 물 1.5리터를 붓고 물

이 반으로 줄 때까지 끓여서 여과한다. 여과액에 오매탕 50밀리리터를 추가로 넣어서 3번 여과하면 된다. 50밀리리터씩 하루에 3회 복용한다."라고 했다.

2. 음경암·자궁경암: 자궁경암은 한국 여성의 자궁암 중 95퍼센트를 차지하는 것으로 자궁경부 점막에서 발생한다. 특히 외자궁구(外子宮口) 부근에 발생하는 경우가 많다. 초기에는 증상이 없다가 점차 출혈이 되고, 성교 후 자주 출혈하게 된다. 이런 경우 『전국중초약연구자료(全國中草藥硏究資料)』에서는 "노수(鹵水) 1리터에 오매 27알을 넣고 약한 불로 20분 동안 끓인다. 24시간 동안 가만히 그대로 두었다가 여과하여 보관해 두고 1회에 3밀리리터씩 식전이나 식후에 먹는다. 이 약을 쓰는 동안에는 홍탕, 소주, 신 맛이 나는 음식, 매운 맛이 나는 음식을 금한다. 체표(體表)의 암종에는 내복과 동시에 연고제를 만들어 바르는 것을 병용하면 더욱 효과가 좋다."라고 했다.

21. 방광암과 위암 치료에 좋은 무화과(無花果)

무화과(無花果)는 뽕나무과에 속하는 낙엽관목으로 지중해로부터 아시아 서남부에 걸쳐 자생한다. 우리나라에서는 주로 경남과 전남 지역에서 재배하고 있다. 꽃이 피지 않는데도 열매가 맺힌다고 하여 무화과라고 부른다. 하지만 꽃이 없는 게 아니라, 작은 꽃들이 단지 모양의 열매 속에 숨어 있다. 다른 이름으로는 문선과(文仙果) 또는 내장과(內藏果)라고도 한다. 줄기를 잘라 아무 땅에나 꽂아도 잘 자랄 정도로 번식력이 강하다. 열매가 달고, 맛이 좋아서 식용한다. 열매, 뿌리, 잎을 약용한다.

무화과나무의 암 치료 성분은 유즙(乳汁)에 함유되어 있다. 무화과나무의 유즙을 실험용 쥐에게 주사한 결과, 이식성 육류(肉瘤)의 억제 작용이 있음이 밝혀졌다. 또한 마른열매의 수침물(水浸物)에 아세톤을 넣어 얻어진 침전물이 엘릿히 육류(肉瘤)에 대한 억제 작용을 하는 것으로 나타났다. 특히, 익지 않은 열매의 유즙이 뚜렷한 항암 작용을 나타냈다. 익지 않은 열매의 유즙을 실험용 쥐에게 투여한 결과 이식성 육류(肉瘤)를 억제하였으며, 좀흰생쥐의 자발성 유방암의 종양을 괴사(壞死)시켰다. 그뿐만 아니라 이식성 선암, 골수성 백혈병, 임파선암 등의 발전을 저지시키거나 퇴화시키는 효능이 뛰어난 것으로 나타났다.

외국에서는 무화과 추출액으로 위암 환자 5명을 치료하여 효과를 보았다는 보도가 있었다. 무화과 추출물을 주사제로 하여 10~40밀리리터씩 하루에 3번 정맥 주사한 결과 30~50일이 지나니 암종이 소실되었다는 것이다. 독일에서는 옛날부터 열매의 즙을 사마귀를 없애는 약으로 사용해 왔다. 무화과의 유즙을 사마귀에 발라 두면 수일 내에 사마귀가 말라 떨어져 버린다. 일본에서는 이미 주사약을 만들어서 인후암, 선암, 자궁경암, 방광암 등 여러 가지 암증의 치료에 사용하고 있다. 마른 열매의 유즙에도 항암 성분이 다량 함유되어 있다.

무화과에 대한 선현들의 기록을 보면, 『화경(花鏡)』에서는 "무화과의 좋은 점은 일곱 가지다. 첫째, 열매가 달고 맛있어서 노인과 어린이가 먹기에 좋다. 둘째, 말리면 곶감과 비슷하여 보관해서 먹기에 좋다. 셋째, 입추와 상강에 이르도록 차례로 익으니 석 달 동안 먹을 수 있다. 넷째, 가지를 꽂으면 그 해에도 열매를 맺기 때문에 수확이 빠르다. 다섯째, 무화과 잎은 치질을 치료하는 묘약이다. 항문에 무화과 잎으로 훈증하면 치핵이 떨어진다. 무화과 유즙을 치핵(痔核)에 발라도 떨어진다. 여섯째, 상강 후의 익지 않은 열매는 꿀이나 탕밀로 졸여서 먹을 수 있다. 일곱째, 흙에 꽂기만 해도 살아나니 재배하기 쉽다."라고 하였다. 『본초강목』에서는 "무화과는 맛이 달다. 위를 열어 주고 설사를 그치게 한다. 5가지 치질을 다스리고, 인후통을 치료한다. 치질과 종통에 무화과를 달여 그 물로 자주 씻고 훈증을 하면 효과가 있다."라고 하였다. 또한, 『강소식물지(江蘇植物誌)』에서는 "신선한 열매의 흰 유즙을 사마귀에 바르면 떨어진다."라고 했다.

📖 무화과를 이용한 암 치료법

1. 위암: 위암은 초기에 뚜렷한 증상이 없다. 하지만 서구식의 그릇된 식습관이나 화학 약의 복용을 지속하면 점점 위 부위의 통증이나 팽만감, 메스꺼움, 식욕 부진 따위의 증상이 나타난다. 토한 내용물이나 대변에 피가 섞여 나오는 수도 있다. 『중국약연구자료(中國藥研究資料)』에서는 이 같은 위암 환자에게 "매일 식후에 무화과 열매를 5개씩 먹이거나 마른열매 20그램을 달여서 복용시킨다."라고 하였다.

2. 식도암: 식도에 발생하는 악성종양으로 환자의 90퍼센트 이상이 음식물을 삼키기 힘든 연하 곤란을 겪게 된다. 처음에는 고형 음식을 삼킬 때에만 불편을 느끼지만, 점차 부드러운 유동식을 넘길 때에도 어려움을 겪는다. 나중에는 물조차 삼킬 수 없게 된다. 『초약수책(草藥手冊)』에서는 "신선한 무화과 열매 500그램, 살코기 100그램을 30분간 고아서 먹는다."라고 했다.

3. 방광암: 화학 독소 등이 방광의 세포를 괴사시켜 발생하는 악성 종양으로 주로 60~70대에서 발생한다. 남성이 여성보다 발병 위험도가 3~4배 높다. 화학 독소가 가장 위험한 원인인데, 직업적으로 발암물질에 노출되는 경우도 있다. 이런 경우 『중국종류적방치(中國腫瘤的防治)』에서는 "무화과 30그램, 목통 15그램을 하루에 1첩씩 달여서 복용한다."라고 했다.

22. 위암과 설암 치료에 좋은 백반(白礬)

백반(白礬)은 명반석을 정제하여 만든 것으로 무색투명한 팔면형의 대결정(大結晶)이다. 맛이 시면서 떫고, 성질이 차며, 약간의 독성이 있다. 반석(礬石) 또는 명반(明礬)이라고도 한다. 법제(法製) 방법으로 10시간 정도 열을 가하면 불순물이 다 날라 가고 하얀 덩어리가 남는다. 고열(高熱)에서는 결정수를 잃고 팽창하여 해면상의 가벼운 덩어리로 뭉쳐지기 때문이다. 이것을 고백반(枯白礬) 또는 고반(枯礬)이라고 부른다. 고백반은 소염 효과가 탁월하여 비염과 축농증뿐만 아니라, 모든 염증 질환에 두루 활용할 수 있다. 고백반 분말에 유정란 흰자위를 섞으면 열이 나면서 덩어리가 되는데, 이것을 난반(卵礬)이라고 한다.

난반은 고백반보다 염증과 담(痰)을 해소하는 효능이 더 강하다. 참외 꼭지를 말려서 분말한 것과 난반 분말을 섞어 코에 불어 넣으면 비염과 축능증 해소에 탁월한 효과를 얻을 수 있다. 또 난반을 죽염과 같은 비율로 섞어 식간(食間) 공복에 5그램씩 복용하면 위염과 위담(胃痰) 치료에 큰 효과가 있다.

백반은 수용성(水溶性)으로 단백질 및 교질을 응고시키므로 수렴 작용을 나타낸다. 지혈 작용, 억균 작용, 방부 작용 등의 효능이 있다. 폐경(肺經)과 비경(脾經)에 작용하여 습(濕)을 없애고, 담(痰)을 삭이며, 살충하고, 해독한다. 또한, 새살을 잘 나게 한다. 한편, 일본의 오사카 한의연구소의 체외 실험에 의하면 백반의 열수침출물(熱水浸出物)을 500μg/ml 농도로 시용하니 자궁경부암, 위암 등의 암세포 JTC-26의 억제율이 90퍼센트 이상에 이르렀다고 한다. 동일한 실험에서 고백반의 JTC-26의 억제율이 70~90퍼센트에 이른 것으로 나타났다.

백반에 대한 선현들의 기록을 보면, 『외대비요방(外臺秘要方)』에서는 "눈의 검은자위가 흐려지는 목예긴육(目緊肉)을 다스리는 경우에는 수수알 크기의 백반 알맹이를 눈에 넣어 눈물을 흘리게 하는 걸 날마다 계속하면 악즙(惡汁)이 다 빠져서 그 병이 점차 나아진다."라고 했다. 『본초숭원론(本草崇源論)』에서는 "백반은 위와 장을 깨끗이 씻어 낸다."라고 했다. 거담 작용이 있어서 가래가 인후를 막고, 마비 증상을 일으키는 인후염에 효과가 좋다. 또한, 중풍으로 인한 담궐(痰厥)로 사지를 못 쓰고 기운이 패색된 것을 풀어준다.

📜 백반을 이용한 암 치료법

1. 위암: 위암은 초기에 뚜렷한 증상이 없다. 하지만 서구식의 그릇된 식습관이나 화학 약의 복용을 지속하면 점점 위 부위의 통증이나 팽만감, 메스꺼움, 식욕 부진 따위의 증상이 나타난다. 토한 내용물이나 대변에 피가 섞여 나오는 수도 있다. 『광동중의』에서는 이 같은 위암 환자에게 "고백반 9그램을 가루 내어 천연 식초 180그램을 붓고 5분간 끓여서 위에 있는 맑은 물을 마신다."라고 했다.

2. 궤양성 위암: 모든 질병에 궤양성이라는 이름이 붙으면 이는 서구식 식생활로 인해 발생하는 질환이라고 볼 수 있다. 이런 경우 『설약담방(說藥談方)』에서는 "고백반·오적골(烏賊骨) 각 210그램, 백급 180그램, 흑축(黑丑)·소다 각 240그램, 합분(蛤粉)·와릉자(瓦楞子) 각 90그램, 진피·향부자 각 60그램을 가루 내어 매일 식전에 4~6그램씩 복용한다."라고 했다.

3. 비강육류(鼻腔肉瘤): 칠정(七情)으로 비기(脾氣)가 몰려서 비강(鼻腔)에 물혹이 생긴 것을 말한다. 심한 고민과 걱정으로 비(脾)가 손상되어 발생한다. 이런 경우 『천금방(千金方)』에서는 "고백반 가루를 돼지기

름에 개어 솜에 싸서 아픈 쪽의 콧구멍에 넣는다."라고 했다.

4. 비강암: 코 안의 빈 곳인 비강에 발생한 암을 비강암이라 하고, 비강 주위에 있는 동굴과 같은 부비동에 발생하는 암을 부비동암이라 한다. 『의학신어』에서는 이 경우 "고백반 6그램, 노사 1.5그램을 곱게 가루 내어 조금씩 콧구멍에 불어 넣는다."라고 했다.

5. 설암: 혀에서 발생하는 암으로 대표적인 구강암이다. 혀의 옆면에 생기는 경우가 가장 흔하지만, 혀의 어느 위치에서나 발생할 수 있다. 설암의 주요 발병 원인은 흡연, 음주, 좋지 않은 구강 위생이다. 『심씨존생방(沈氏尊生方)』에서는 이 같은 설암 치료에 "백반·동록 각 3그램을 가루 내어 아픈 곳에 뿌리고 따뜻한 천연 식초로 양치질을 한다."라고 했다.

6. 복강암: 충수암을 포함하여 복강에 생기는 암을 말한다. 오드리 헵번의 사망 원인이 바로 복강암이다. 『험방심편(驗方心編)』에서는 이 같은 복강암 치료에 "백반과 웅황 각 60그램을 가루 낸 다음 그 가루를 풀로 개어 아픈 곳에 붙인다."라고 했다.

23. 직장암과 자궁암 치료에 좋은 대황(大黃)

대황(大黃)은 여뀌과의 여러해살이풀인 조선대황(朝鮮大黃)의 뿌리와 뿌리줄기를 말린 것이다. 조선대황은 장군풀이라고도 불리는데, 우리나라 북부 고산지대에서 자생한다. 파엽대황(波葉大黃)은 전국에서 재배되기도 한다. 가을에 뿌리를 캐서 물에 깨끗이 씻은 다음 햇빛에 말려서 쓴다.

대황은 대변을 잘 통하게 하고, 열을 내려주는 효능이 크다. 또 어혈을 없애고, 월경을 통하게 하는 작용을 한다. 실험 결과, 대황의 주요 성분인 디안트론 배당체가 대장의 연동운동을 강하게 하여 설사를 일으키게 한다는 것이 밝혀졌다. 그러나 소량에서는 건위 작용, 수렴성 지사 작용을 나타낸다. 대황소(大黃素)라 일컫는 에모딘은 화학 독소 등에 의해 세포가 더 이상 암으로 변질되지 못하도록 억제하는 작용을 한다. 또한, 화학 독소에 괴사되어 암으로 변질된 세포의 아미노산과 당대사 중간 산물의 산화를 억제하는 작용이 매우 강한 것으로 나타났다. 중국 상하이의 중산의원에서 대황과 마전자(馬錢子)를 주로 하여 급성백혈병 환자 14명을 치료하고 추적 조사한 결과, 1명이 완치되었고, 4명이 크게 완화되었다. 전체적으로 완화율은 57.1퍼센트에 이르렀다고 한다.

대황에 대한 선현들의 기록을 보면, 『유문의학(儒門醫學)』에서는 "대황은 고미질(苦味質)이 있을 뿐만 아니라, 송향(松香)의 기(氣)도 있어서 보사(補瀉)를 겸비한 약이다. 약을 씀에 있어서 대부분 그 사(瀉)함을 취한다."라고 하였다. 『본초비요(本草備要)』에는 "만약 병에 기분(氣分)이 있다면 위허혈약인(胃虛血弱人)은 사용을 금해야 한다. 법제 방법으로 주침(酒浸)·주증(酒蒸)·생(生)·숙(熟) 등의 용법이 있는데, 생용(生用)은 준(峻)하여 황금(黃芩)으로 만들어 사용한다."라고 하였다. 『본초강목(本草綱目)』에서는 "어혈, 혈폐(血閉), 한열(寒熱)을 내린다. 여자의 경수(經水)를 통하게 하며, 대장과 소장을 이롭게 하고, 발열종독(發熱腫毒)을 다스린다. 모든 실열의 불통(不通)을 사(瀉)하고, 하초(下焦)의 습열(濕熱)을 물리친다."라고 하였다.

📖 대황을 이용한 암 치료법

1. 자궁암: 자궁에 발생하는 악성 종양을 통칭하며, 발생 부위에 따라 자궁경부암과 자궁체부암으로 나뉜다. 자궁경부암은 한국 여성의 자궁암 중 95퍼센트를 차지하는 것으로 자궁경 점막에서 발생한다. 『동북중초약수책』에서는 이 같은 자궁암 환자에게 "주대황(酒大黃)

30그램, 삿갓풀 90그램, 적작약 30그램, 당귀 30그램, 황기 30그램을 각각 가루 내어 꿀로 6그램의 환을 지어 아침저녁으로 1알씩 복용한다."라고 하였다.

2. **자궁암 초기**: 초기에는 거의 증세가 없으나, 간혹 성교 후 소량의 출혈이 있을 수 있다. 이런 경우 『임상응용 한방처방 해설』에서는 "대황 2그램, 망초 3그램, 목단피·도인·과자인(瓜子仁)·창출 각 4그램, 의이인(薏苡仁) 8그램, 감초 1그램을 달여서 복용한다."라고 했다.

3. **난소암**: 여성의 암 중에서 난소암은 가장 늦게 발견되기 때문에 침묵의 암이라 한다. 화학 첨가제로 가공한 식품의 섭취나 화학 약 등의 복용으로 자궁 내에 화학 독소가 침습해 기혈 순환을 방해하면 생리와 배란이 불순해지므로 난소암 발생 위험이 높아진다. 이런 경우 『상견종류적방치(常見腫瘤的防治)』에서는 "대황 6그램, 황백 3그램, 측백엽 6그램, 박하 1.5그램을 곱게 가루 내어 풀을 쑨 다음, 술을 조금 섞어 잠자기 전에 복부에 붙여 이튿날까지 둔다."라고 했다.

4. **직장암**: 대장 부위에 암이 발생하는 위치에 따라 결장에 생기는 암을 결장암, 직장에 생기는 암을 직장암이라고 한다. 변에 피가 섞여 나오는 혈변과 변이 가늘어지는 증상이 흔하게 나타나며, 식욕부진과 체중 감소를 동반할 수도 있다. 『근세부과중의처방집』에서는 이 경우 "대황 3그램, 황금 150그램, 감초 210그램, 도인과 행인 각 360그램, 지황 600그램, 건칠(乾漆) 60그램, 맹충() 70마리, 망초(芒硝) 300그램, 수질(水蛭) 70개를 곱게 가루 내어 꿀로 환을 지어 하루 9그램씩 세 번 복용한다."라고 하였다.

5. **급성백혈병**: 화학 독소에 의해 피가 묽어진 현상이다. 특히, 화학 해열 진통제의 부작용으로 생기는 경우가 많다. 피가 묽어져 조혈하는 장소를 점거하기 때문에 감염증이나 출혈 등이 쉽게 일어난다. 화학

약이나 화학 독소에 노출이 계속되거나 그릇된 처치로 인해 화학 독소가 유입되면 수개월 이내에 사망하게 된다. 『의학연구통신』에서는 이 같은 급성백혈병 치료에 "생대황 9그램, 목단피 3그램, 현삼·생지황·대청엽 각 9그램, 천화분 6그램을 달여서 하루에 한 첩씩 복용한다."라고 하였다.

24. 자궁암과 방광암에 치료에 좋은 고삼(苦蔘)

고삼(苦蔘)은 콩과에 속하는 여러해살이풀인 너삼의 뿌리를 말린 것으로 도둑놈의 지팡이라고도 한다. 전국 각지의 산이나 들에서 자란다. 봄이나 가을에 뿌리를 캐서 흐르는 물에 깨끗이 씻어 햇볕에 말려 쓴다. 약재로 쓸 때는 근두(根頭)를 제거하고 두껍게 썰어서 사용한다. 표면이 황백색이며, 방사상의 주름이 있다. 주변은 회갈색 또는 황갈색이다. 육질이 단단하여 절단하기 어렵고, 특이한 냄새가 있다.

고삼의 약성(藥性)을 보면 맛이 쓰고 성질이 차다. 습열이질(濕熱痢疾)을 치료하는 효능이 황련과 비슷하다. 하초(下焦)의 습열을 없애고, 여성들의 대하증을 치료하는 효능에서는 황련보다는 황백과 비슷하다. 열을 내리고 습을 없애며, 살충하고 소변을 잘 나오도록 한다. 고삼 뿌리에 물을 20배 부어서 4분의 3으로 줄 때까지 달인 뒤 살충제로 쓰면 인체에 무해하면서도 효과가 탁월하다. 예전에는 화장실 구더기를 없애는 데도 사용했다. 또한 고삼은 열을 식혀 습(濕)을 제거하므로 여드름 치료에 중요한 약초다.

최근의 약리 실험 결과, 고삼은 강심 작용, 이뇨 작용, 자궁 수축 작용, 억균 작용 등이 뛰어난 것으로 밝혀졌다. 고삼의 주요 성분 중 마트린 성분이 항암 작용과 자궁 수축 작용을 하는 것으로 나타났다. 억암(抑癌) 알칼로이드를 이용한 각종 동물실험에서는 육류(肉瘤)-37과 자궁암-14에 대한 억제율이 40퍼센트 이상인 것으로 나타났다. 고삼을 원료로 하여 제조한 향삼박하유(香參薄荷油)는 여러 가지 동물의 이식성 종양과 사람의 위암에 직접적으로 작용하여 화학 독소 등에 의해 암으로 변질된 세포를 치유하는 것으로 나타났다. 1985년 『중국의학론단보(中國醫學論壇報)』에 의하면, 억암 알칼로이드를 투여한 결과, 소화기계통의 암 환자 94명 중에서 41명에게서 뚜렷한 호전이 나타나 43.16퍼센트의 유효율을 보였다고 한다. 환자의 자각 증상은 확실히 개선되었고, 식욕도 증가했다고 한다. 내복(內服)할 경우에는 지나치게 많은 양을 사용해서는 안 되며, 비위가 허한(虛寒)한 사람에게는 처방을 금한다. 외용약으로 쓸 때는 달인 물로 씻는다.

고삼에 대한 고전의 기록을 보면, 『약성론(藥性論)』에서는 "심복(心腹)의 적취(積聚)를 없앤다."라고 하여 가슴과 뱃속에 쌓인 응어리를 풀어주는 효능이 있다고 하였다. 『본초경소(本草經疏)』에는 "신(腎)이 허하고, 대열(大熱)이 없는 자는 금한다."라고 하였다.

🗒 고삼을 이용한 암 치료법

1. **자궁경암**: 자궁경암은 한국 여성의 자궁암 중 95퍼센트를 차지하는 것으로 자궁경부 점막에서 발생한다. 특히, 외자궁구(外子宮口) 부근에 발생하는 경우가 많다. 초기에는 증상이 없다가 점차 출혈이 되고, 성교 후 자주 출혈하게 된다. 『종류적방치』에서는 자궁경암 환자에게 "고삼 60그램, 사상자(蛇床子)·산국화·금은화 각 30그램, 황백·백지·지부자(地膚子)·석창포 각 15그램을 달여 가제에 묻혀서 자궁에 넣어준다."라고 하였다.

2. **방광암**: 화학 독소 등이 방광의 세포를 괴사시켜 발생하는 악성 종양

으로 주로 60~70대에서 발생한다. 남성이 여성보다 발병 위험도가 3~4배 높다. 화학 독소가 가장 위험한 원인인데, 직업적으로 발암물질에 노출되는 경우도 있다. 『종류요략(腫瘤要略)』에서는 이 경우 "고삼·생황기 각 15그램, 금은화·대계근(엉겅퀴 뿌리)·소계근 각 12그램, 택사·비해 각 9그램, 황백 6그램을 물에 달여서 호박 가루 1.5그램과 함께 먹되 하루 1첩씩 쓴다."라고 하였다.

3. 대장암: 화학 첨가제로 가공한 인스턴트식품과 동물성 지방의 섭취, 섬유소 섭취 부족 등이 발생 원인으로 알려져 있다. 암이 진행된 경우에는 배가 아프거나 배변 장애가 나타나기도 하고, 항문에서 피가 나오는 증세가 있다. 『실용항암약물수책』에서는 이 같은 대장암에 "고삼 15그램, 홍등(紅藤) 30그램, 대추 10개를 함께 달여서 하루에 한 첩씩 복용하되 증(症)에 따라 가감한다."라고 하였다.

4. 림프종: 주로 장기 이식에 따른 화학 면역억제제 복용 환자에게 많이 발생한다. 최근 10년 사이에 발생 빈도가 증가하고 있다. 이는 화학 첨가제로 가공한 식품과 화학 약 등의 장복으로 면역 기능이 약화되는 일이 빈번하기 때문이다. 이런 경우 『수신비급방(隨身備急方)』에서는 "고삼 120그램을 가루로 하여 생우슬(生牛膝)로 오자대(梧子大)의 환(丸)을 지어 식후에 10알씩 따뜻한 물로 하루에 3번 먹는다."라고 하였다.

25. 위암과 식도암 치료에 좋은 반하(半夏)

반하(半夏)는 우리나라 각처의 밭에서 나는 다년생 초본으로 끼무릇이라고도 한다. 둥근 뿌리줄기는 지름이 1센티미터이며, 한두 개의 잎이 나온다. 중국과 일본, 동남아 전역에 분포한다. 우리나라에도 전국적으로 자생하고, 농가에서 재배하기도 한다. 덩이줄기를 약용한다.

　반하는 대표적인 거담제로서 호흡중추를 진정시키고, 기관지의 경련을 누그러뜨린다. 최근엔 항암 효능도 있음이 밝혀졌다. 체외 약리 실험을 한 결과 JTC-26을 약간 억제하는 반면, 정상 세포는 억제하지 않는다는 것을 확인하였다. 또한, 약재를 뜨거운 물에서 침출한 후 알코올에서 다시 침전시킨 물질을 복수가 차는 암에 걸린 흰 생쥐의 복강에 체중 1킬로그램 당 100밀리리터를 주사한 결과, 종양 세포 억제율이 69퍼센트에 이르렀다.

　전통적으로도 많은 의서에서 반하를 암 치료제로 기록하고 있다. 『금궤요략』에서는 "대반하탕으로 반위(反胃) 구토를 치료한다."라고 하였다. 『중국약학대사전』에는 "장중경의 고주탕은 소음인통(少陰咽痛)과 창증(瘡症)으로 소리를 내지 못하고 말 못하는 증상을 치료한다. 달걀 한 개를 취하여 꼭대기에 구멍을 낸 후 노른자위를 버리고 조각낸 반하 7개와 식초를 넣는다. 이것을 중탕하여 반하 찌꺼기를 버리고 조금씩 먹는다. 효과가 매우 좋다. 낫지 않으면 반복하여 복용한다."라고 하였다. 진(晉)나라 시대 갈홍(葛洪)의 『주후방(後方)』에서는 "등에 난 옹저와 유방의 종창에는 반하 가루를 달걀 흰자위에 개어서 바른다."라고 하였다. 중국 한(漢)나라의 유향(劉向)이 지은 『별록(別錄)』에서는 "가슴과 명치 부위에 담열(痰熱)이 뭉쳐져서 그득한 증상과 기침하면서 상기(上氣)되는 증상, 전염병으로 인해 구토하는 증상을 치료한다. 또 종기의 부기를 없애고, 황달(黃疸)을 치료하며, 안색(顔色)을 좋게 한다. 그러나 태아를 유산시킬 수 있다."라고 하였다.

　반하는 강한 약성만큼이나 독성도 강해서 생강 또는 백반으로 법제한 후에 복용해야 한다. 반하를 법제하는 방법에는 여러 가지가 있다. 먼저 『동의보감』에는 "탕수(湯水)에 담갔다가 절편하여 임세(淋洗)하기를 일곱 번 반복한다. 거품이 다 빠지면 생강즙에 담가 하룻밤 재우고 배건(焙乾)하여 쓴다."라고 하였다. 『의학충중삼서록(醫學衷中參西錄)』에서는 "생반하 여러 편을 열탕에 담그고 하루에 한 차례씩 물을 간다. 10일 뒤에 반하를 두 쪽으로 쪼개어 물이 많은 솥에 넣어 끓인다. 물이 끓기 시작하면 반하를 물과 함께 퍼내어 탕액 속에서 식혀 볕에 말린다. 법제한 반하 30그램을 꿀 60그램과 함께 탕액 두 사발에 풀어 조금씩 복용하면 낫지 않는 구역증이 없다."라고 하였다.

반하를 복용한 후에 중독되었을 경우에는 달걀 흰자위나 밀가루풀, 과즙, 희석한 식초를 먹는 것이 좋다. 그래도 낫지 않으면 생강 30그램, 방풍 60그램, 감초 15그램에 4사발의 물을 붓고 2사발이 될 때까지 졸여서 절반으로는 양치질을 하고 절반은 마신다.

🗒️ 반하를 이용한 암 치료법

1. 위암과 식도암: 위암은 초기에 뚜렷한 증상이 없다. 하지만 서구식의 그릇된 식습관이나 화학 약의 복용을 지속하면 점점 위 부위의 통증이나 팽만감, 메스꺼움, 식욕 부진 따위의 증상이 나타난다. 토한 내용물이나 대변에 피가 섞여 나오는 수도 있다. 『임상 응용 한방 처방 해설』에서는 이 같은 위암과 식도암 환자에게 "반하 8그램, 치자 3그램, 부자 0.5~1그램, 백복령 5그램, 행인 4그램, 감초 2그램을 달여서 하루 한 첩씩 복용한다."라고 하였다.

2. 식도암: 『중의종류학(中醫腫瘤學)』에서는 "생반하 10그램을 1시간 정도 끓인 후 황기 30그램, 만삼 20그램, 당귀 15그램, 백작약 10그램, 금불초꽃 10그램, 대자석(代石) 30그램, 위령선 30그램, 봉선화씨 10그램, 계지 10그램, 진피 10그램, 생지황 10그램, 숙지황 10그램을 섞어서 복용한다."라고 하였다.

3. 임파선암: 임파선암은 림프종이라고도 하는데, 림프 조직이 아닌 부
   위에서도 발생할 수 있다. 통증은 없지만 림프종이 커져서 보이거나
   만져지는 등의 증상이 특징적으로 나타난다. 『격언연벽(格言聯壁)』은
   이런 증상에 "반하 120그램과 패모 180그램을 생강즙으로 쑨 풀로
   환을 지어서 3~6그램씩 하루에 두 차례 복용한다."라고 하였다.

26. 식도암과 간암에 쓰면 좋은 우황(牛黃)

우황(牛黃)은 소의 담낭과 담관에 염증으로 생긴 결석을 건조시켜 만든
약재다. 여러 겹의 층으로 이루어져 있는데, 데운 바늘을 꽂으면 층 조각
이 떨어져 나간다. 달걀 모양이면서 지름이 3센티미터일 정도로 큰 것도 있
고, 0.3센티미터의 작은 것도 있다. 바깥 면은 황금색 혹은 황갈색으로 덮
여 있다. 끊으면 작은 흰 점이 보인다. 가볍고 부서지기 쉽다. 물에 넣으면
용해되어 누른빛을 띤다. 침으로 녹이면 향긋하다. 우황을 녹인 물로 손톱
을 물들이면 오랫동안 퇴색되지 않는다.

우황의 성미(性味)를 보면 성질이 서늘하고, 맛이 쓰면서 달다. 주로 심장
의 열을 내려 주며, 담(痰)을 제거해준다. 청심(淸心) 작용과 화담(化痰) 효
능이 있다. 열이 몹시 나면서 정신이 흐릿하고 헛소리를 하는 데, 중풍, 소
아 경풍, 정신 광란, 간질, 가슴이 두근거리는 데, 복통, 부스럼 등에 쓴다.
우황의 성분 중에 들어 있는 타우린을 토끼에게 투여한 실험에서 일시적
인 혈압·강하 효과가 나타났다. 또 담즙의 분비를 촉진시키고, 간장의 효
소 활성을 증대시키는 효능이 밝혀졌다. 인조(人造) 우황에 대한 항암 약리
작용을 살펴보면, 독성이 매우 낮고 흰좀생쥐의 적혈구를 증식하는 작용
을 하는 것으로 나타났다. 육류(肉瘤)-37에 대한 두 차례의 억제율 실험 결
과에서는 각각 54.3퍼센트와 72.2퍼센트를 기록했다. 복수암에 대한 억제

율은 18.9퍼센트로 화학 독소로 인해 세포가 괴사되어 암으로 변질되는 것을 억제시키지는 못했다. 인조 우황을 주장 약으로 한 처방에서 말기 식도암을 치료하였는데, 총유효율이 88.7퍼센트에 이르렀다고 한다. 중국의학과학원에서는 빙편(氷片), 저담즙(猪膽汁), 우황(牛黃), 주사(朱砂)로 조제한 '인조우황산'으로 식도암 환자 6명을 치료한바 그 중 3명이 3개월간 복용하여 1명은 사망하였고, 1명은 유효하였고, 나머지 1명은 호전되었다고 한다.

우황에 대한 선현들의 기록을 보면, 『광리방(廣利方)』에서는 "경간(驚癇)으로서 혀를 물고 인사불성이 된 경우에는 우황을 꿀에 개어 먹인다."라고 하였다. 『왕씨두진방(王氏痘疹方)』에는 "두창(痘瘡)에서 흑함(黑陷)해진 것을 다스리는 경우에는 우황 2알에 주분(朱粉) 0.3그램을 가루 내어 꿀물에 개어서 하루에 한 번씩 바른다."라고 하였다. 『중국약학대사전(中國藥學大辭典)』에서는 "외과 내복약으로서 정종(腫腫)과 울저독(鬱疽毒)을 푼다. 겉에 붙이는 약으로도 넣어 지통(止痛)하고, 산독(散毒)함이 귀신과 같다."라고 하였다.

📖 우황을 이용한 암 치료법

1. 식도암: 식도에 발생하는 악성종양으로 환자의 90퍼센트 이상이 음식물을 삼키기 힘든 연하 곤란을 겪게 된다. 처음에는 고형 음식을 삼킬 때에만 불편을 느끼지만, 점차 부드러운 유동식을 넘길 때에도 어려움을 겪는다. 나중에는 물조차 삼킬 수 없게 된다. 『안휘과기소식』에서는 이 같은 식도암 환자에게 "인조 우황 6그램, 노사 3그램, 묘안초(猫眼草) 30그램, 우담남성 9그램, 위령선 60그램을 물로 진액이 되도록 달여서 1.5그램씩 하루에 4번 먹는다."라고 하였다. 또한 『이론병문(理論騈文)』에서는 "우황·생백반·고백반·웅황·유향·몰약·

진주·백강잠 각 1.5그램, 우담남성 300그램, 사향 0.3그램을 고등어의 열수로 겨자 씨알만큼 크기의 환을 짓는다. 이것을 '온위고(溫胃膏)'에 섞어서 중완에 붙이면 낫는다."라고 하였다.

2. 간장암:『길림중의학(吉林中醫學)』에서는 "인조 우황 30그램, 발계 90그램, 생반하·생천남성 각 15그램, 황기·산사 각 30그램을 달여서 복용한다."라고 했다.

3. 유선암: 여성의 유방에 생긴 종괴(腫塊)이다. 일반적으로 유방 절제 수술을 하며, 화학 항암제와 방사선 처치를 받으면서 면역력이 급격히 떨어져 오히려 증세를 더 악화시키는 경우가 많다. 이런 경우『의약자료(醫藥資料)』에서는 "우황 0.9그램, 하고초 90그램을 달여서 복용한다."라고 했다.

4. 백혈병: 화학 독소에 의해 피가 묽어진 현상이다. 특히, 화학 해열 진통제의 부작용으로 생기는 경우가 많다. 피가 묽어져 조혈(造血)하는 장소를 점거하기 때문에 감염증이나 출혈 등이 쉽게 일어난다. 화학 약이나 화학 독소에 노출이 계속되거나 그릇된 처치로 인해 화학 독소가 계속 유입되면 수개월 이내에 사망하게 된다.『실용항암약물수책』에서는 이 같은 백혈병 치료에 "우황해독편(牛黃解毒片)을 하루 4알씩 3번에 나누어 복용한다."라고 했다.

27. 폐암과 식도암 치료에 좋은 선학초(仙鶴草)

선학초(仙鶴草)는 장미과의 짚신나물이다. 꽃이 누른색이어서 금정용아초(金頂龍牙草)라고도 하며, 과향초(瓜香草)라고도 부른다. 들이나 길가에서 흔히 자란다. 다 자라면 높이가 30~100센티미터에 달한다. 식물 전체에 털이 있다. 봄에 어린잎은 나물로 먹고, 가을에 전초(全草)를 채취하여 약용(藥用)한다. 맛이 쓰고 약성이 간경(肝經)·폐경(肺經)·대장경(大腸經)에 들어간다. 약효 성분으로 아그리모닌과 타닌 등을 함유하고 있다.

선학초는 지혈 작용과 혈관 수축 작용이 뛰어난 약초다. 따라서 토혈(吐血)과 각혈(血), 타박상으로 인한 출혈에 사용하면 좋다. 또 혈압을 상승시키는 효능을 지니고 있어 저혈압에도 좋다. 전초의 에탄올 추출물을 좀흰생쥐 육류(肉瘤)에 투여하여 실험한 결과, 간암피하형 종양(腫瘍) 억제율이 50퍼센트에 이르는 것으로 나타났다. 체외 실험에서는 JTC-26 억제율이 100퍼센트였다. 뿌리의 메탄올 추출물이 비교적 강한 억제 작용을 하는 것으로 나타났다. 또한 500μg/mℓ 농도에서는 정상 세포를 손상시키지 않았으며, 오히려 정상 세포의 생장 발육을 100퍼센트 촉진하는 것으로 밝혀졌다. 체중 1킬로그램인 집토끼에게 100밀리그램을 투여한 결과 뚜렷한 진통 효과를 보였다.

선학초에 대한 선현(先賢)들의 기록을 보면 『백초경(百草鏡)』에서는 "기를 내리고 활혈(活血)하며, 백병(百病)을 다스린다. 타박과 자상(刺傷)으로 인한 출혈을 멎게 한다. 또 유울(乳鬱)의 초발(初發)을 삭이고, 곪은 것은 터지게 하며, 고름을 안으로 삭여 적게 배농(排膿)한다. 선학초 30그램에 소주 한 사발을 붓고 반 사발이 될 때까지 졸여서 식후에 먹는다."라고 하였다. 『의경십유부(醫鏡拾遺賦)』에서는 "번위(胃)는 불치병이라 했다. 그러나 선학초로 치료하면 열에 아홉은 낫는다. 또 선학초의 경엽(莖葉)을 짓찧어 얻은 즙액에 사탕수수 즙액과 소주를 좌약(佐藥)과 사약(使藥)으로 삼아 단번에 마시면, 담(痰)이 곧 삭고 진액(津液)이 먼저 돌아온다."고 하였다. 단, 외감한열(外感寒熱)로 인한 감기 환자나 이질 환자의 경우에는 복용을 금한다.

📖 선학초를 이용한 암 치료법

1. 소화기계 종양으로 토혈(吐血)하는 경우: 서구식의 그릇된 식습관이나 화학 약의 복용을 지속하여 소화기계에 종양이 생긴 경우에 『종류적진단여방치(腫瘤的診斷與防治)』에서는 "선학초 30~60그램을 하루 두 번씩 달여 마신다."라고 하였다.

2. 폐암: 기관지 또는 폐포(肺胞) 조직에 발생하는 악성종양이다. 폐암에 의한 사망률은 세계적으로도 아주 높은 편이며, 발생 빈도도 높다. 우리나라에서도 폐암은 암으로 인한 사망 중 가장 많다. 『종류요략(腫瘤要略)』에서는 폐암 환자에게 "선학초·과로황(過路黃)·지금초(地錦草, 땅빈대)·백화사설초(白花蛇舌草)·상백피(桑白皮) 각 30그램, 대소(大蘇)·소소(小蘇)·불리초(佛耳草)·생의이인(生薏苡仁)·자백부(炙百部) 각 6그램을 하루 한 첩씩 달여서 3번 나누어 먹는다."라고 하였다.

3. 식도암: 식도에 발생하는 악성종양으로 환자의 90퍼센트 이상이 음식물을 삼키기 힘든 연하 곤란을 겪게 된다. 처음에는 고형 음식을 삼킬 때에만 불편을 느끼지만, 점차 부드러운 유동식을 넘길 때에도 어려움을 겪는다. 나중에는 물조차 삼킬 수 없게 된다. 이 같은 식도암에 대하여 『항암중초약제제(抗癌中草藥製劑)』에서는 "선학초 30그램, 당귀·강랑·맥문동·천문동·강반하(薑半夏)·강죽여(薑竹茹) 각 12그램, 광목향(廣木香)·공정향(公丁香)·침향(沈香)·후박(厚朴)·사삼(沙蔘) 각 9그램, 급성자(急性子) 15그램을 하루에 한 첩씩 달여서 두 번에 나누어 복용한다."라고 하였다.

4. 골거대세포류(骨巨大細胞瘤): 골종양의 5퍼센트를 차지하며, 무릎 주변 및 손목 주변에서 주로 발생한다. 파골세포종이라고도 한다. 95퍼센트 이상이 양성종양이지만, 화학 처치를 하면 약 3~4퍼센트에서 악성으로 바뀐다. 『협서중의(陝西中醫)』에서는 이 질환의 경우 "선

학초, 마전자, 백반, 울금, 오령지, 지곡으로 만든 평소단(平消丹)을 1회 2~4그램씩 하루 3번에 나누어 먹는다."라고 하였다.

5. 암성 통증: 암 환자가 겪는 통증을 포괄적으로 뜻하는 말이다. 암성 통증은 암 환자의 삶의 질에 가장 큰 영향을 끼친다.『항암본초(抗癌本草)』에서는 모든 종류의 암성 통증을 완화하는 데 효과적인 처방을 제시하고 있다. 먼저, 선학초 120그램을 1시간 반 정도 달여서 여과한 다음 여과액을 증류시켜 말린다. 이를 1일 분으로 하여 4시간 간격으로 한 번씩 6차례에 나누어서 복용한다. 45일을 한 치료 과정으로 한다. 15일 정도 복용하면 효험이 있다. 특히, 통증이 아주 심한 골암, 간암, 췌장암에 효험이 있다.

28. 폐암과 항문암 치료에 좋은 어성초(魚腥草)

어성초(魚腥草)는 약모밀, 즙채, 중약초, 십약이라고도 불리는 삼백초과의 여러해살이풀이다. 잎과 줄기에서 물고기 비린내와 같은 냄새가 나기 때문에 어성초라고 부른다. 대부분 나무 그늘 등의 어두운 습지에 자생한다. 여름철 꽃피는 시기에 전초(全草)를 채취하여 그늘에서 말려 쓴다. 성분으로는 정유, 코르다린, 염화칼륨, 대카노일-아세트알데히드, 쿠에르치트린, 황산칼륨 등이 함유되어 있다. 정유는 메틸노닐케톤, 미르센 등이 주성분이다. 어성초에서 불쾌한 냄새가 나는 것은 데카노일-아세트알데히드 성분 때문이다.

어성초는 열을 내리는 성질이 있으므로 곪는 데와 치질, 자궁염의 해독제로 쓴다. 또 소변을 잘 통하게 하고 부기를 가라앉히는 효능이 있어서 임질, 요도염, 암성 흉복수의 이뇨제로도 쓴다. 약리 실험에서는 박테리오파아제의 억제 작용이 있으며, 이를 통해 항암 활성이 있음을 나타내고 있다.

또 어성초에서 추출한 섭씨 140도 용점(溶點)을 갖고 있는 침상결정물(針狀結晶物)이 위암에 효력이 있다는 것이 확인되었다. 특히, 폐암에 특효가 있어서 중의(中醫) 병원의 임상 보고를 보면 '백합고금환(百合固金丸)'에 어성초를 가미하여 폐암 중기 환자 38명을 치료한바, 22명에게서 증상이 개선되었다고 한다. 또 절강중의학원 종양연구실에서 23명의 폐암 환자를 어성초와 불갑초 등 약으로 치료하여 모두가 1년 이상 생명을 유지했다고 한다. 암으로 인해 복수가 차는 데는 어성초 30그램과 붉은팥 90그램을 함께 달여서 하루 2~3번 나누어 마시면 상당한 효과를 얻을 수 있다.

어성초에 대한 고전의 기록을 보면, 『중국약학대사전(中國藥學大辭典)』에서는 "배창열종(排瘡熱腫)을 다스리는 경우에 어성초의 생즙을 바르되, 구멍을 내어 열독(熱毒)이 배설되도록 하고, 식으면 약을 바꾼다."라고 하여 폐에 쌓인 열독을 풀어주는 효능이 있다고 하였다. 『식료본초(食療本草)』에는 "오래 먹으면 양기(陽氣)가 상하고, 정체(精體)가 흩어져 허약해진다."라고 하였다. 『본초강목(本草綱目)』에서는 "열독옹종(熱毒癰腫)·치질(痔疾)·탈항(脫肛)·단점질을 삭이고, 검독(劍毒)을 푼다."라고 하였다.

🖹 어성초를 이용한 암 치료법

1. 맹장 종양: 최근 인스턴트식품과 패스트푸드, 그리고 육류 음식 위주의 서구식 식생활이 만연하면서 급격히 늘고 있는 암종이다. 우측 결장의 맹장, 충수, 상행결장, 횡행결장 중 맹장에 발생하는 종양이다. 변비가 생기지 않도록 현미와 채소 위주의 자연식과 올바른 생활 습관을 통해 예방할 수 있다. 『종류적진단여방치(腫瘤的診斷與防治)』에서는 이 같은 맹장 종양 환자에게 "어성초·백화사설초(白花蛇舌草)·자화지정(紫花地丁) 각 30그램, 의이인(薏苡仁) 15그램을 달여서

하루에 한 첩씩 복용한다."라고 하였다.

2. 폐암: 기관지 또는 폐포(肺胞) 조직에 발생하는 악성종양이다. 폐암에 의한 사망률은 세계적으로도 아주 높은 편이며, 발생 빈도도 높다. 2007년 미국의 통계를 보면 폐암 환자의 86퍼센트가 진단을 받은 지 5년 안에 사망하였다. 우리나라에서도 폐암은 암으로 인한 사망 중 가장 흔하다. 『의학정황교류』에서는 이 경우 "어성초·반지련(半枝蓮)· 현삼·생지황·노근(蘆根) 각 30그램, 금은화·천화분·백급·홍등(紅藤)·태자삼(太子蔘)·사삼·혈여탄(血餘炭)·패장초(敗醬草) 각 15그램, 건섬피(乾蟾皮)·남성(南星)·천룡(天龍) 각 9그램을 달여 마신다."라고 하였다.

3. 융모막상피암(絨毛膜上皮癌): 임신 중에 태아나 양수를 싸고 있는 융모막 피부 상피조직이 화학 독소 등에 괴사되어 암으로 변질된 것을 말한다. 『무한중의약초전람』에서는 이 같은 융모막상피암 치료에 "어성초·의이인·적소두(赤小豆)·동과인(冬瓜仁) 각 30그램, 패장초 15그램, 아교·천초(草)·당귀 각 9그램, 감초 6그램을 달여서 복용한다."라고 하였다.

4. 암성흉복수(癌性胸腹水): 가슴과 배에 수습(水濕)이 고여 붓는 증상이다. 이런 경우 『종류적진단여방치』에서는 "어성초 30그램, 적소두 90그램을 달여서 하루에 한 첩씩 복용한다."라고 하였다.

5. 항문암(肛門癌): 항문암은 항문에 발생하는 암으로 편평상피세포암이 가장 흔하다. 국가암정보센터 자료에 의하면 2009년에 178건이 발생하여 전체 암 가운데 0.1퍼센트를 차지하고 있다. 일반적으로 나이가 많을수록 발생이 증가한다. 치루에 의한 만성 염증의 경우 위험하다. 이런 경우 『상해상용중약초』에서는 "어성초 달인 물로 찜질을 한다." 라고 하였다.

29. 폐암과 후두암 치료에 좋은 권백(卷柏)

권백(卷柏)은 바위에 붙어사는 민꽃식물인 부처손의 전초(全草)를 일컫는 것으로 건조시키면 주먹 모양이 되므로 붙여진 이름이다. 사철 푸른 잎을 가지는 여러해살이풀이지만, 추운 고장에서는 겨울에 잎과 줄기가 죽어 없어진다. 길게 뻗어 나가는 가느다란 뿌리줄기를 가지고 있으며, 곳곳에 잔뿌리가 자라난다. 생김새는 수많은 뿌리가 얽혀서 생긴 거짓 줄기 끝에서 많은 가지가 사방으로 붙으며 깃 모양으로 갈라진다. 다른 이름으로는 장생불사초(長生不死草), 신투시(神投時), 불수초(佛手草), 만년청(萬年靑)이라고도 한다. 부처손과 비슷한 것으로 바위손이 있는데, 언뜻 보기에 서로 구별할 수 없을 만큼 닮았다. 중국에서는 부처손과 바위손 모두를 암 치료약으로 쓰고 있다. 봄 가을에 뿌리째 뽑아 뿌리를 잘라 버리고 그늘에 말려서 쓴다.

권백은 냄새가 없고, 맛이 매우며, 성질이 어느 한 쪽으로 치우치지 않고 평(平)하다. 전통적으로 대변 출혈, 토혈(吐血), 요혈(尿血), 자궁출혈 등 각종 출혈에 까맣게 볶아 지혈제로 사용하였다. 생것은 혈액순환 개선제로서 월경이 없을 때나 월경통, 타박상 등에 쓰인다. 각종 동물실험 결과에서는 독소에 의해 세포가 괴사되어 암이 되는 것을 억제하는 작용이 매우 뛰어났다. 특히, 종양 크기가 작은 암에 효과가 더욱 크게 나타났다. 융모상피암, 폐암, 간암, 코암, 유방암, 자궁경부암, 소화기관의 암에 효과가 있는 것으로 알려져 있다. 체내 약리 실험을 한 결과 복수암 억제 작용이 있으며, 종양을 접종한 동물의 생명을 연장한 기록이 있다. 또한, 권백을 달여서 투여한 결과 좀흰생쥐 육류-180의 억제율이 61.2퍼센트였다. 또 방사선요법으로 괴사된 세포에 대해 일정한 치료 효과가 있다고 한다. 하루에 30~60그램을 달여서 먹거나 알약으로 만들어 먹으면 암 이외에 간염, 편도선염, 유선염 같은 염증 질환에도 큰 효과를 거둘 수 있다. 외용약으로 쓸 때에는 짓찧어 붙이거나 가루 내어 환부에 뿌린다.

전통적으로도 많은 의서에서 권백을 암 치료제로 기록하고 있다. 『본초경(本草經)』에서는 "오장(五臟)의 사기(邪氣)와 여자 음중(陰中)의 한열통(寒熱痛), 혈폐(血閉)에 의한 불임증을 주로 치료한다."라고 하였다. 『백일선방(百一選方)』에는 "오랜 하혈(下血)을 치료하는 경우에는 권백과 지유를 불에 쬠으로써 배(焙)하여 각각 50그램씩 달여 마신다."라고 하였다. 『향약집성방』에는 어린 아기의 대변에 피가 섞여 나오거나 아이가 배앓이를 하면서 밥을 먹지 않으려 할 때 권백을 환으로 만들어 먹이면 특효라고 기록되어 있다.

📜 권백을 이용한 암 치료법

1. 인후암(咽喉癌): 인후암은 인두와 후두에 발생하는 악성 종양으로 술, 담배, 직업적인 요인 등에 의해 발생한다. 주로 50~60대 연령층의 남성에게 많이 발생하며, 보통 목감기나 쉰 목소리 등의 증세가 나타난다. 『중초약통신』에서는 이 같은 인후암 환자에게 "권백 30~60그램과 돼지 살코기 50~100그램으로 고(膏)를 만들어서 하루에 1첩씩 10~15일을 계속하여 복용시키면 좋다. 약의 양은 상황을 보아가며 늘리거나 줄인다."라고 하였다.

2. 간암: 간암은 화학 약의 복용으로 간에 독소가 쌓이거나 간염 등 간 질환이 있을 때 지속적으로 인공 화학적인 처치를 하여 간 세포가 괴사되었을 때 발생한다. 『의학정항교류』에서는 이 경우 "권백 30그램, 천산갑 9그램, 백복령 9그램, 백화사(설초白花蛇舌草) 9그램, 석견천(石見穿) 30그램, 해저(海) 3그램을 함께 달여서 복용한다."라고 하였다.

3. 폐암: 폐암은 일반적으로 폐에서 기원한 원발성 폐암을 의미하며, 크게 소세포 폐암과 비소세포 폐암으로 구분한다. 폐암의 원인으로는 화학물질에 오염된 공간에서의 생활과 중금속에 오염된 공기가 꼽히고 있다. 『변증시치(辨證施治)』에서는 이 같은 폐암에 "권백 60그램과 백화사설초 30그램을 함께 달여서 하루에 한 첩씩 복용한다."라고 하였다.

4. 망상세포암: 망상세포란 골수, 비장, 림프절 등의 조혈조직 또는 림프계 기관의 뼈대로서의 망상조직을 형성하는 세포를 일컫는다. 망상세포에 악성종양이 생긴 경우, 『악성망상세포지발전(惡性網狀細胞之進展)』에서는 "권백 20그램, 암구(岩球) 15그램, 농길리(農吉利) 3그램, 토황백(土黃柏) 10그램, 목향 5그램, 칠엽일지화(七葉一枝花) 30그램을 함께 달여서 하루에 한 첩씩 복용한다."라고 하였다.

30. 자궁경부암과 유선암에 좋은 금은화(金銀花)

금은화(金銀花)는 인동과에 속하는 상록성 관목인 인동덩굴의 꽃을 말린 것이다. 주로 다른 나무를 감아 오르면서 3~7미터 정도 자라는데, 왼쪽으로만 감아 오르는 특징이 있다. 중부지방에서는 가을이 되면 잎이 떨어지지만, 남부지방에서는 잎이 떨어지지 않고 그대로 붙은 채 겨울을 난다. 인동(忍冬)이란 이름도 잎이 겨울에도 시들지 않기 때문에 곤경을 이기는 인내와 끈기의 상징으로서 붙여진 것이다. 꽃은 6~7월에 잎겨드랑이에서 입술 모양으로 2개씩 핀다. 처음에는 흰색으로 피었다가 며칠 지나 노란색으로 변한다. 그래서 금빛과 은빛의 꽃이 사이좋게 섞여 핀다 하여 금은화라는 이름이 붙었다. 꽃이 활짝 피기 전인 이른 여름에 따서 그늘에 말려서 식용 또는 약용한다. 같은 속 식물인 산은화, 선엽인동, 세포인동, 가대

화인동, 모주인동, 갱모인동 등도 금은화로 쓰이는 꽃들이다.

금은화는 맛이 달고, 성질이 차다. 약성이 폐경(肺經)과 위경(胃經)에 작용한다. 약리 실험에서 억균, 면역 부활, 소염, 이뇨, 항암, 항바이러스 작용 등이 밝혀졌다. 성분으로는 플라본, 루테올린, 루테올린-7, 람노글루코시드, 사포닌, 이노시톨 등이 함유되어 있다. 이 중 루테올린과 사포닌 등의 성분이 뛰어난 소염 해독 작용을 한다. 맹장염, 복막염, 폐렴, 이질, 옹종, 악창, 대장염, 위궤양, 방광염, 편도선염, 유방염, 자궁내막염 등의 염증성 질환에 탁월한 효능을 보인다. 체외 실험에서 복수(腹水) 암세포에 대해 억제 작용을 하는 것으로 밝혀졌다. 또한, 박테리오파아제 억제 작용이 있는데, 이는 종양 억제 활성이 있음을 보여주는 것이다. 체내 실험에서는 에탄올 추출물이 좀흰생쥐 육류(肉瘤)-180에 대해 22.2퍼센트의 억제력을 가지고 있는 것으로 나타났다. 저령·복령·인삼·감인·진주 등의 금은화 합제는 암세포에 대한 직접적인 작용은 없으나, 환자 간장(肝臟) 속의 과산화수소를 억제한다. 이로 미루어 체내 활성산소로 인해 유발되는 대사증후군 치료에 적합할 것으로 판단된다. 최근 강동 경희대학교 한방병원 한방내과 박재우 교수팀이 과학논문색인(SCI) 등재 국제학술지(British Journal of Nutrition)에 발표한 논문을 보면 금은화 추출물이 크론병의 증상 개선에 효과적인 것으로 나타났다. 연구팀은 크론병을 일으킨 쥐에 금은화 추출물을 투여한 결과, 장(腸)의 길이·체중·혈변 등의 증상이 아무것도 투여하지 않은 대조군에 비해 개선되는 것으로 확인됐다고 설명했다. 크론병은 입에서 항문에 이르는 소화관에 염증이 생겨 복통, 설사, 혈변 등을 유발하는 만성질환이다.

금은화는 법제에 따라 그 효능에 차이가 나기도 한다. 불에 까맣게 볶으면 혈분(血分)의 열을 제거하는 작용이 강하므로 주로 이질에 사용한다. 또

효소나 생약으로 만들면 청열 해독 작용이 있어 더위를 예방하는 데 좋다. 단, 비위가 허한(虛寒)하거나 기가 허(虛)한 경우, 또 묽은 고름이 나오는 종기가 있는 경우엔 복용을 삼가야 한다.

📖 금은화를 이용한 암 치료법

1. **비강선암(鼻腔腺癌):** 초기에 증상이 없거나 코 막힘·후각 감퇴·콧물·코피 등 비염과 유사한 증상이 나타난다. 『복건중의약』에 의하면, 비강선암 환자에게 금은화를 가루 내어 2시간에 한 번씩 아픈 코에 흡입시키면 완화된다고 한다.

2. **유선암:** 『종류적진단여방치』에 의하면, 유선암에 금은화 60그램, 왕불유행(王不留行)·묘안초(猫眼草) 각 30그램, 자금정(紫金錠) 12그램, 빙편(氷片) 6그램을 쓴다. 먼저 금은화, 왕불유행, 묘안초를 달인 후에 자금정과 빙편 가루를 섞는다. 하루 4차례 나누어 병이 완쾌될 때까지 복용한다.

3. **자궁경부암:** 자궁암은 우리나라 여성에게 발생하는 암 중에서 제일 많다. 자궁암 가운데 약 95퍼센트가 자궁경부암이므로 자궁암이라 하면 보통 자궁경부암을 말한다. 『북경중의학원학보』에 소개된 치료법을 보면, 먼저 금은화·포공영·동과자(冬瓜子)·생황기 각 20그램, 백화사설초(白花蛇舌草)·괴화(槐花) 각 15그램, 제유향(製乳香)·몰약·향부자 각 10그램, 당귀·자화지정·생지황 각 12그램을 물로 달인다. 여기에 인삼 가루 12그램, 혈갈(血竭) 가루 1그램, 침향(沈香) 가루 1그램을 타서 복용한다.

필자 경력에 대한 부연 설명

📎 팔강약침(八綱藥針)이란

팔강약침(八綱藥針)의 창시자는 김정언(金廷彦) 선생이다. 김정언 선생은 필자의 스승으로 팔강약침은 한의학적 진단기준의 하나인 팔강변증을 중심으로 진단하고, 그에 따라 적합한 한약을 처방 추출하여 장부의 허실을 조절하는 약침 요법이다.

질병을 진단하는 한의학의 기본이론인 팔강변증을 위주로 하여 진단하고, 그에 따라 적합한 한약을 방제학의 이론에 따라 처방하고, 약침으로 상초, 중초, 하초를 다스려 난치병을 치료하는 것이 팔강약침 요법이다.

김정언 선생은 비록 한의사는 아니지만, 많은 한의사를 가르치고 자신의 비법을 전수하였다. 김정언 선생께 배운 많은 한의사들은 배운 방법으로 다양하게 응용·활용하고 있다. 현재의 약침을 시술하는 한의사들조차 팔강약침의 창시자가 김정언 선생이란 사실을 모르는 경우가 많다.

과거에는 한약재에서 추출한 약재를 정제하지 않고 바로 약침 시술을 하여 그로 인한 부작용으로 고통받는 분들이 있다는 것을 안타깝게 여기신 김정언 선생께서 그동안 시술하던 방법을 버리고, 처방된 한약재를 다시 한 번 더 정제하여 순수 한약재에서 추출한 약액을 침을 놓는 자리에 주입하여도 어떤 부작용이 생기지 않는 재정제 방법을 창안하여 팔강변증에 의한 약침을 완성하였다.

한의학 고유의 침구이론인 경락학설을 근거로 해서, 압통점, 경락, 경혈 등에 약침액을 주입함으로써, 한약과 침의 효과를 극대화하는 치료법을 완성한 것이다. 한약을 복용하기를 꺼리는 환자들도 부담 없이 치료받는 방법이 팔강약침이다.

한의학에서는 예로부터 "몸의 면역력이 좋으면 병이 발생하지 않고, 면역력이 약해지면 병이 온다."라고 하였다. 즉, 인체 내부에서의 면역력이 병을 이겨내는 관건이라는 것이다. 요즘 항생제 내성에 대한 얘기도 많고, 환경오염에 대한 불안도 심해지고, 일상생활도 스트레스가 만연해 있다. 이럴 때일수록 면역력이 중요한 화두다. 면역력의 회복에 있어서 한의학이 중요한 역할을 할 수 있을 것이고, 약침이 통증의 제거뿐만 아니라 기혈의 균형을 조절하는 훌륭한 치료법이라고 하겠다.

일부 약침에 대하여 부작용이 있다고 주장하는 의사들이 있다. 그러나 약침은 부작용이 거의 없다고 해도 과언이 아니다. 약침학회 등에서 추출된 약침은 철저하게 위생적으로 생산되고 봉약침의 경우는 초기에 가려움이 있을 수 있고, 때로 국소적으로 붓기도 하지만, 이것은 면역력이 생기기 위한 반응이기 때문이며, 시술받은 한의원으로 내원하면 문제가 해결된다. 한의원이 아닌 약침의 시술은 허가받지 않는 곳에서 생산된, 검증되지 않는 약침을 사용하므로 매우 위험하다. 그러므로 약침은 꼭 검증된 한의원에서 시술을 받아야 한다.

✐ 체상학(體相學)이란

체상학(體相學)의 창시자는 거성(巨星) 김천리(金天理) 선사이다. 필자가

35년 전에 거성 김천리 선사께 직접 사사를 받았지만, 아직도 수제자를 양성하지 못하여 스승께 매우 죄송한 일이다. 그러나 체상학은 함부로 전수할 수 없어서 안타깝다.

체상학이란 한마디로, 사람의 몸을 생김새를 보고 전생과 금생과 후생을 알 수 있는 학문이다. 우리가 많이 알고 있는 손금으로 보는 수상학 또는 얼굴의 생김새로 보는 관상학이 모두 체상학에 속해 있다고 보면 된다. 체상학의 학문은 의학적으로 푼다면 불문진단학(不問診斷學)이라고 할 수 있다. 사람의 모습과 생김새를 보고 병증을 알아내고 치료법을 찾아내는 학문이니 말이다. 그러다 보니 잘못 배우면 사기꾼이 되기 딱 좋은 학문이다. 스승께서도 그래서 필자를 제자로 받아주는 데 오랜 시간을 검증하고 나서야 전수하여 주신 것이다. 체상학에는 왜 중풍이 오는가에 대하여 자세히 설명하고 있다. 또한, 질병에 따른 전생과 금생과 후생의 인연을 볼 수가 있다. 대단히 놀라운 학문이다. 사주를 묻지 않고 환자의 상태를 넘어 과거를 맞추니 얼마나 놀라운 일인가?

📎 옥천침법(玉天針法)이란

옥천침법(玉天針法)의 창시자는 혜인(惠仁) 스님이다. 필자가 35년 전에 거성 김천리(金天理) 선사를 뵐 때 같이 알게 된 스승이다. 혜인 스님께서는 치료 당시에 엄청난 환자를 치료하고 계셨고, 전국에서 많은 환자들이 법당으로 모여 문전성시를 이루었다. 물론, 의사의 신분이 아닌지라 의료행위는 불법이기에 스승께서는 환자들에게 무료시술을 하여 주었다. 스님께서는 의술은 인술이라 하시면서 어진 마음으로 치료를 하는 것이 의술이지,

의술로 돈을 버는 것은 의술이 아니라 상술이라 말씀하신 것이 기억이 난다. 옥천침법(玉天針法)은 스승님의 아호인 옥천(玉天)에 침법을 붙여 지은 것이고, 옥천침법은 12경락 중 족태양 방광경(足太陽膀胱經)의 1차 방광경과 2차 방광경을 다스려 병을 치유하는 것이다. 모든 신경이 척추를 통해 연결되어있기에 척추 양쪽의 경혈들을 다스려 병을 고치는 것이다. 또한, 스승님이 병을 진단하는 법은 배진법(背診法)이라 하여 등의 모양을 보고 몸의 허실을 찾아 보사하여 주고 병증별 체침을 하는 것이다. 우리가 대중적으로 알고 있는 수지침은 손바닥의 경혈을 다시려 병을 고치는 침법이다. 또한, 중국의 이침은 귀의 경혈을 다시려 병을 고치는 침법이다. 그리고 일본의 족침은 발바닥의 경혈을 다시려 병을 고치는 침법이다. 그러나 이런 침법은 다 원근치료법이다. 옥천침법(玉天針法)은 12경락 중 척추의 방광경을 직접 다스려 병을 치료하는 침법이다.

에필로그

　어느 날, 간단한 질병인 줄 알고 건강검진을 받다가 혹은 가벼운 통증이나 몸에 이상한 증상으로 방문한 병원에서 진료의사가 암이라고 판정하면 우리는 마치 사형선고를 받은 기분이 든다. 그때부터 죽음을 생각하게 되고 모든 기력을 상실하며, 어제까지 멀쩡했던 우리는 환자가 되어버린다.

　도대체 왜 나에게 암이란 사형선고가 내려질까? 내가 도대체 무슨 잘못을 해서 이런 몹쓸 병이 찾아왔단 말인가? 그냥 열심히 살아온 것밖에 없는데 왜? 왜? 왜…?

　우리는 암이란 병명을 진단받는 순간 멘탈 붕괴에 빠지고 만다. 더욱이 초기라는 진단만 받아도 겁이 나고, 말기라는 판정을 받게 되면 죽음에 대한 공포로 아무것도 할 수 없게 된다.

　그때부터 우리는 인터넷을 통해 또는 주변인들을 통해 자신의 암에 대한 정보를 얻기 시작한다. 수많은 암 관련 정보는 오히려 혼돈과 공포만을 얻을 뿐이다. 그때부터 우리는 암 박사가 된다. 암에 좋다는 음식, 암의 치료 사례, 암을 잘 고치는 병원, 암을 낫게 하는 방법 등등.

　온갖 수단을 동원하여 암을 극복하려고 노력한다. 하지만 어디에도 정확한 답을 주는 정보는 없다. 갑자기 관심을 가지면서 알게 되는 암에 관련된 정보로 어설픈 암 전문가가 되고, 잘못된 정보로 인해 엉터리 처방을 함으로써 오히려 암을 더 악화시키거나 많은 돈을 탕진하게 되는 경우가 생기게 된다.

현대의학으로도 완전히 정복하지 못한 암 치료는 무수히 많은 암 치료 사례에 환자들은 의지하게 되고, 인터넷을 통한 암 관련 정보의 홍수 속에 빠지게 된다.

　필자의 아내는 한의사로서 암 치료에 관련하여 암의 치료법을 연구하다 보니 암에 대한 연구로 박사학위를 취득했다. 박사학위 시절, 암 치료를 연구하다 비만과 암에 대하여 상관관계를 발견하고 다이어트 한약을 개발하게 되어, 아내는 나름대로 성공한 다이어트 한의사로서 명성을 얻게 되었다. 당시 아내는 나이가 어려 암 환자를 치료한다는 것에 많은 부담을 가지게 되었고, 그 후 10여 년간 암 연구에만 매진하게 되었다.

　그러던 중 필자에게 암이 재발하게 되었다. 한의사로서 아내는 필자의 암 치료를 위한 임상이 시작되었고, 이때부터 필자는 아내와 함께 암을 연구하게 되었다.

　필자는 어릴 적부터 한의학에 관심이 많아 약관의 나이에 침술로 아픈 주변 지인들을 치료하여 총각도사란 명칭을 얻으며 침술에 능한 사람이었지만, 그것을 돈벌이로 활용하지는 않았다. 필자는 침술보다는 사업에 관심이 많았기에 사업을 하면서, 간간이 필자가 터득한 침술 조언을 한의사들에게 전해주었다.

　하지만 항간에 떠도는 많은 암 치료법들은 허상이 많았고, 비과학적이란 이유로 또는 증명되지 않은 임상이라는 이유로 돌팔이의 치유라는 오명으로 사라지는 경우도 많았다.

　대체의학이란 이름으로 암 치료사례는 너무나 많다. 과연 이런 치료법이 정말로 암에 대하여 치료가 가능한가? 현대의학에서 치료 불가능 판정을 받은 말기 암 환자들은 지푸라기라도 잡고 싶은 심정에 그때부터 대체의학에 관심을 가지게 된다.

과거 아내의 한의원에 찾아오는 암 환자들은 병원에서 포기한 분들이 찾아오는 경우가 대부분이었다. 이런 분들에게 필자의 아내가 해줄 수 있는 건 아무것도 없었다고 한다. 더욱이 말기 환자를 젊은 여 한의사가 치료한다는 것은 매우 무거운 치료였다.

궁해야 통한다는 말이 있다. 한의사인 아내는 나름 암 연구를 한 지도 20여 년이 흘렀지만, 그동안 연구한 것으로 임상을 한다는 것은 엄두가 나지 않았다. 그러나 막상 남편인 필자가 암에 걸렸다 하니 두 손 걷어붙이고 필자의 암을 치료할 수밖에 없었다.

필자는 수술을 할 수 없을 정도로 종양이 척추에 퍼져 설사 종양을 제거한다고 하여도 과거 수술로 인하여 하반신 마비가 있어 추가 수술은 완전히 하체 마비로 이어진다는 의사의 소견에 수술은 엄두를 못 내고 있었다.

그때부터 우리 부부는 암을 연구하게 되었고, 수술 없이 종양을 제거하는 치료법이 없는가에 대하여 연구하면서 필자를 임상하게 되었다.

그리고 임상을 통하여 우선 필자의 통증이 사라졌고, 종양 치료에 자신을 얻게 되었다. 이때 얻은 경험을 바탕으로 항간에 떠도는 암을 치료한 돌팔이들에게 관심을 가지게 되었다.

암을 치료하였다는 많은 천재 의사 또는 대체의학의 고수들을 만나게 되면서 그들의 허와 실을 알게 되었고, 증명할 수는 없지만, 전혀 가능성이 없다는 결론도 내리지 못하였다. 그동안 필자가 암에 관련하여 공부한 것을 책으로 내는 것은 암을 치료하였다는 의사들 두둔하거나 그들의 치료법이 옳다고 주장하는 것은 결코 아니다. 그러나 만약 그들의 치료법이 현대의학으로 증명되지 못하였다고 하더라도 전혀 무시할 수도 없다는 것이다.

필자가 암을 치료한 천재들의 이야기를 쓰게 된 것은 항간에 떠도는 엉터리 치료법이라고 무조건 매도하기에는 나름대로 치료사례가 있고, 현대의학에서 증명하지 못하였다고 하여 무조건 외면한다는 것은 절박한 암 환우들에게는 마지막 희망도 저버리라는 것 같아 서술하게 되었다.

암을 치료한 천재들은 초등학교밖에 못 나온 약초꾼부터 의료계에서 인정받지 못한 의료 전문가인 의학박사까지 다양하다. 그들의 치료법을 선택하는 건 오직 독자의 몫이다. 필자는 이들이 치료법을 권장하거나 옹호하는 것은 절대로 아니다. 있는 그대로 그동안 필자가 공부하고 연구한 것을 나열·서술한 것이다. 필자가 책을 출간하게 된 것은 비록 검증되지는 않았지만, 이 책에서 필자가 기술하지 못한 많은 치료법을 공유하고 검증하고 싶어서이다. 인간은 어떤 질병도 치유할 능력을 하느님께서 주셨는데, 우리는 그 면역체계가 무너지면서 병이 찾아온 것에 대해서 현대의학이든, 대체의학이든 부인할 수 없을 것이다. 암 환우들의 쾌유를 바라며 글을 마칠까 한다.

2016년 5월 31일

세계 동종요법 연구회 회장 채병희

암 치료사례 체험기 모집 공고

〈세계동종요법연구회〉에서는 암을 치유한 체험수기를 공모합니다.

공모분야: 모든 암 치료사례

공모내용: 암 치료에 관련하여 체험담 또는 방법 등을 공유하여 암
환자들에게 바른 정보를 제공 공유함에 암이 치유된 객관
적인 증거와 자료가 있어야 합니다.
예) 치료 전 암 진단서와 현재 치유된 진단서 등

응모자격: 전 국민 누구나(외국인, 재외국민도 응모 가능)

접수기간: 수시접수

시상내용: 1. 암 치유 사례 책자로 발간 시 원고료 지급
2. 채택된 치료법 공동연구지원
3. 채택된 치료 약 연구비지원

신청방법: http://cafe.naver.com/wfot

(네이버에서 〈세계동종요법연구회〉 검색)